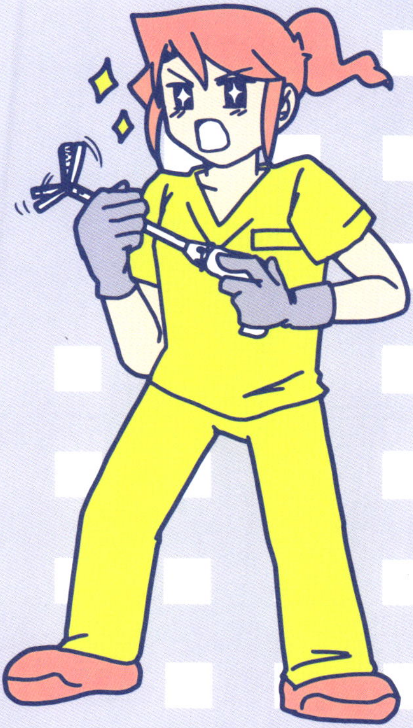

腐女医の医者道!

私も子どもたちも大きくなりました!編

FUJOY'S DOCTOR ROAD!

さーたり
DOCTOR SA-TARI

まえがき

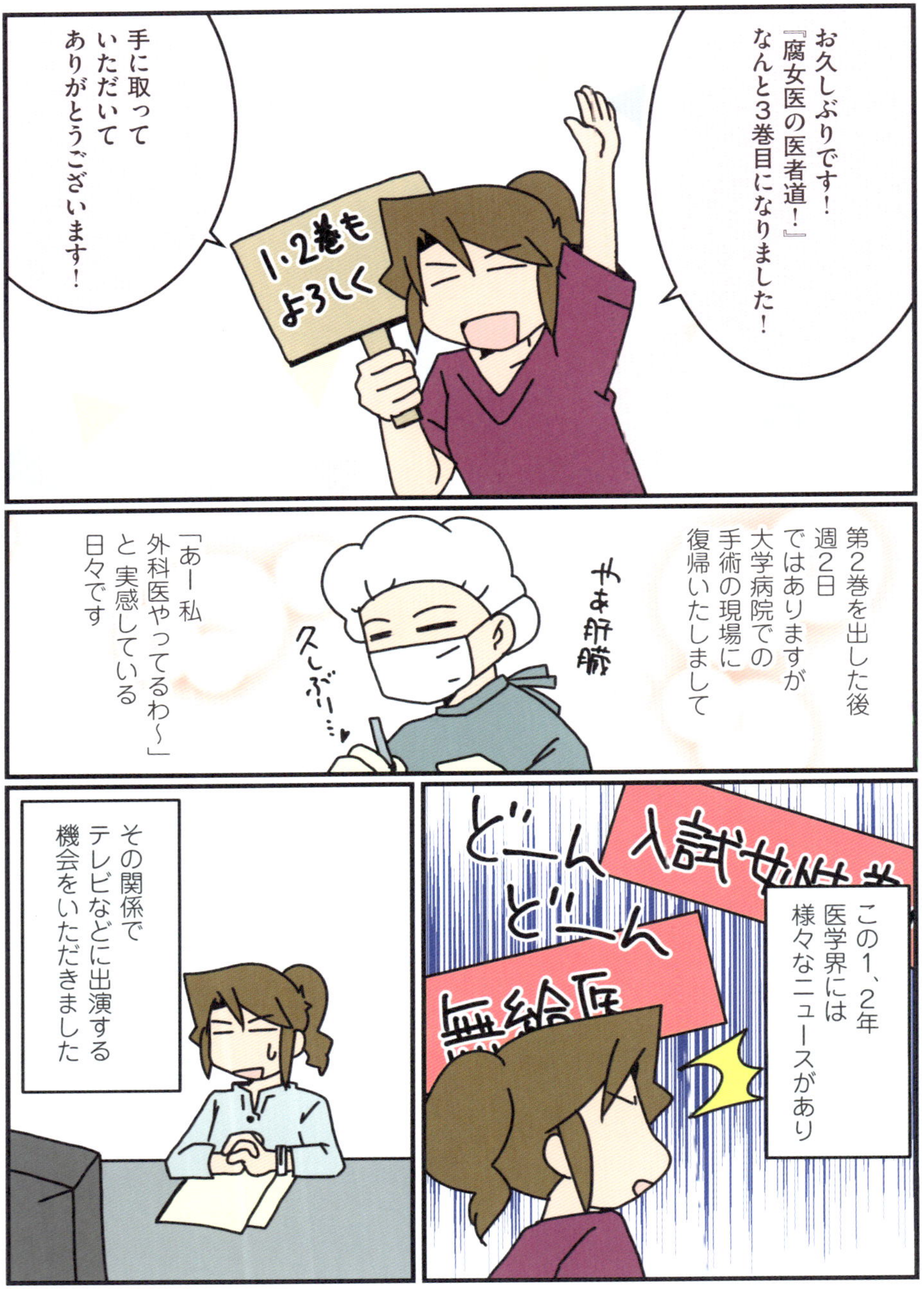
お久しぶりです！『腐女医の医者道！』なんと3巻目になりました！
1・2巻もよろしく
手に取っていただいてありがとうございます！
第2巻を出した後週2日ではありますが大学病院での手術の現場に復帰いたしまして
久しぶり…
「あー私外科医やってるわ～」と実感している日々です
この1、2年医学界には様々なニュースがあり
どーんどーん
入試女性
無給
その関係でテレビなどに出演する機会をいただきました

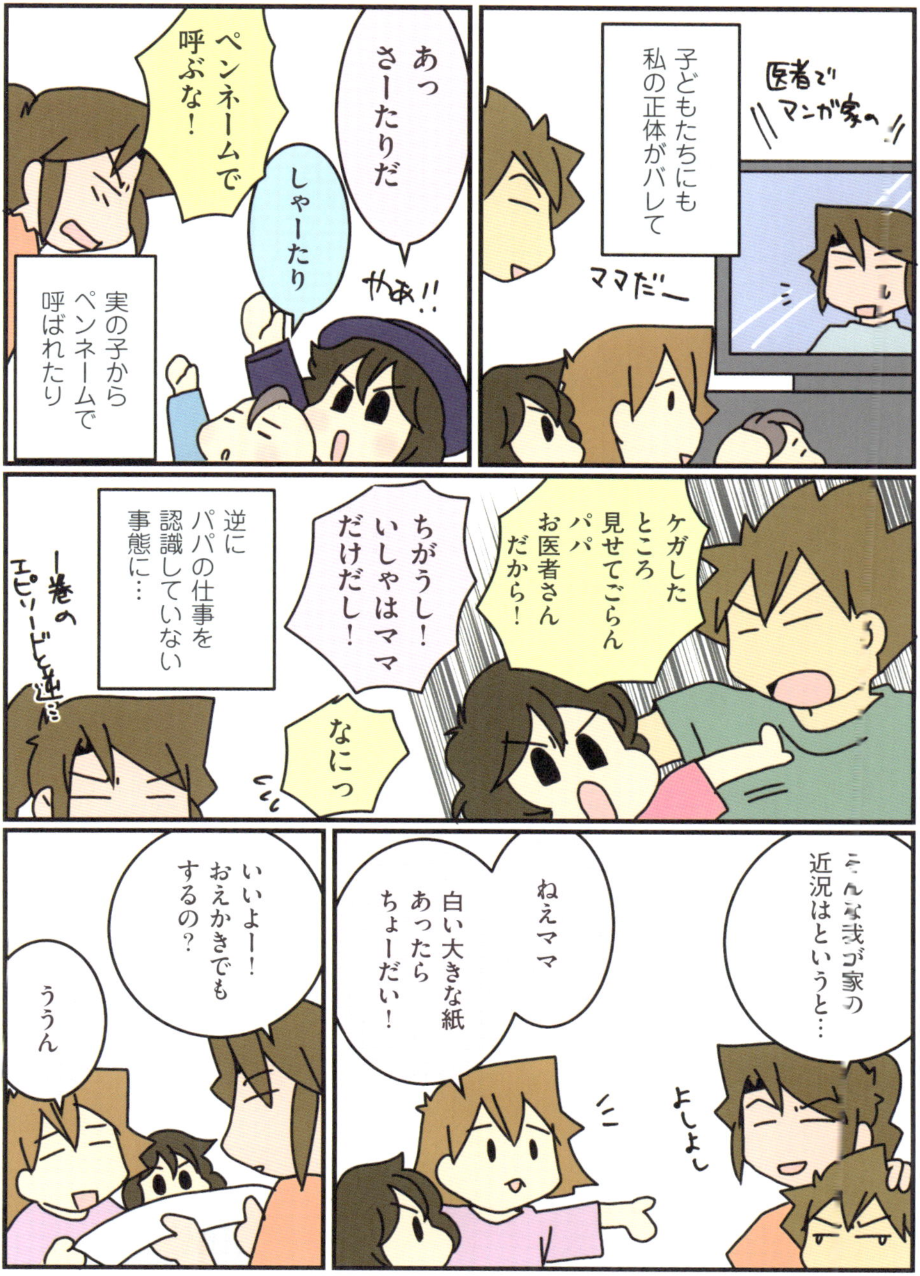
子どもたちにも私の正体がバレて
医者でマンガ家の
ママだ～
あっ さーたりだ
しゃーたり
やあ!!
ペンネームで呼ぶな!
実の子からペンネームで呼ばれたり
ケガしたところ見せてごらん パパお医者さんだから!
ちがうし! いしゃはママだけだし!
なにっ
逆にパパの仕事を認識していない事態に…
1巻のエピソードと逆に
こんな我が家の近況はというと…
よしよし
ねえママ 白い大きな紙あったらちょーだい!
いいよー! おえかきでもするの?
ううん

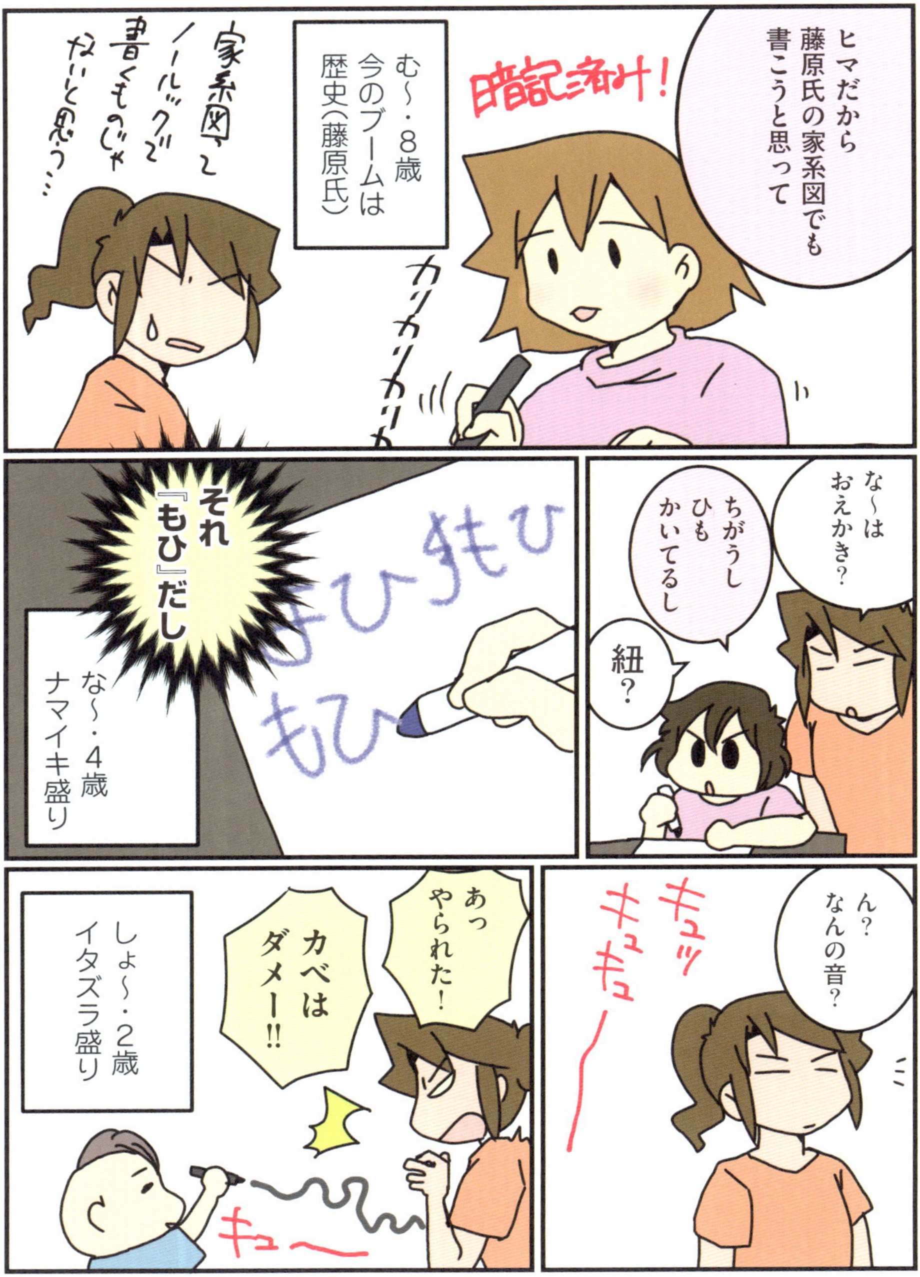
ヒマだから
藤原氏の家系図でも
書こうと思って
暗記済み！
む〜・8歳
今のブームは
歴史（藤原氏）
家系図って
ノールックで
書くものじゃ
ないと思う…
カリカリカリカ
な〜は
おえかき？
ちがうし
ひも
かいてるし
紐？
それ
『もひ』だし
な〜・4歳
ナマイキ盛り
ん？
なんの音？
キュッ
キュキュ〜
あっ
やられた！
カベは
ダメー!!
しょ〜・2歳
イタズラ盛り
キュ〜

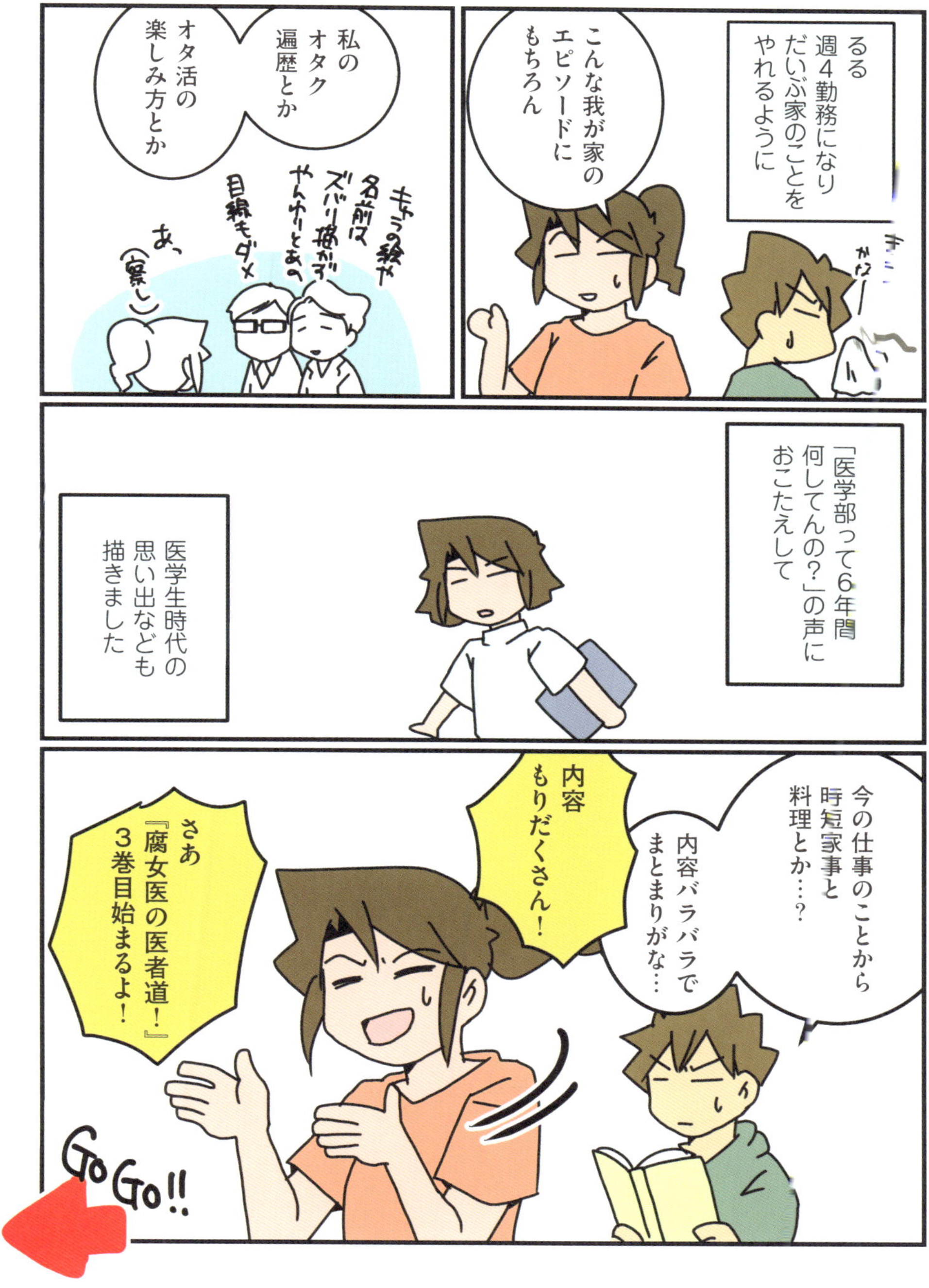
るる
週4勤務になり
だいぶ家のことを
やれるように
こんな我が家のエピソードに
もちろん
かなー
私のオタク遍歴とか
オタ活の楽しみ方とか
キャラの絵や名前はズバリ描かずやんわりとあの目線もダメ
あ、(察し)
「医学部って6年間何してんの?」の声に
おこたえして
医学生時代の思い出なども描きました
今の仕事のことから
時短家事と
料理とか…?
内容バラバラで
まとまりがな…
内容もりだくさん!
さあ『腐女医の医者道!』3巻目始まるよ!
GoGo!!

CONTENTS 目次

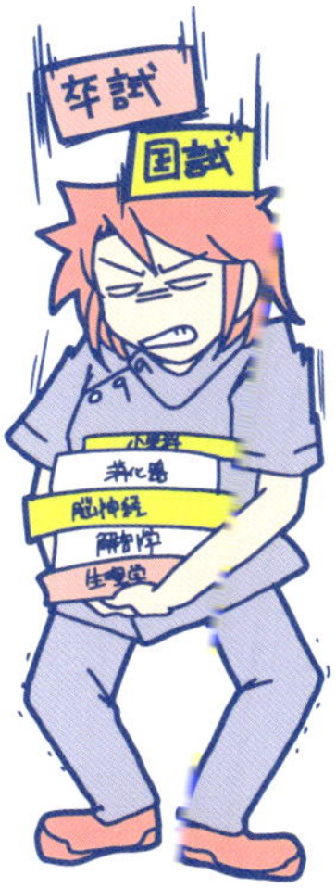
年試
国試
消化器
脳神経
解剖学
生理学

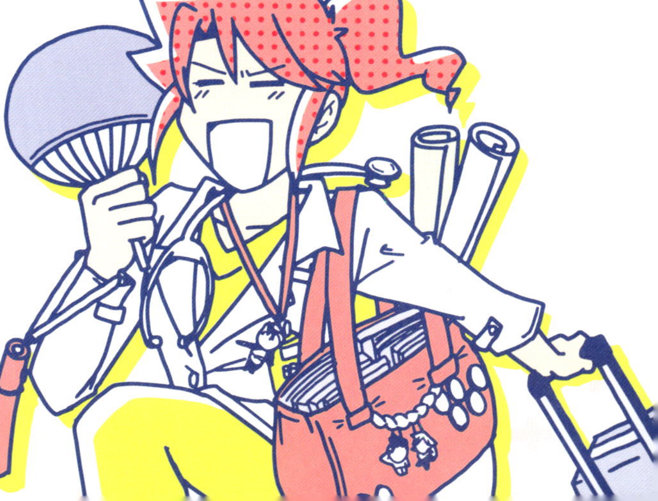

人物紹介 CHARACTERS

るる
（夫）

実は天然パーマなので
伸ばすと大変らしい。
サッカーW杯を見に行くぐらい
ロシア好き（嘘）。

さーたり

去年まで髪の長さはこれくらい
だったけど切りました。今はショート。
ヘアドネーション（寄付）しました。
南の島とか行きたいなー！

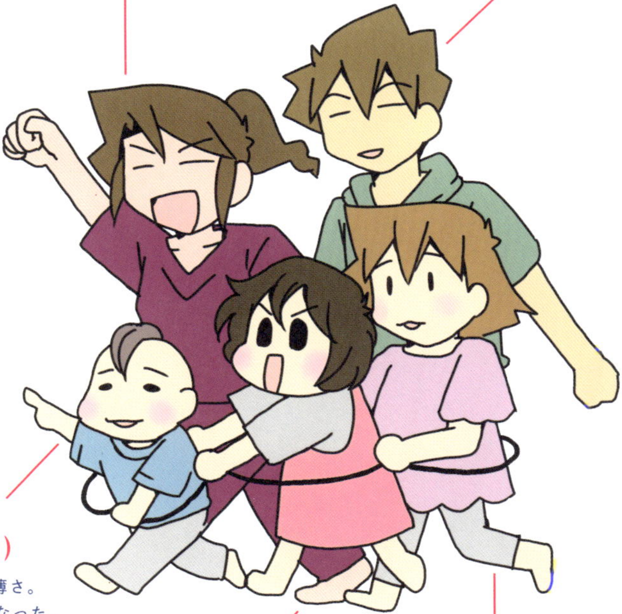

しょ～
（長男：2歳）

新生児のような髪の薄さ。
最近、風になびくようになった。
好きな場所は保育園
（の若い女性保育士の膝上）。

な～
（次女：4歳）

プリンセスみたいになるため
おしりの下まで髪を伸ばしたい。
キャンプ好きなので海より山派。

む～
（長女：8歳）

ヘアドネーションをするため
また伸ばしている。
休み時間にダッシュで
行くくらい図書館が好き。

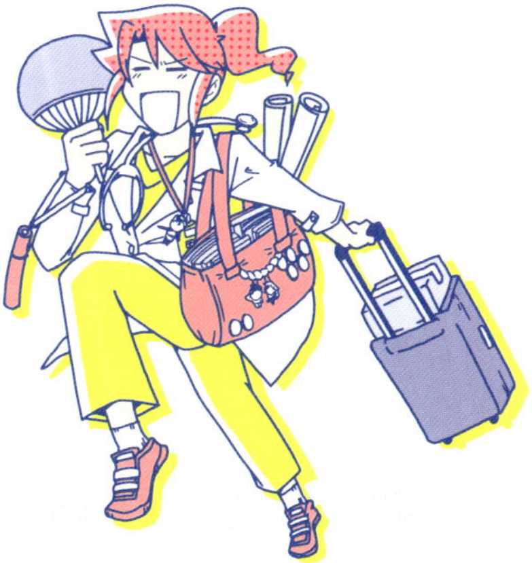

STAFF

ブックデザイン
金子歩未
佐藤史子

DTP
小川卓也
（木蔭屋）

校正
齋木恵津子

営業
大木絢加

編集長
山﨑 旬

編集
斎数賢一郎
松本崇明

Episode.1

子育て真っ最中!

FUJOY'S DOCTOR ROAD!

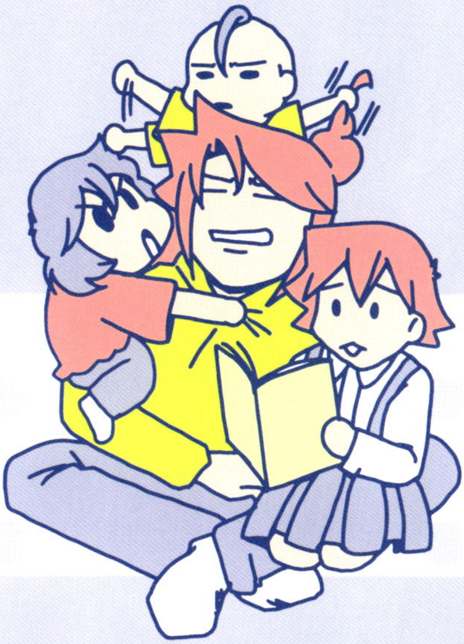

やってきた下ネタ期

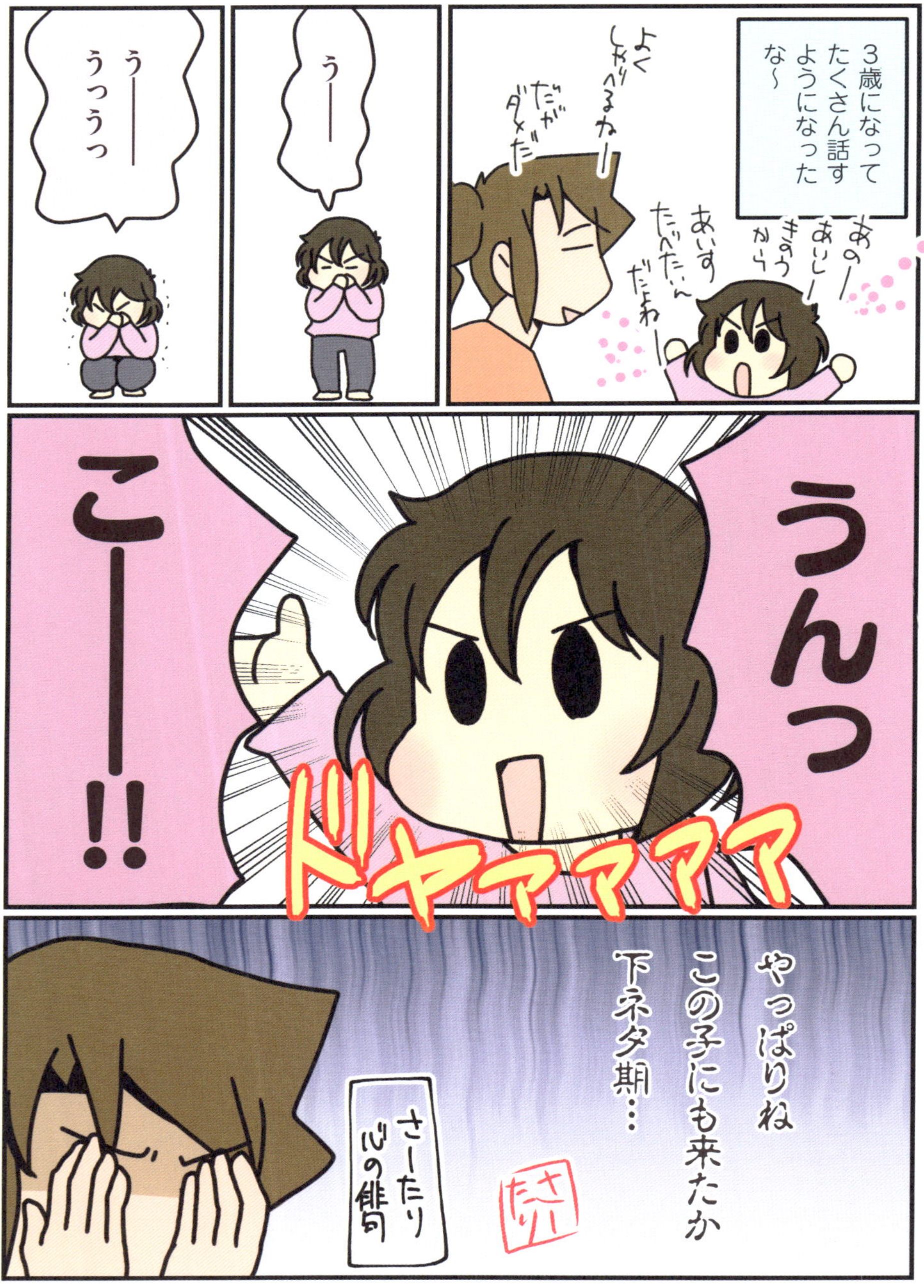
3歳になって たくさん話す ようになった な～
あのー あいしー きのうから あいす たべたいんだよねー
よく しゃべるなー
だが ダメだ
う——
う—— うっうっ
うんっ
こーー!!
ドヤァァアア
やっぱりね この子にも来たか 下ネタ期…
さーたり 心の俳句

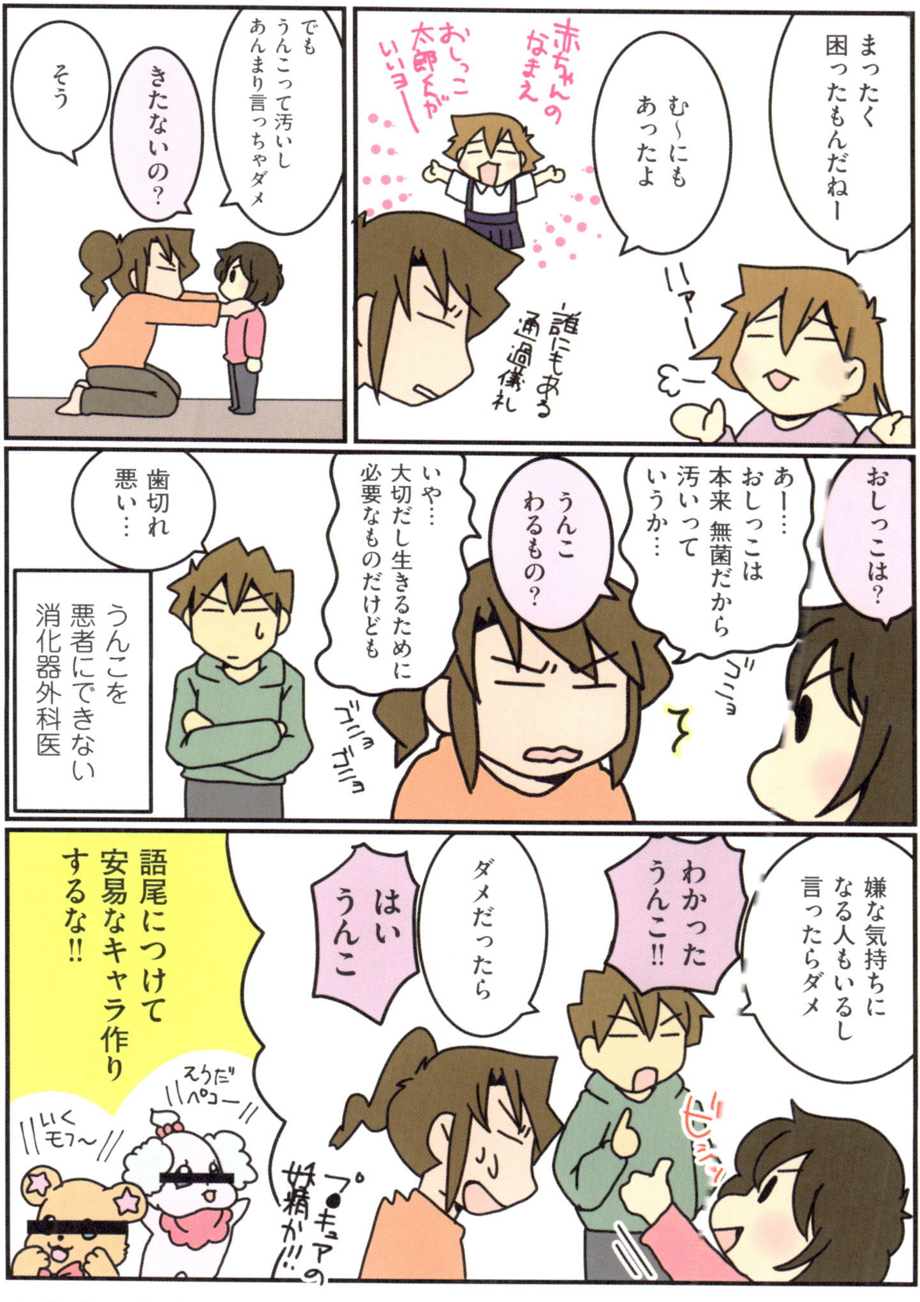
まったく困ったもんだねー
ハァー
む〜にもあったよ
赤ちゃんのなまえ
おしっこ太郎くんがいいヨーー
誰にもある通過儀礼
でもうんこって汚いしあんまり言っちゃダメ
きたないの？
そう
おしっこは？
あー…おしっこは本来 無菌だから汚いっていうか…
ゴニョ
うんこわるもの？
いや…大切だし生きるために必要なものだけども
ゴニョゴニョ
歯切れ悪い…
うんこを悪者にできない消化器外科医
嫌な気持ちになる人もいるし言ったらダメ
わかったうんこ!!
ダメだったら
はいうんこ
ビシィッ
プ●キュアの妖精か!!
語尾につけて安易なキャラ作りするな!!
そうだペコー
いくモフ〜

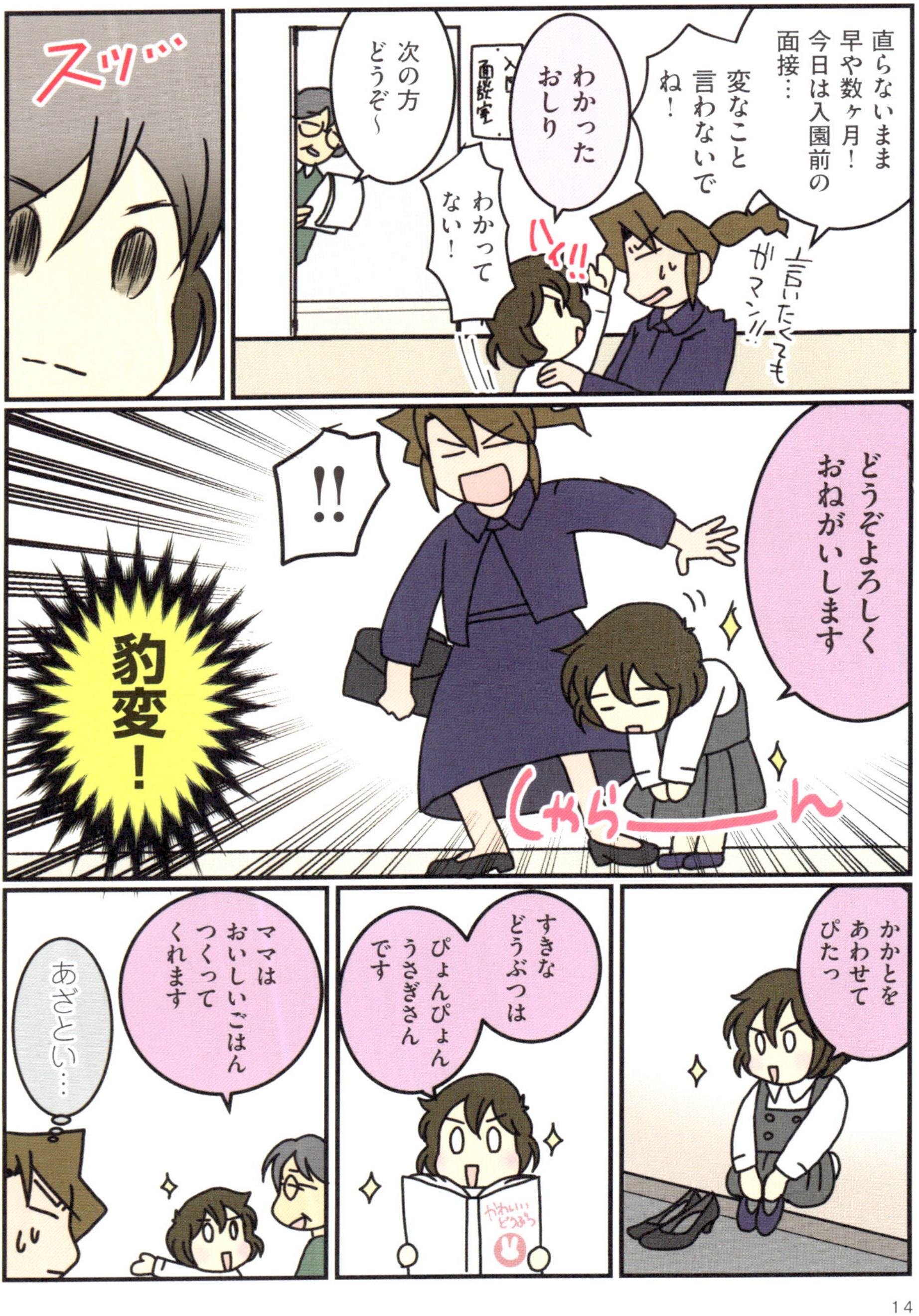
直らないまま早や数ヶ月！今日は入園前の面接・・・
変なこと言わないでね！
わかったおしり
ハイ!!
言いたくてもガマン!!
わかってない！
面談室
次の方どうぞ～
スッ…
どうぞよろしくおねがいします
!!
豹変！
しゃら――ん
かかとをあわせてぴたっ
すきなどうぶつはぴょんぴょんうさぎさんです
かわいいどうぶつ
ママはおいしいごはんつくってくれます
あざとい…

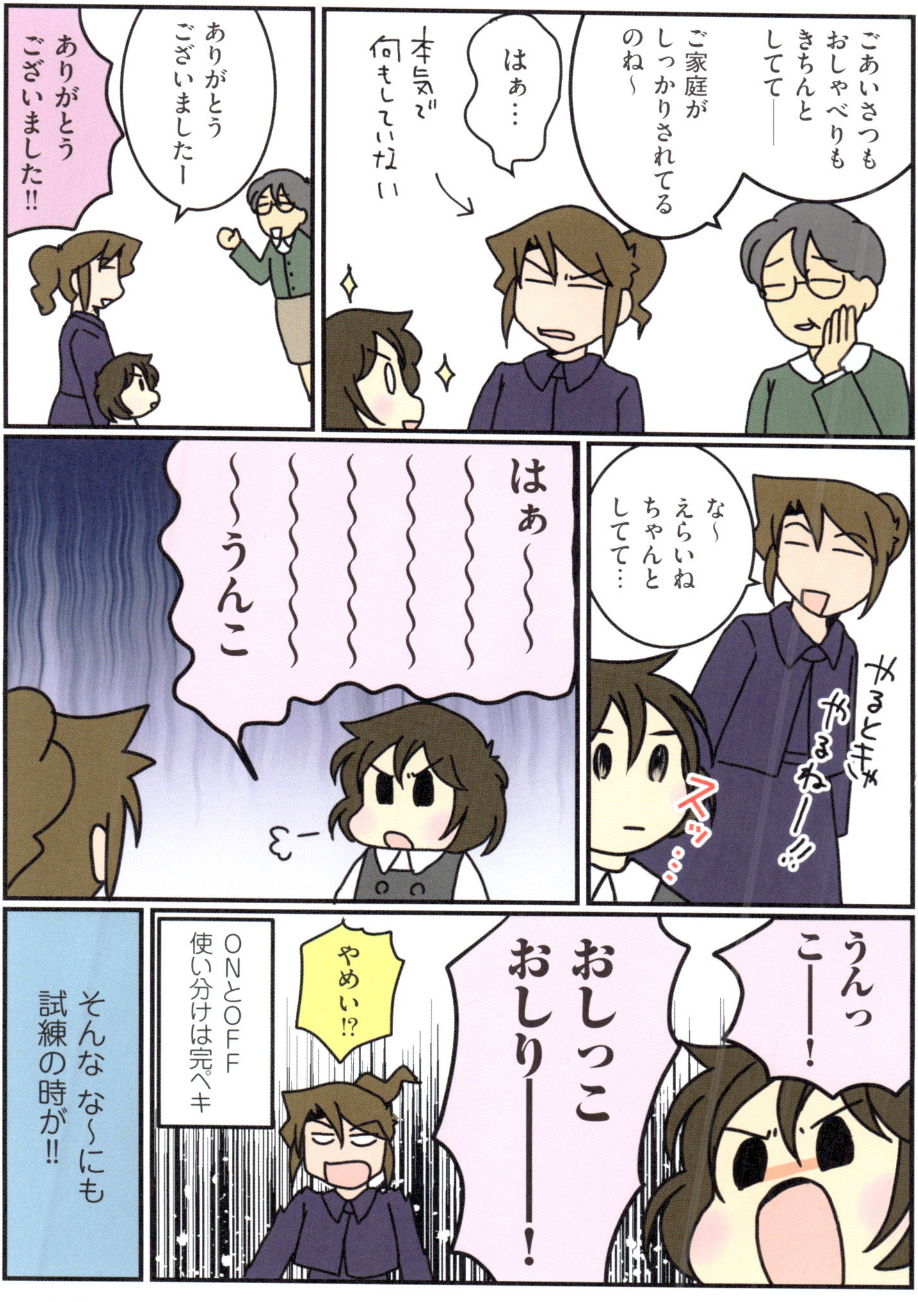
ごあいさつも
おしゃべりも
きちんと
してて――
ご家庭が
しっかりされてる
のね～
はぁ…
本気で
何もしていない
ありがとう
ございましたー
ありがとう
ございました!!
な～
えらいね
ちゃんと
してて…
やるときゃ
やるねー!!
スッ…
はぁ～～～～～～～～うんこ
うんっ
こーー!
おしっこ
おしりーーー!
やめい!?
ONとOFF
使い分けは完ペキ
そんな な～にも
試練の時が!!

排便で喜ぶ外科医あるある

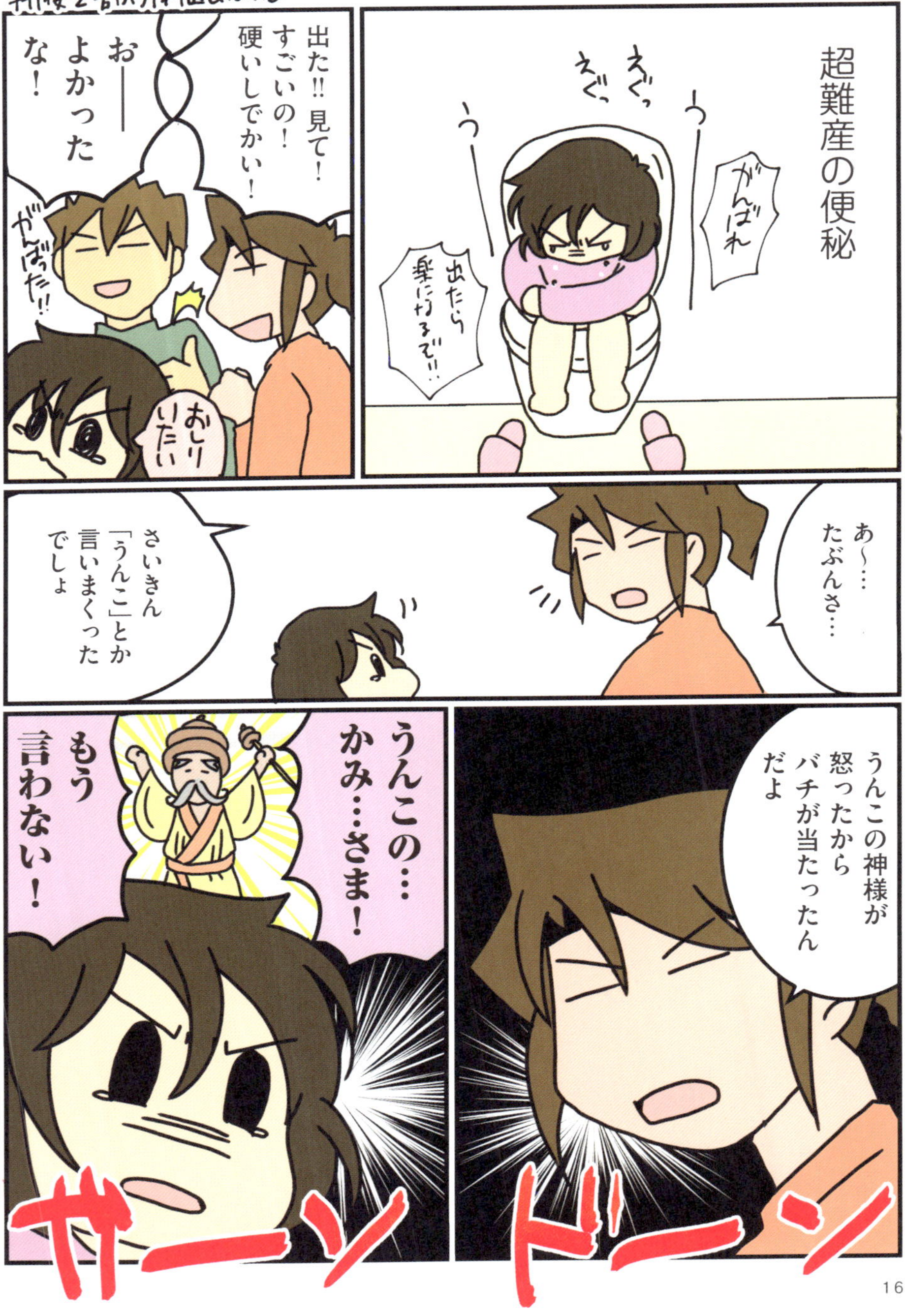

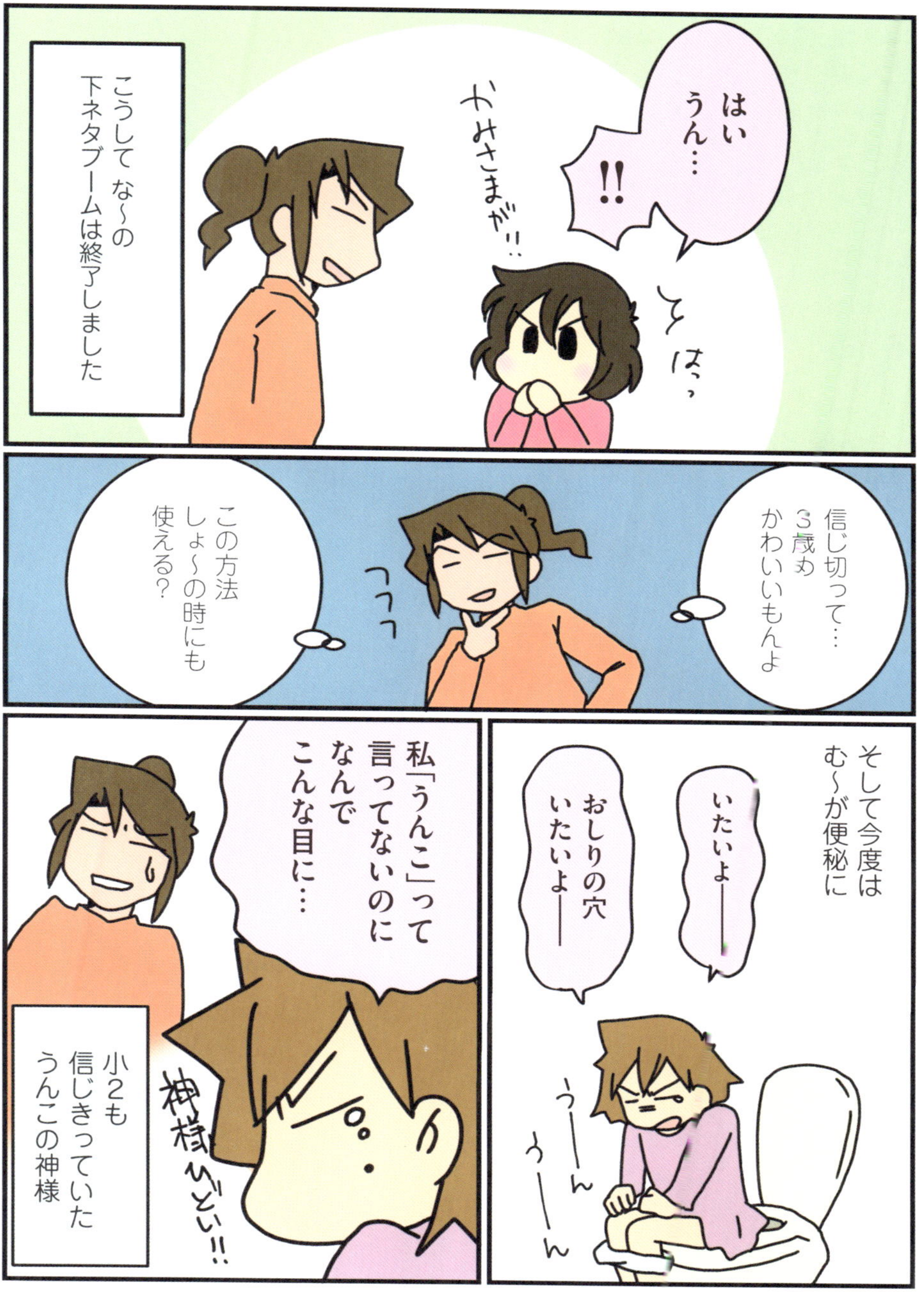
はい うん…
!!
かみさまが!!
はっ
こうして な~の 下ネタブームは終了しました
信じ切って… 3歳め かわいいもんよ
フフフ
この方法 しょ~の時にも 使える?
そして今度は む~が便秘に
いたいよ――
おしりの穴 いたいよ――
う――ん
う――ん
私「うんこ」って 言ってないのに なんで こんな目に…
神様ひどい!!
小2も 信じきっていた うんこの神様

✚ な〜は発展途上

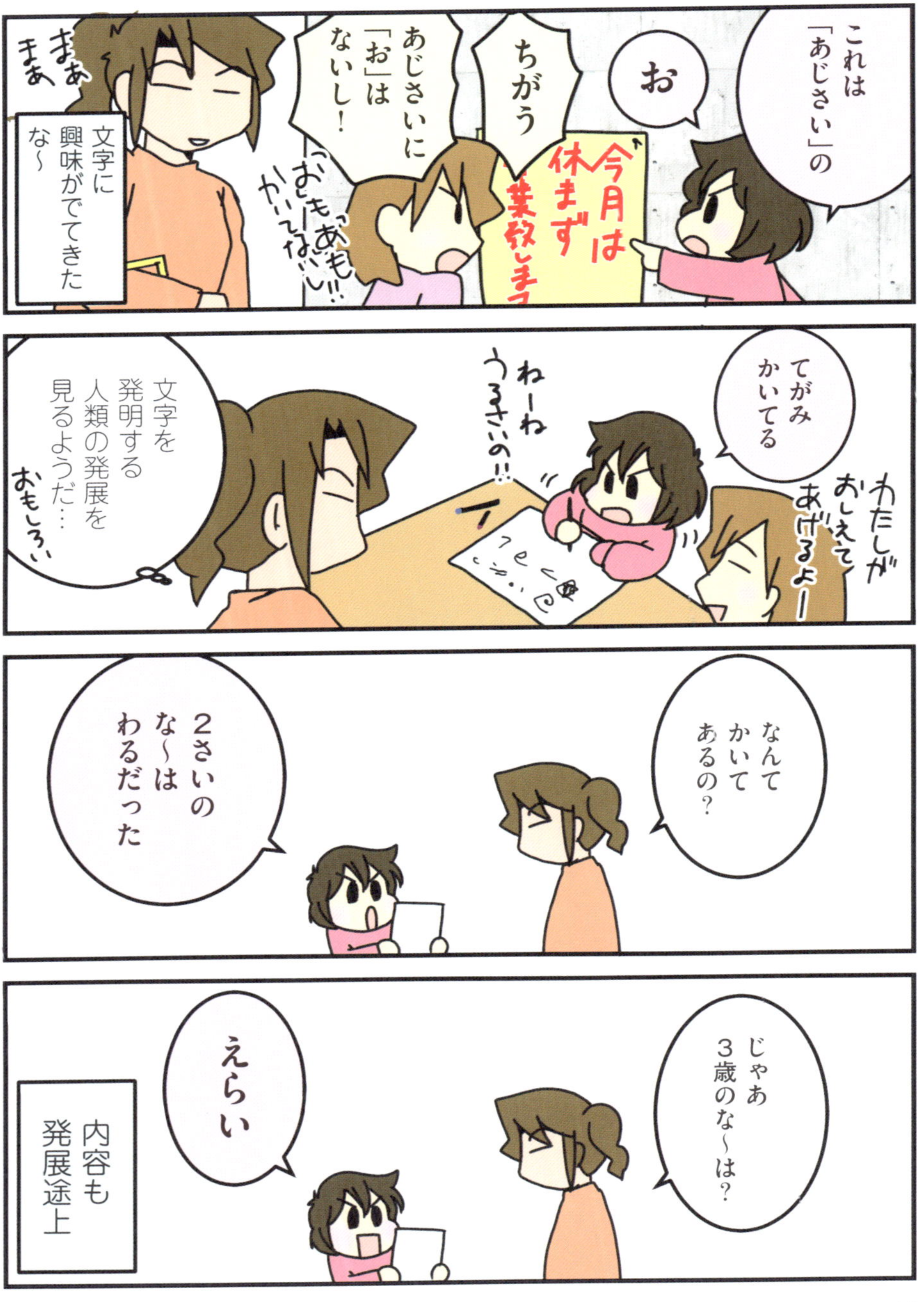
これは「あじさい」の
お
今月は休まず
業致しま
ちがう
あじさいに「お」はないし!
「おも「あもかいてないし!!
文字に興味がでてきたな〜
まぁまぁ
てがみかいてる
わたしがおしえてあげるよー
ねーねうるさいの!!
文字を発明する人類の発展を見るようだ…
おもしろい
なんてかいてあるの?
2さいのな〜はわるだった
じゃあ3歳のな〜は?
えらい
内容も発展途上

3歳の言い分

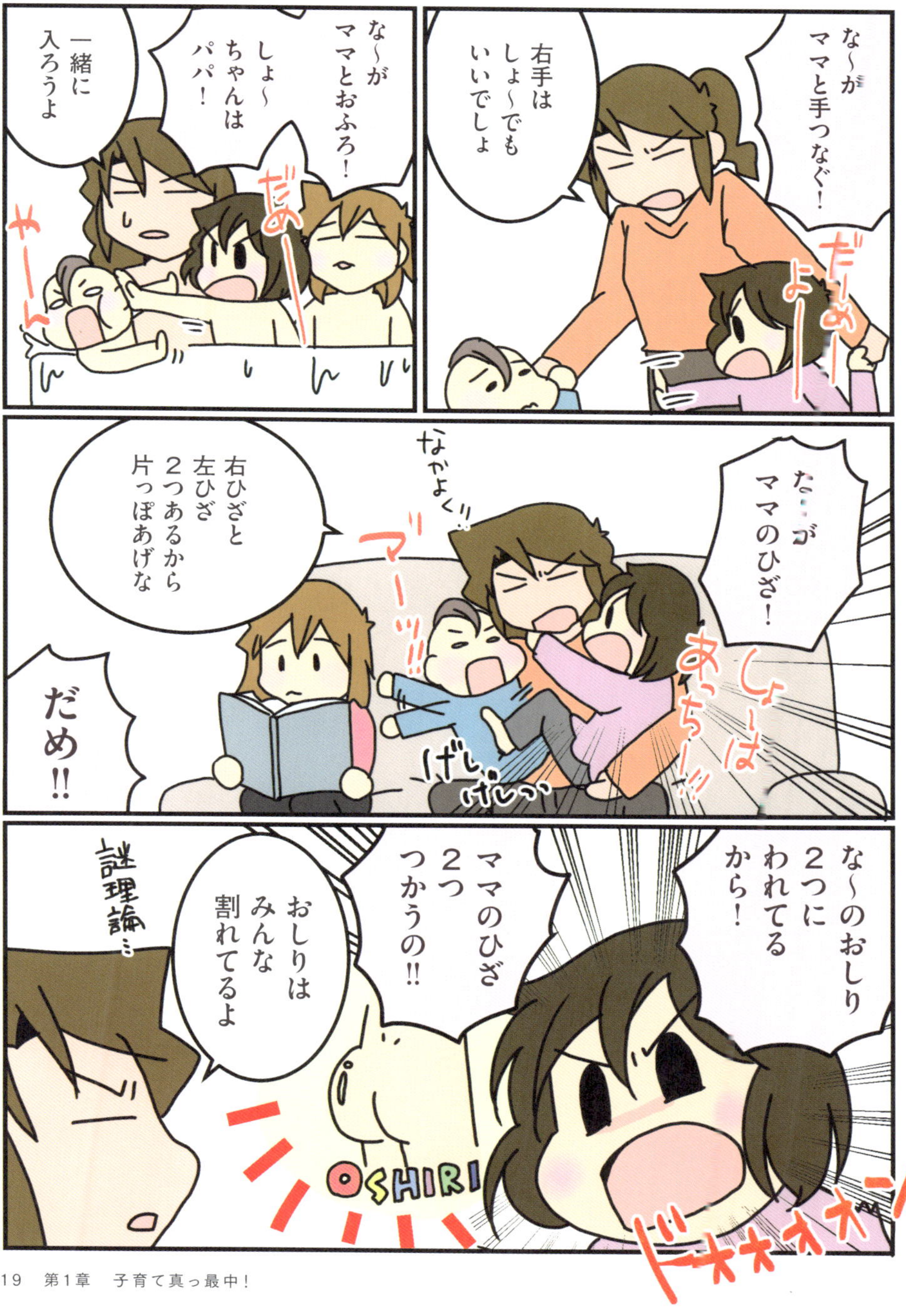
な〜がママと手つなぐ!
右手はしょ〜でもいいでしょ
だ〜め〜よ〜
な〜がママとおふろ!しょ〜ちゃんはパパ!
一緒に入ろうよ
だめ〜
や〜ん
な〜がママのひざ!
なかよく!!
右ひざと左ひざ2つあるから片っぽあげな
マーッ!!
しょ〜はあっち〜!!
げしげしっ
だめ!!
な〜のおしり2つにわれてるから!
ママのひざ2つつかうの!!
おしりはみんな割れてるよ
謎理論…
OSHIRI
ドォオオオン

それ関係ない

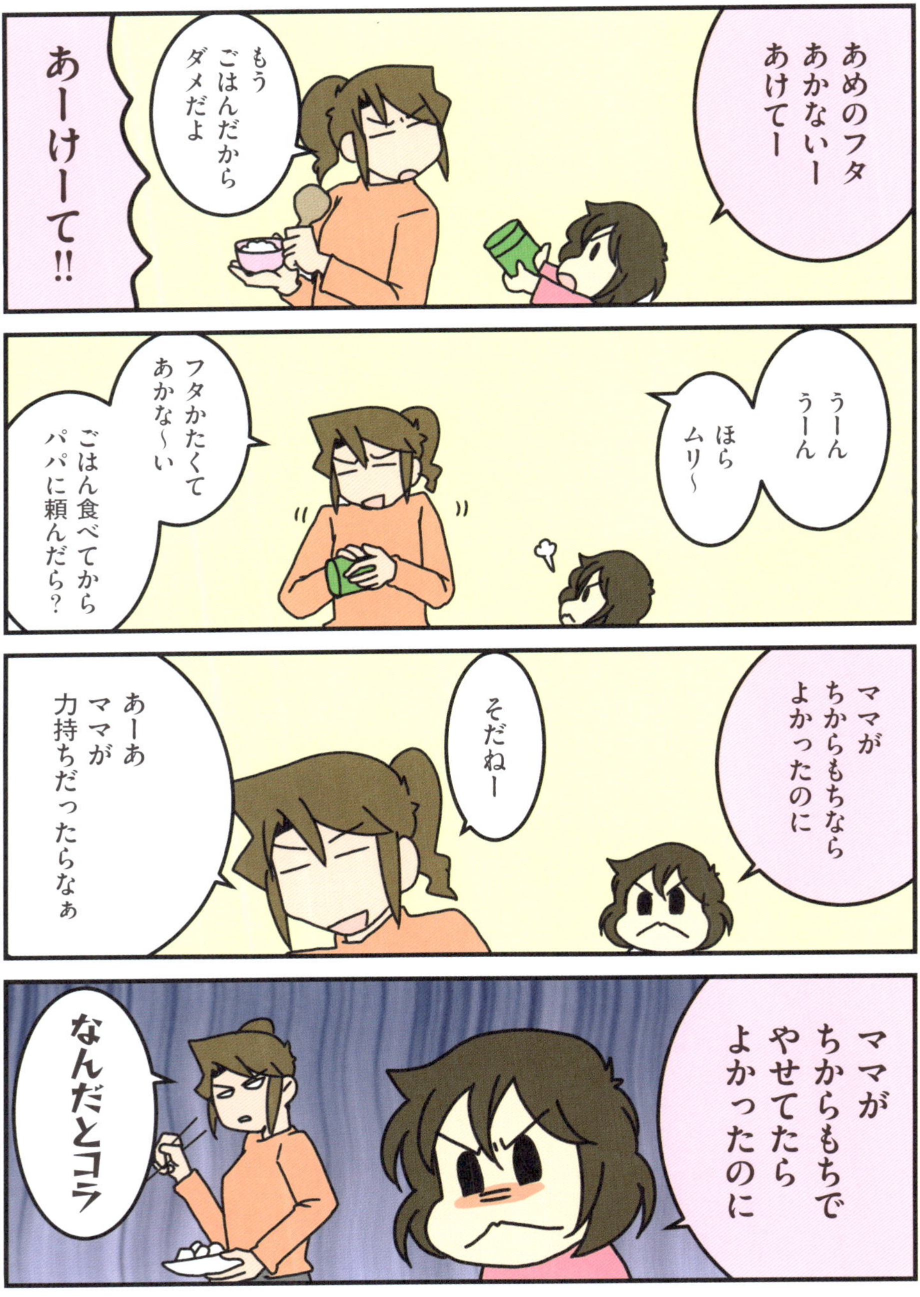
あめのフタ あかないー あけてー
もう ごはんだから ダメだよ
あーけーて!!
うーん うーん
ほら ムリ～
フタかたくて あかな～い
ごはん食べてから パパに頼んだら?
ママが ちからもちなら よかったのに
そだねー
あーあ ママが 力持ちだったらなぁ
ママが ちからもちで やせてたら よかったのに
なんだとコラ

✚ めいろ

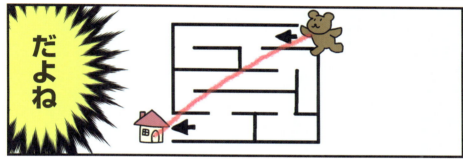

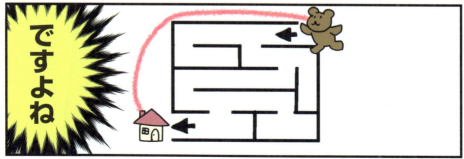

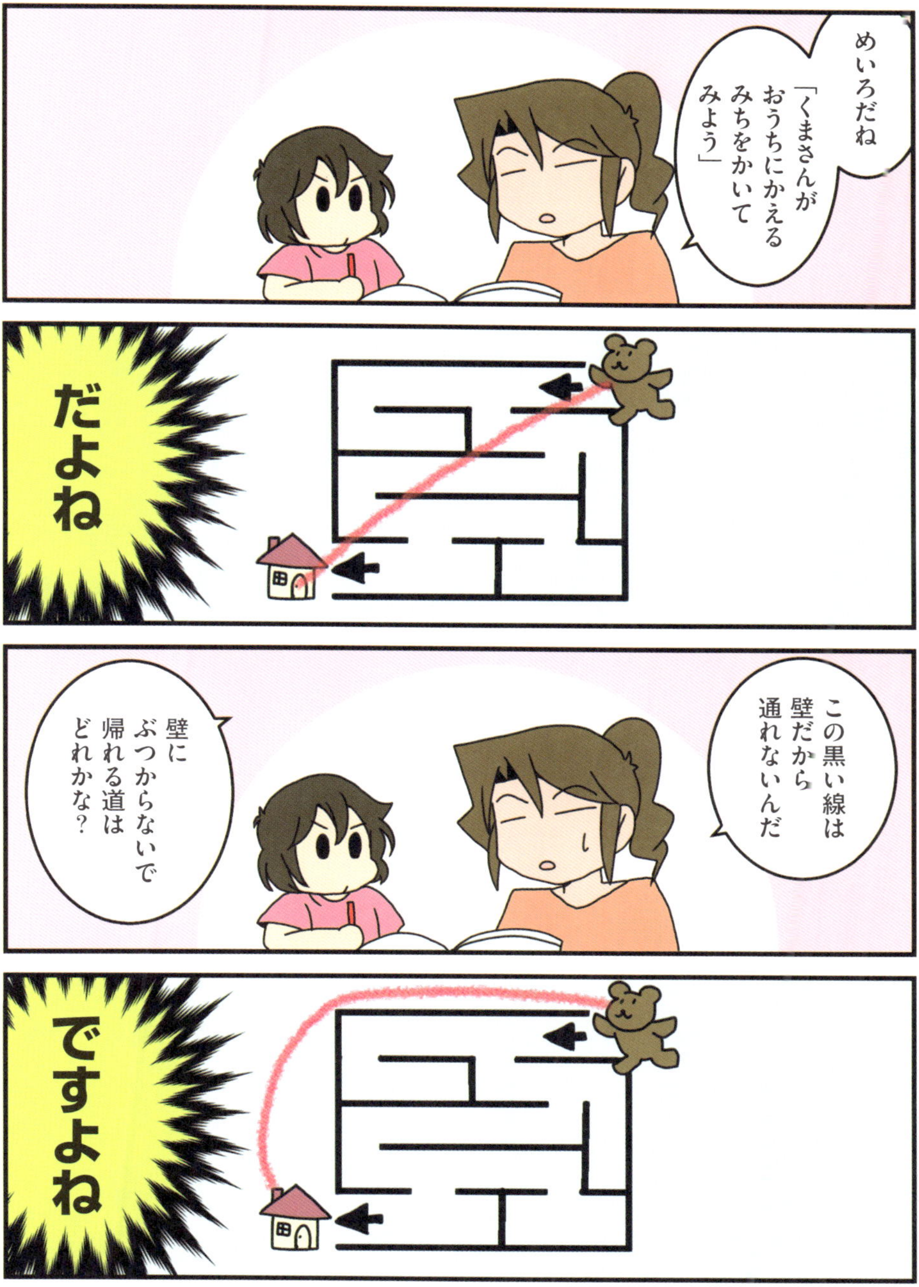
めいろだね「くまさんがおうちにかえるみちをかいてみよう」
だよね
この黒い線は壁だから通れないんだ
壁にぶつからないで帰れる道はどれかな?
ですよね

しょ～（1歳6ヶ月）の寝かしつけ

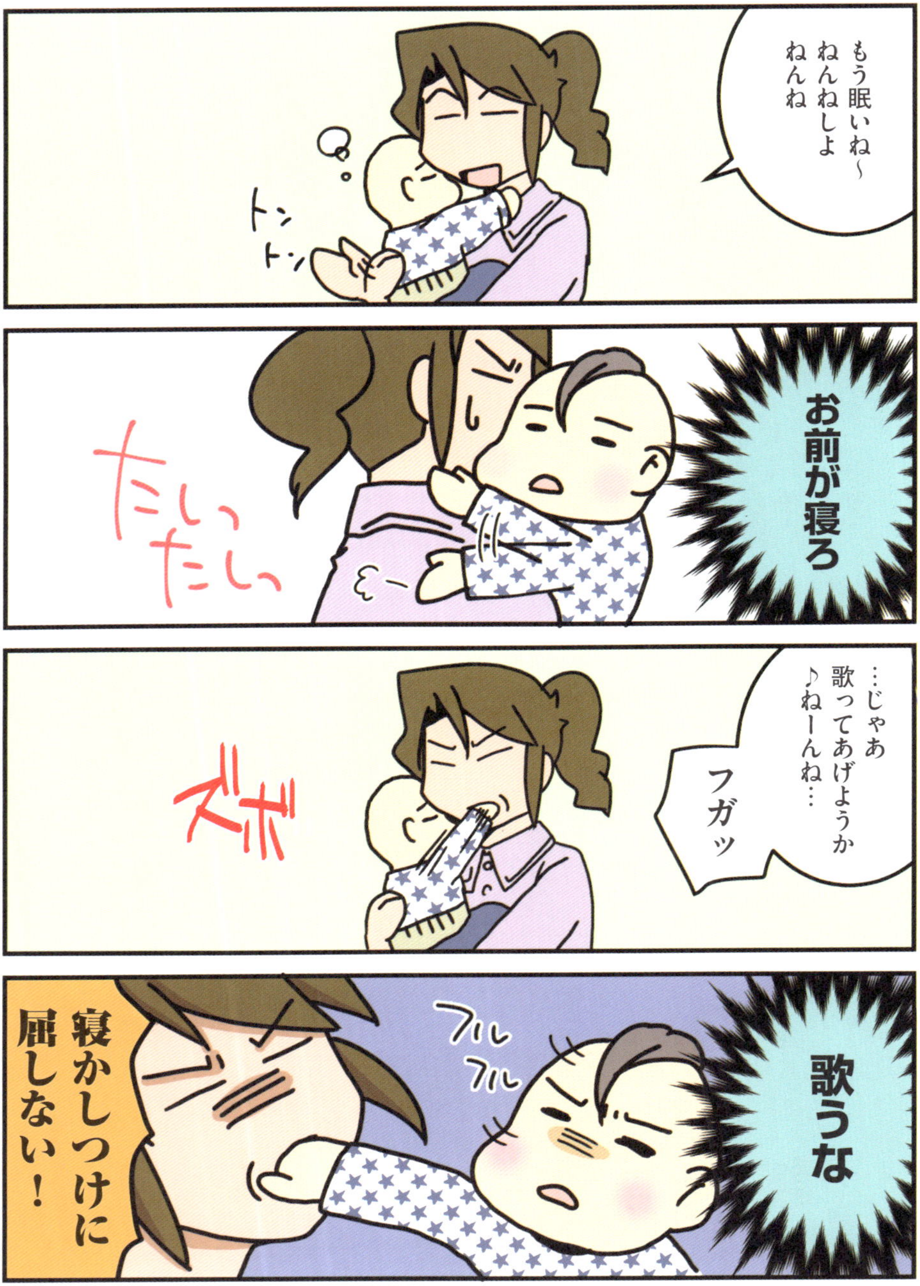

な〜（3歳）の寝かしつけ

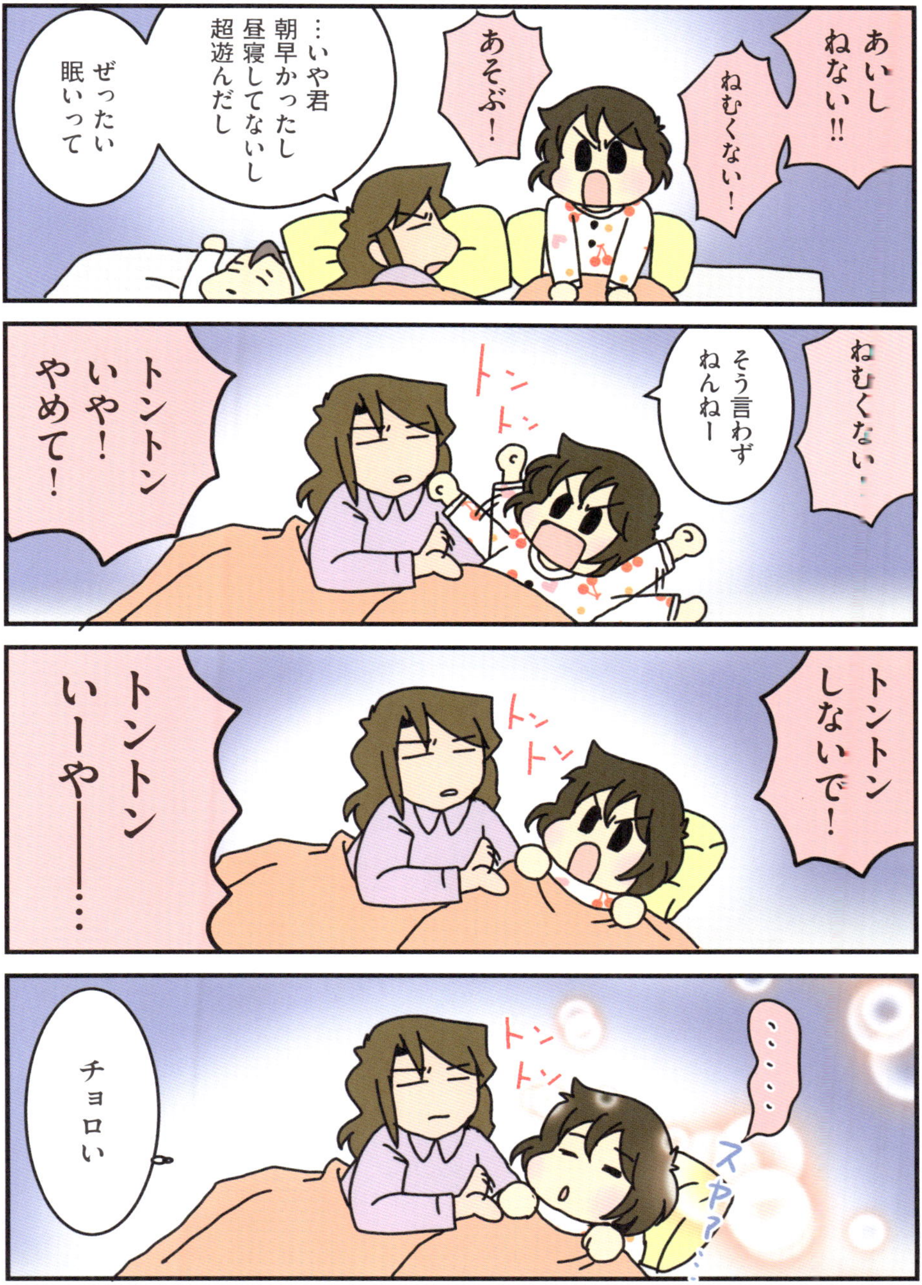
あいし ねない!!
ねむくない！
あそぶ！
…いや君 朝早かったし 昼寝してないし 超遊んだし
ぜったい 眠いって
ねむくない！
そう言わず ねんねー
トン トン
トントン いや！ やめて！
トントン しないで！
トン トン
トントン いーや——…
……
トン トン
スヤァ…
チョロい

✚ む～（7歳）の寝かしつけ

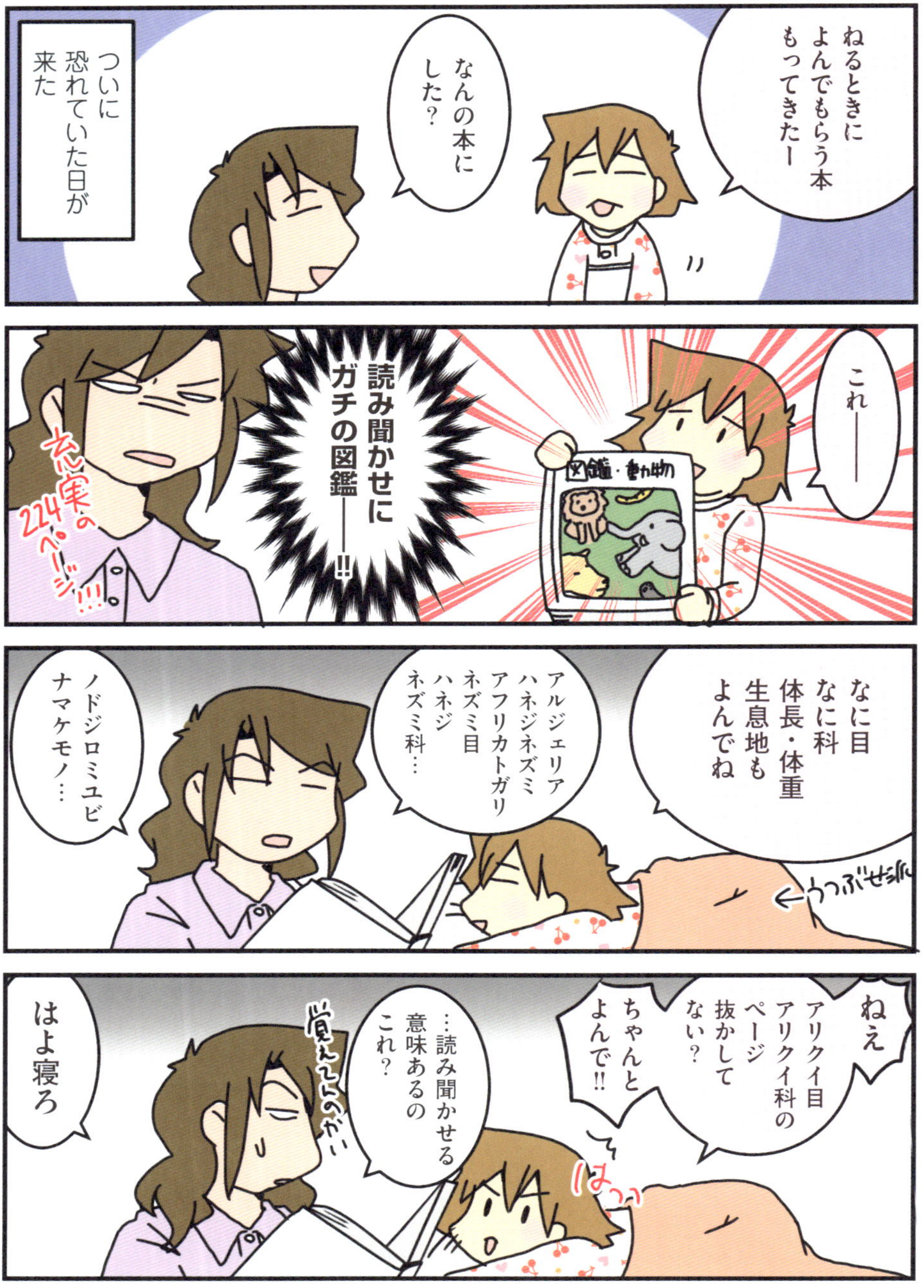
ねるときによんでもらう本もってきたー
なんの本にした？
ついに恐れていた日が来た
これ―――
図鑑・動物
読み聞かせにガチの図鑑―――!!
充実の224ページ!!!
なに目なに科体長・体重生息地もよんでね
アルジェリアハネジネズミアフリカトガリネズミ目ハネジネズミ科…
ノドジロミユビナマケモノ…
←うつぶせ派
ねえ
アリクイ目アリクイ科のページ抜かしてない？ちゃんとよんで!!
はっ
…読み聞かせる意味あるのこれ？
覚えてんのかい
はよ寝ろ

るる（39歳）の寝かしつけ

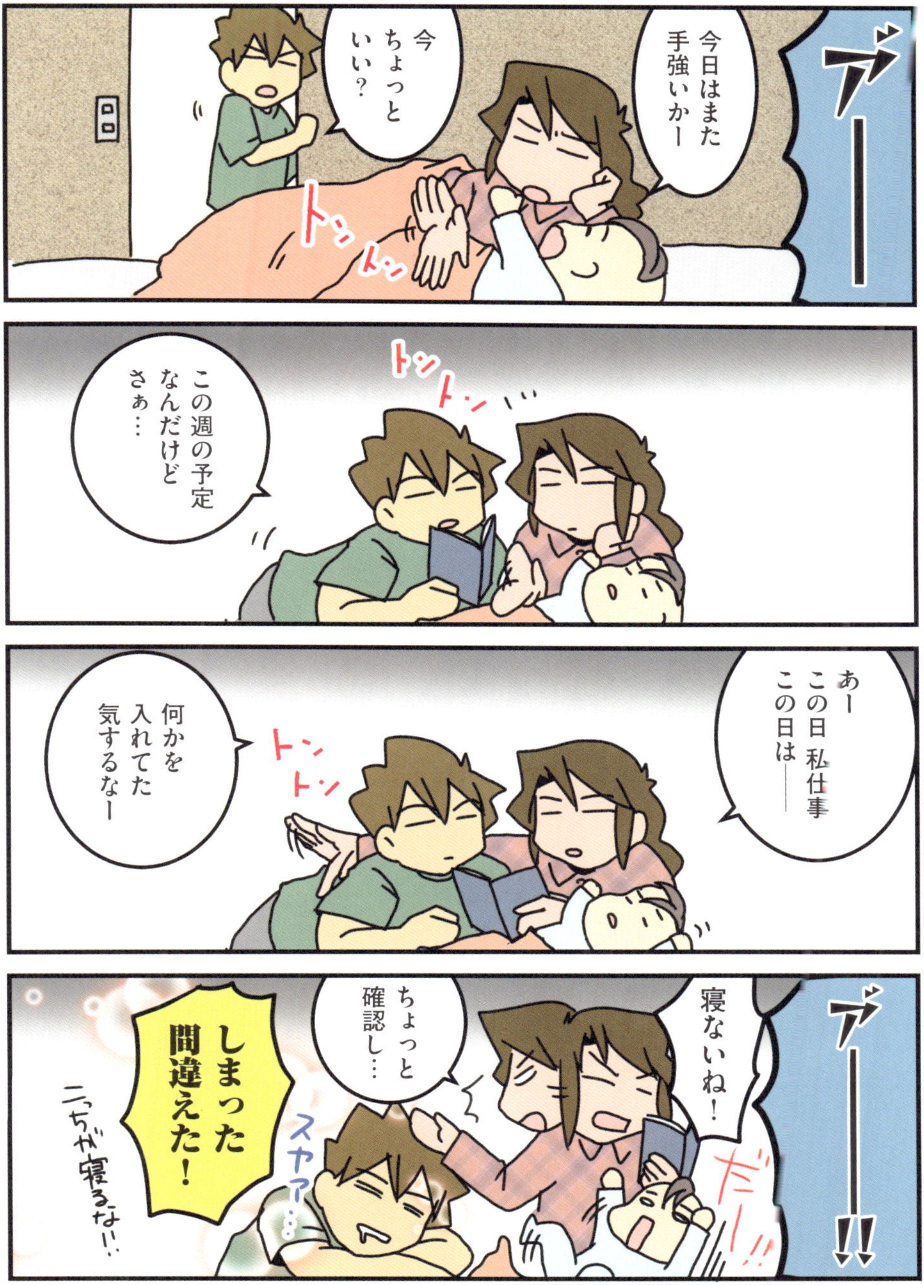

しょ〜イヤイヤ期

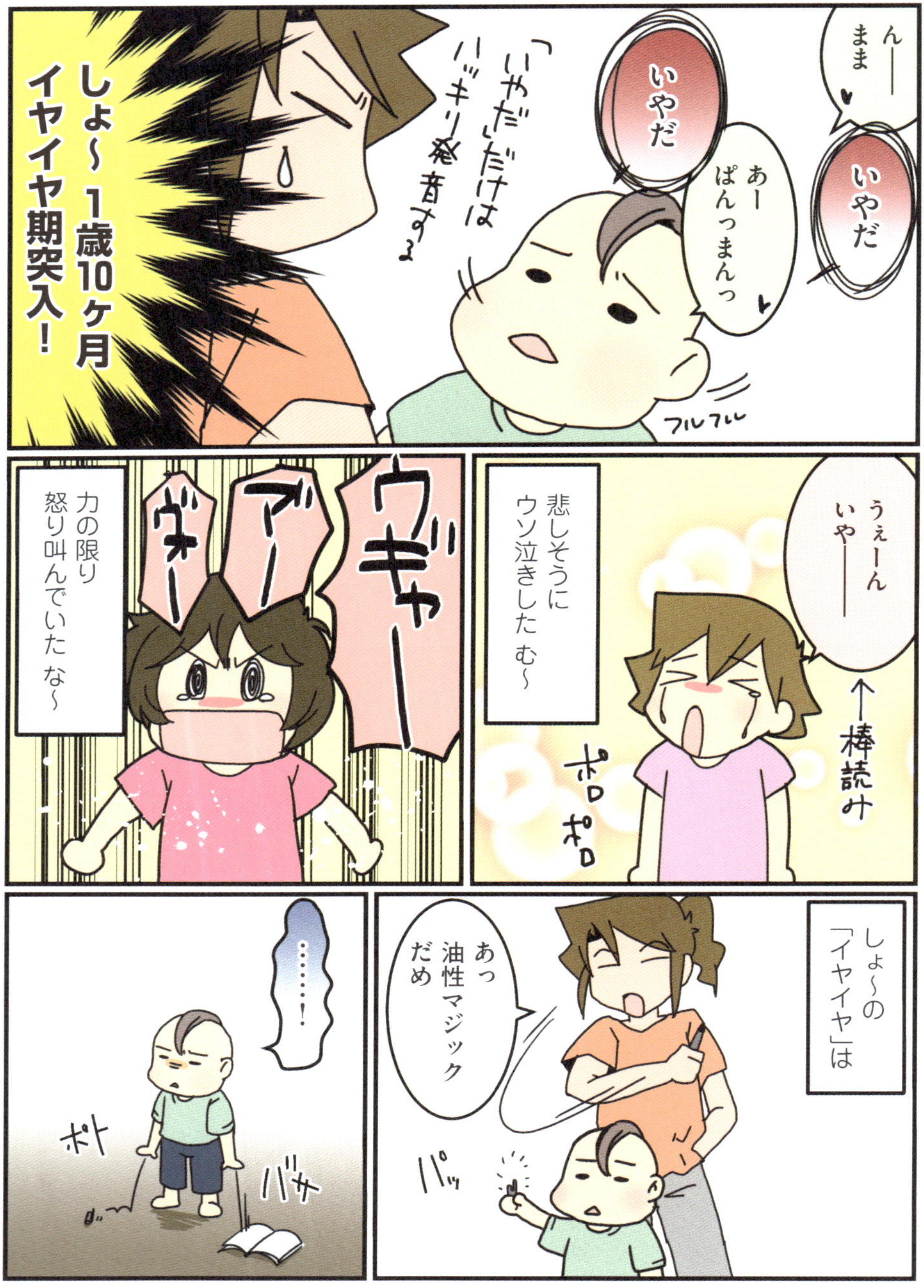
ん―― まま♥
いやだ
あー ぱんっまんっ♥
いやだ
フルフル
「いやだ」だけはハッキリ発音する
しょ〜 1歳10ヶ月 イヤイヤ期突入！
うぇーん いや――
↑棒読み
ポロポロ
悲しそうにウソ泣きしたむ〜
ヴギャー
ア゛ー
ヴォー
力の限り怒り叫んでいたな〜
しょ〜の「イヤイヤ」は
あっ 油性マジック だめ
パッ
……！
ポト
バサ

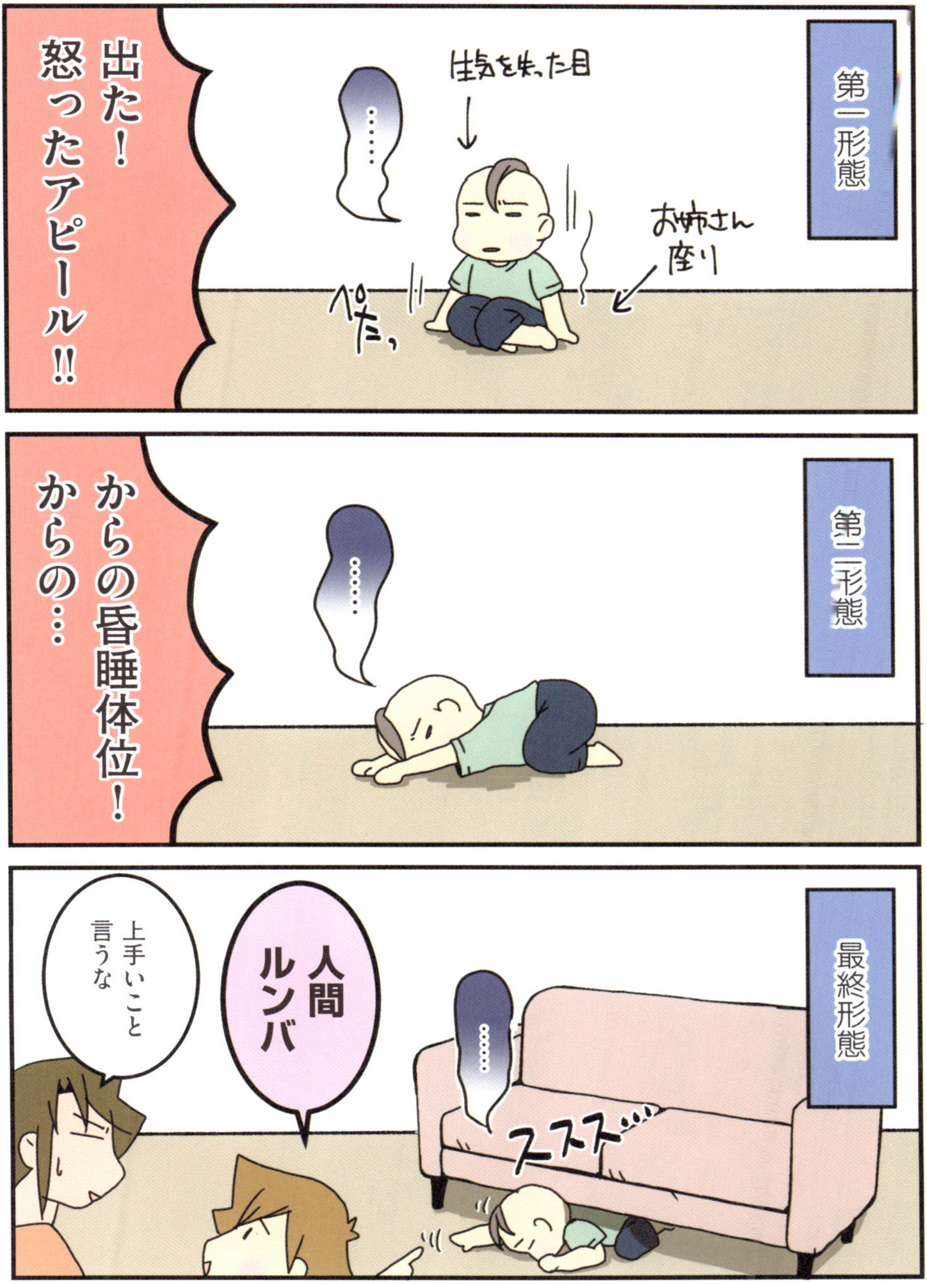
第一形態
生気を失った目
お姉さん座り
……
ぺたっ
出た！
怒ったアピール!!
第二形態
……
からの昏睡体位！
からの…
最終形態
……
ズズズ…
人間ルンバ
上手いこと言うな

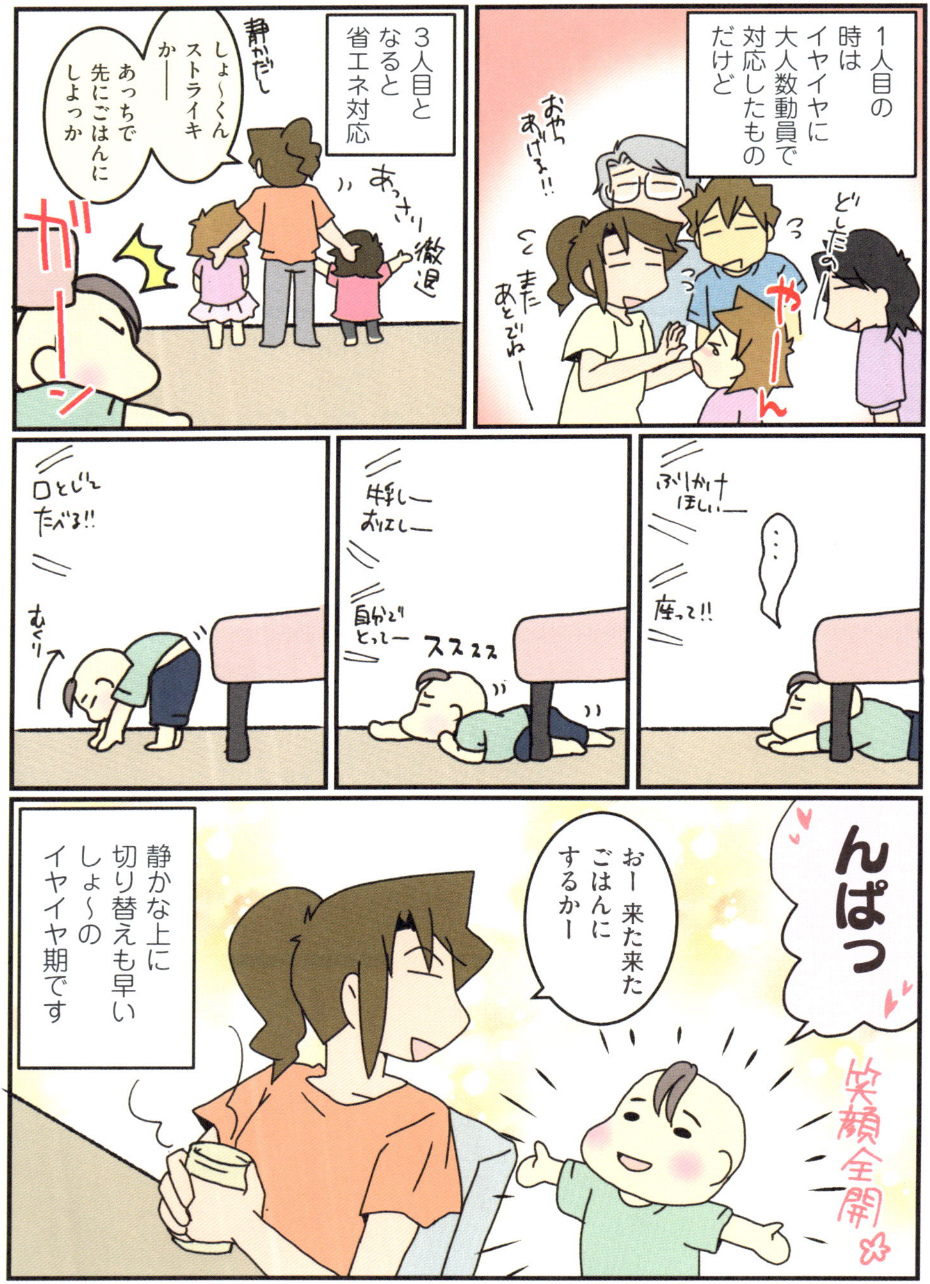
1人目の時はイヤイヤに大人数動員で対応したものだけど
おやつあげるよ!!
どしたの!
やーーん
またあとでね――
3人目となると省エネ対応
静かだし
しょ～くんストライキか――
あっちで先にごはんにしよっか
あっさり撤退
ガーーン
ふりかけほしい―
座って!!
…
牛乳し―
おはし―
自分でとって―
ススススス
口とじてたべる!!
むくり
んぱっ
おー来た来たごはんにするかー
静かな上に切り替えも早いしょ～のイヤイヤ期です
笑顔全開

✚イヤイヤ期 2nd Season

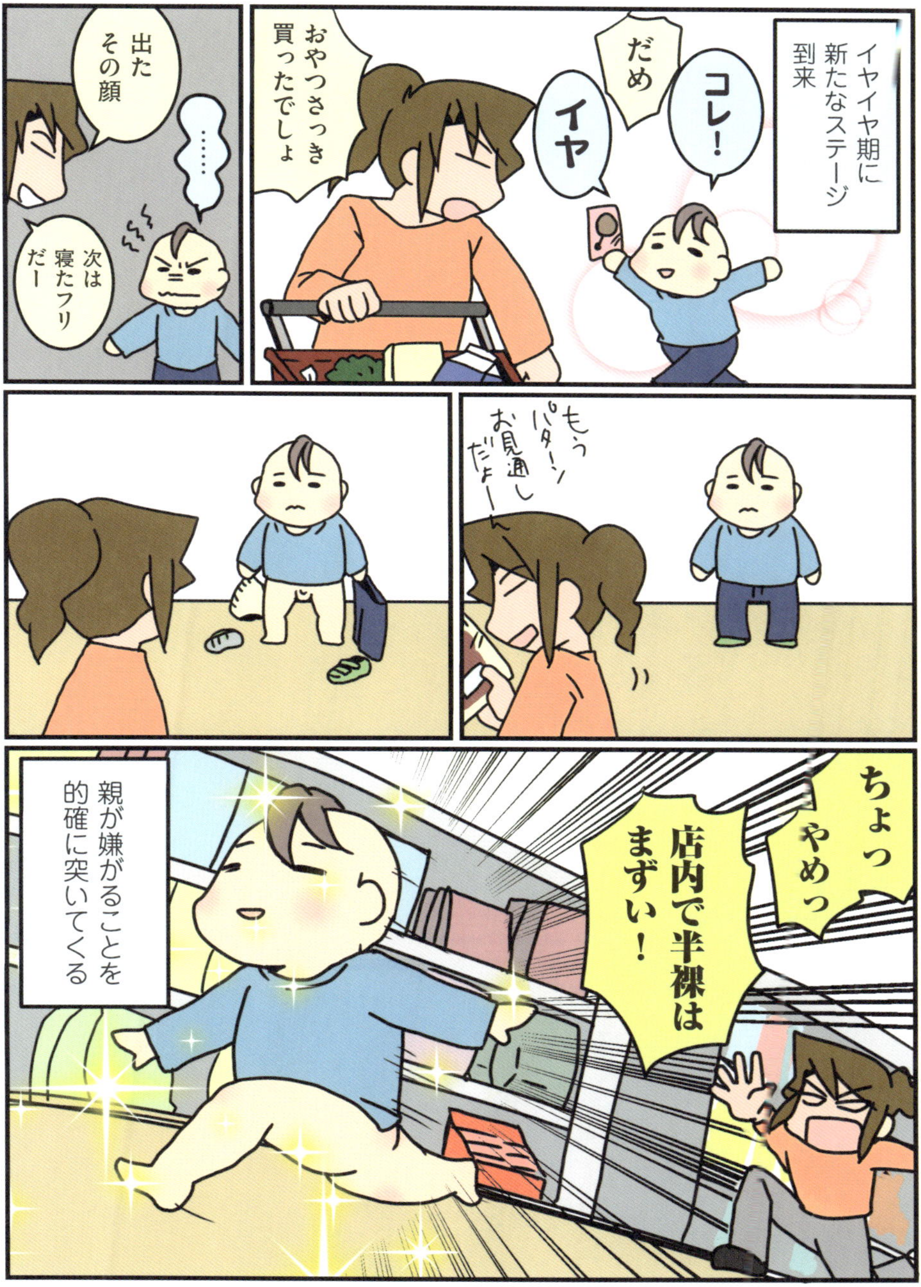

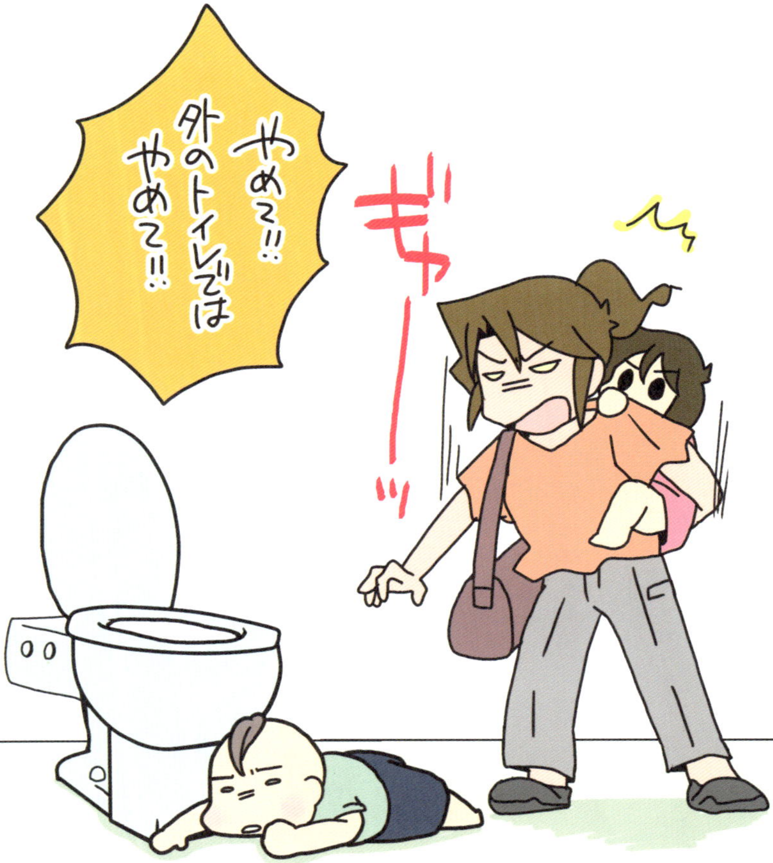
ぎゃーッ
やめて!!外のトイレではやめて!!

襲名

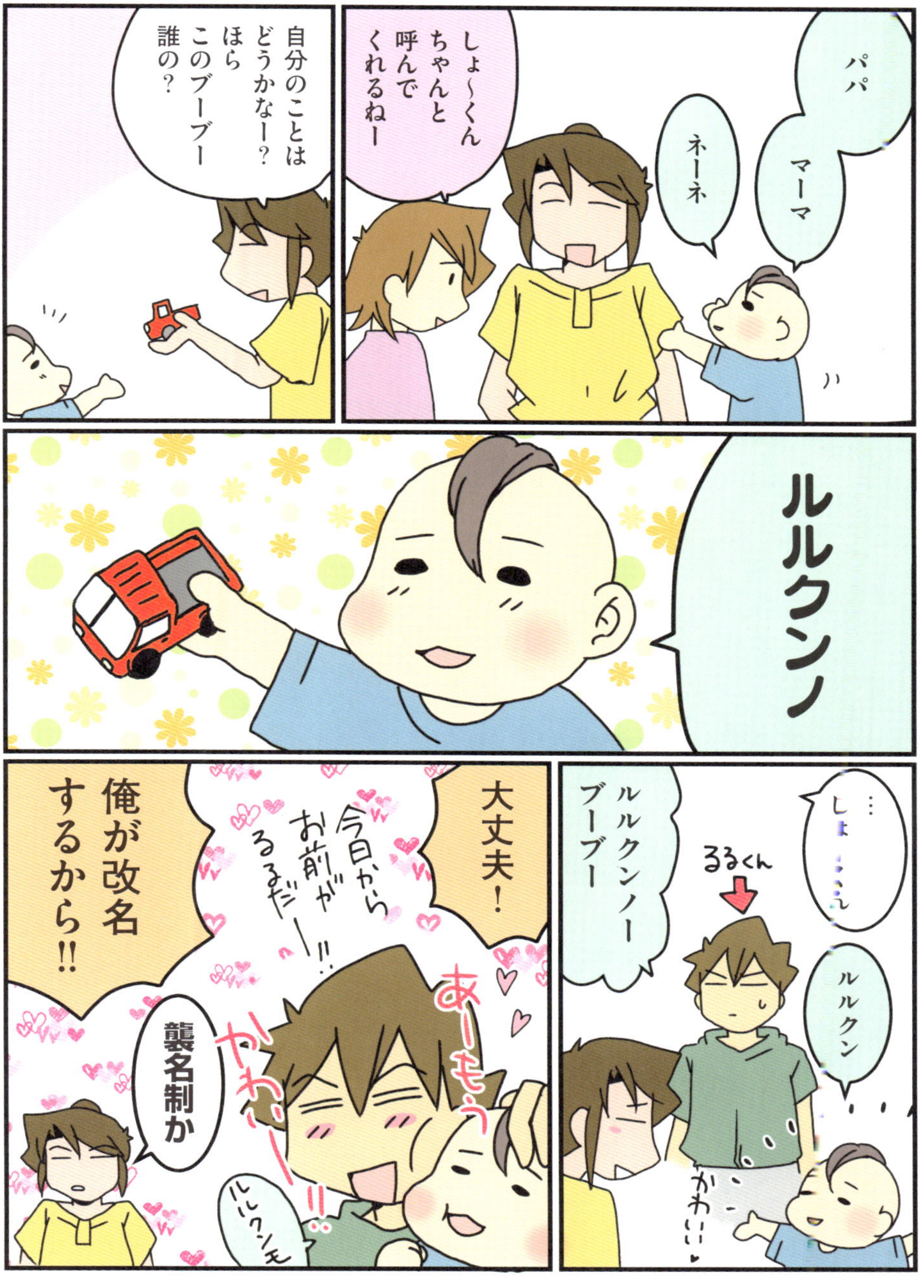
しょ～くんちゃんと呼んでくれるねー
パパ
マーマ
ネーネ
自分のことはどうかなー？ほらこのブーブー誰の？
ルルクンノ
…しょ
ルルクン
るるくん
ルルクンノーブーブー
かわいい…
大丈夫！
今日からお前がるるだーー!!
俺が改名するから!!
あーもうかわいーー!!
襲名制か
ルルクンノモ

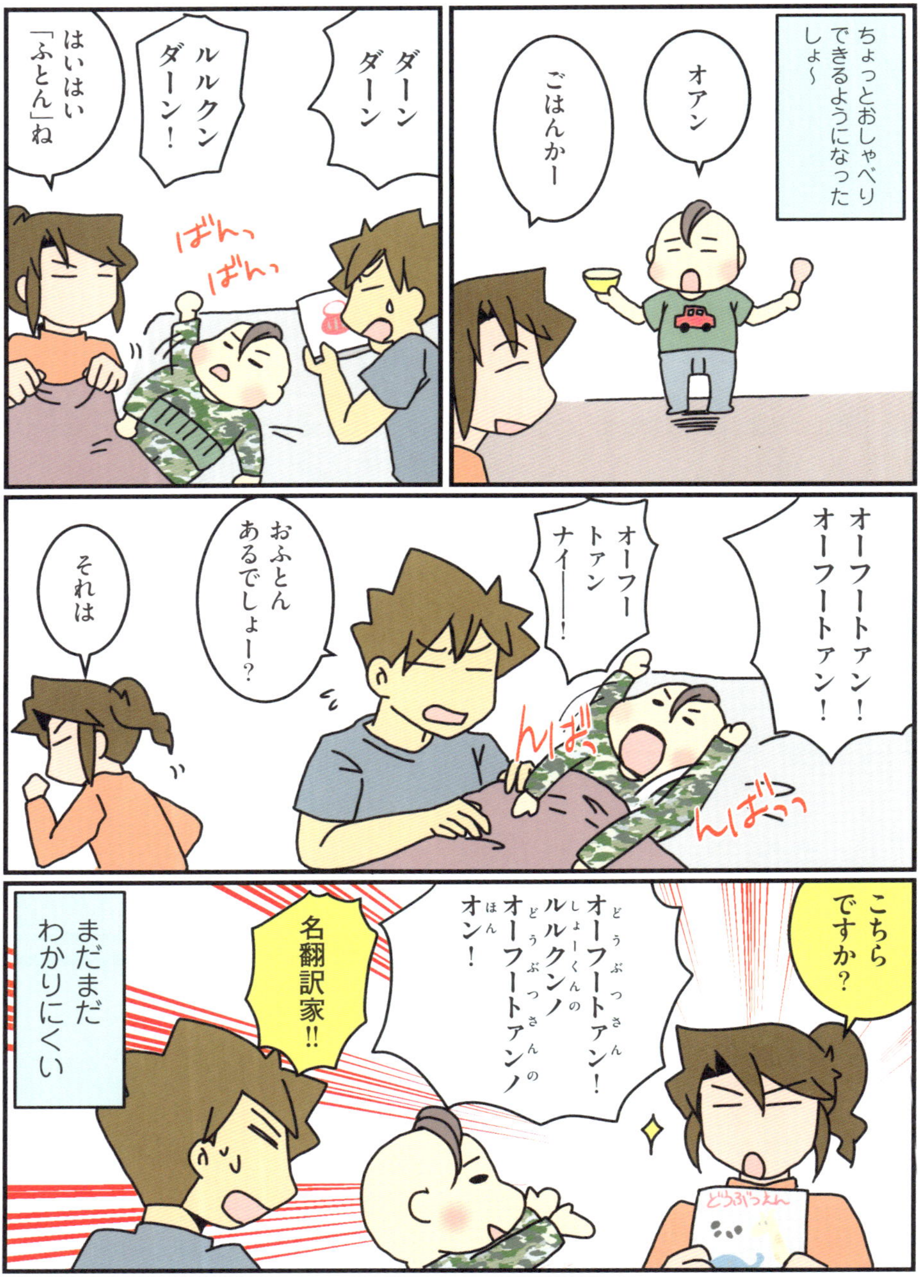
ちょっとおしゃべりできるようになったしょ〜
オアン
ごはんかー
ダーン ダーン
ルルクン ダーン!
ばんっ ばんっ
はいはい「ふとん」ね
オーフートアン! オーフートアン!
オーフー トアン ナイ――!
んばっ
んばっっ
おふとん あるでしょー?
それは
こちらですか?
オーフートアン《どうぶつさん》! ルルクンノ《しょーくんの》 オーフートアンノ《どうぶつさんの》 オン《ほん》!
名翻訳家!!
まだまだ わかりにくい

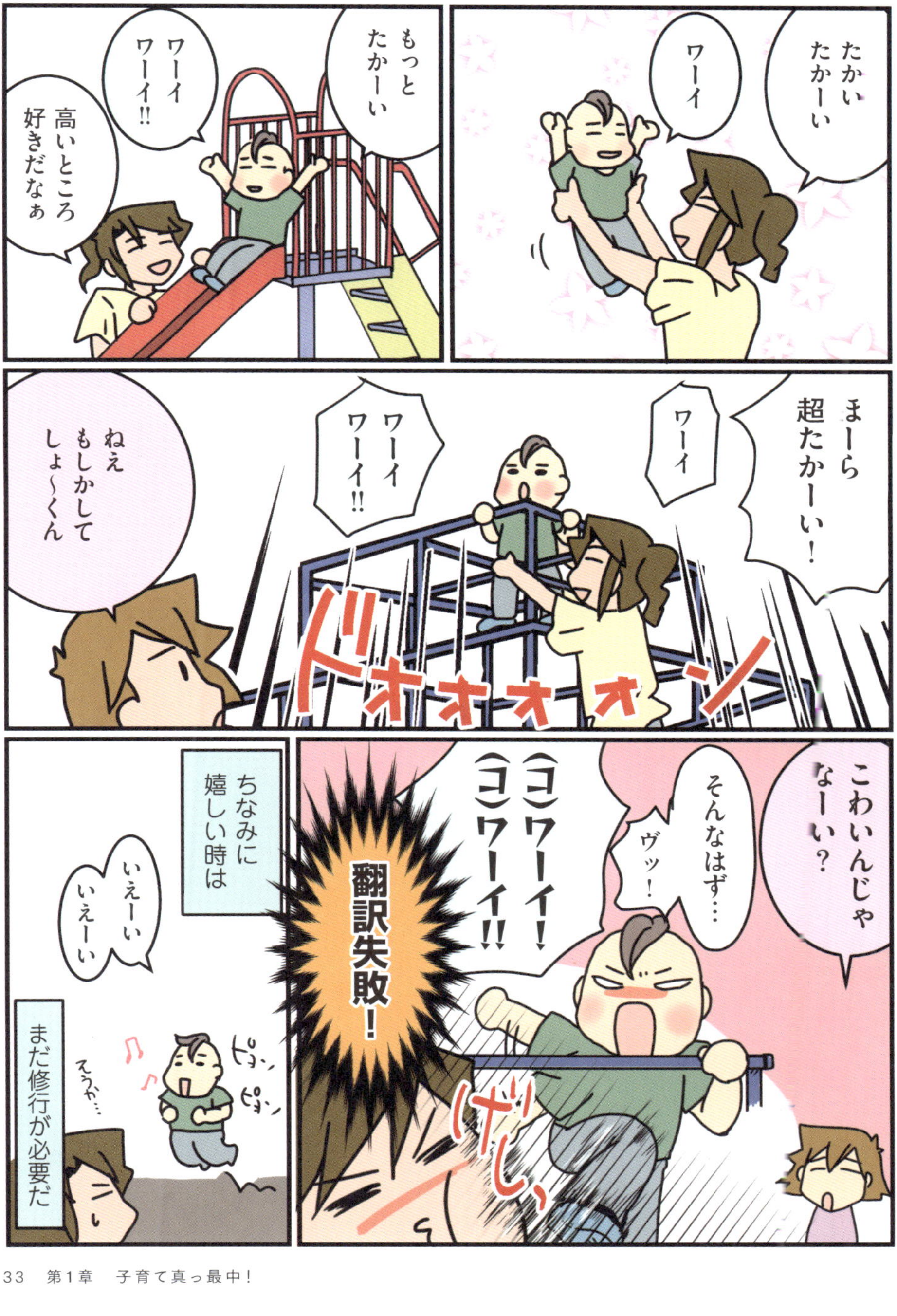
たかい たかーい
ワーイ
もっと たかーい
ワーイ ワーイ!!
高いところ 好きだなぁ
ほーら 超たかーい!
ワーイ
ワーイ ワーイ!!
ドオオオオーン
ねえ もしかして しょ〜くん
こわいんじゃ なーい?
そんなはず…
ヴッ!
(コ)ワーイ! (コ)ワーイ!!
翻訳失敗!
げし、
ちなみに 嬉しい時は
いえーい いえーい
ピョン ピョン
そうか…
まだ修行が必要だ

✚ 記憶力

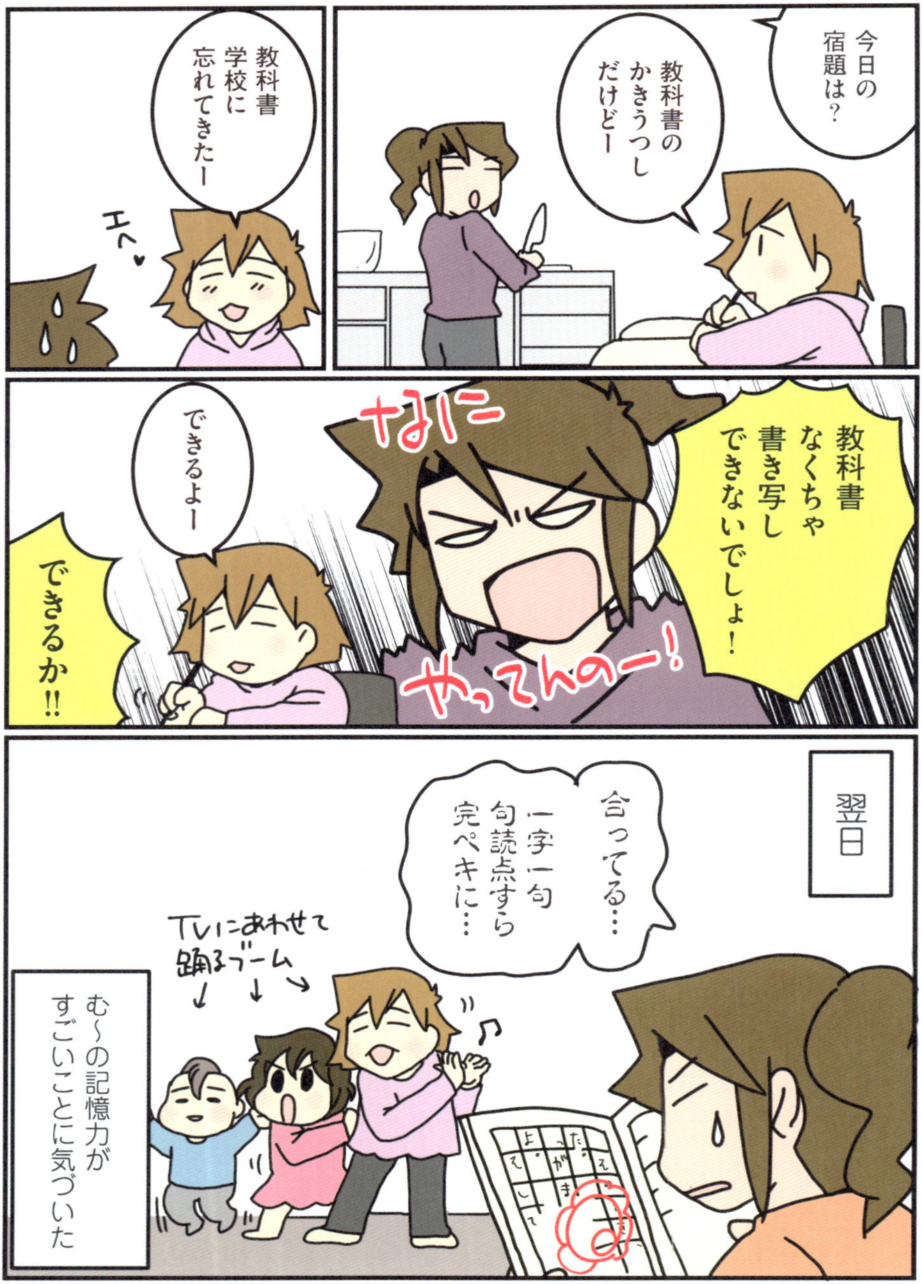
今日の宿題は？
教科書のかきうつしだけどー
教科書学校に忘れてきたー
エヘ♥
なにやってんのー！
教科書なくちゃ書き写しできないでしょ！
できるよー
できるか!!
翌日
合ってる…一字一句句読点すら完ペキに…
TVにあわせて踊るブーム
む～の記憶力がすごいことに気づいた

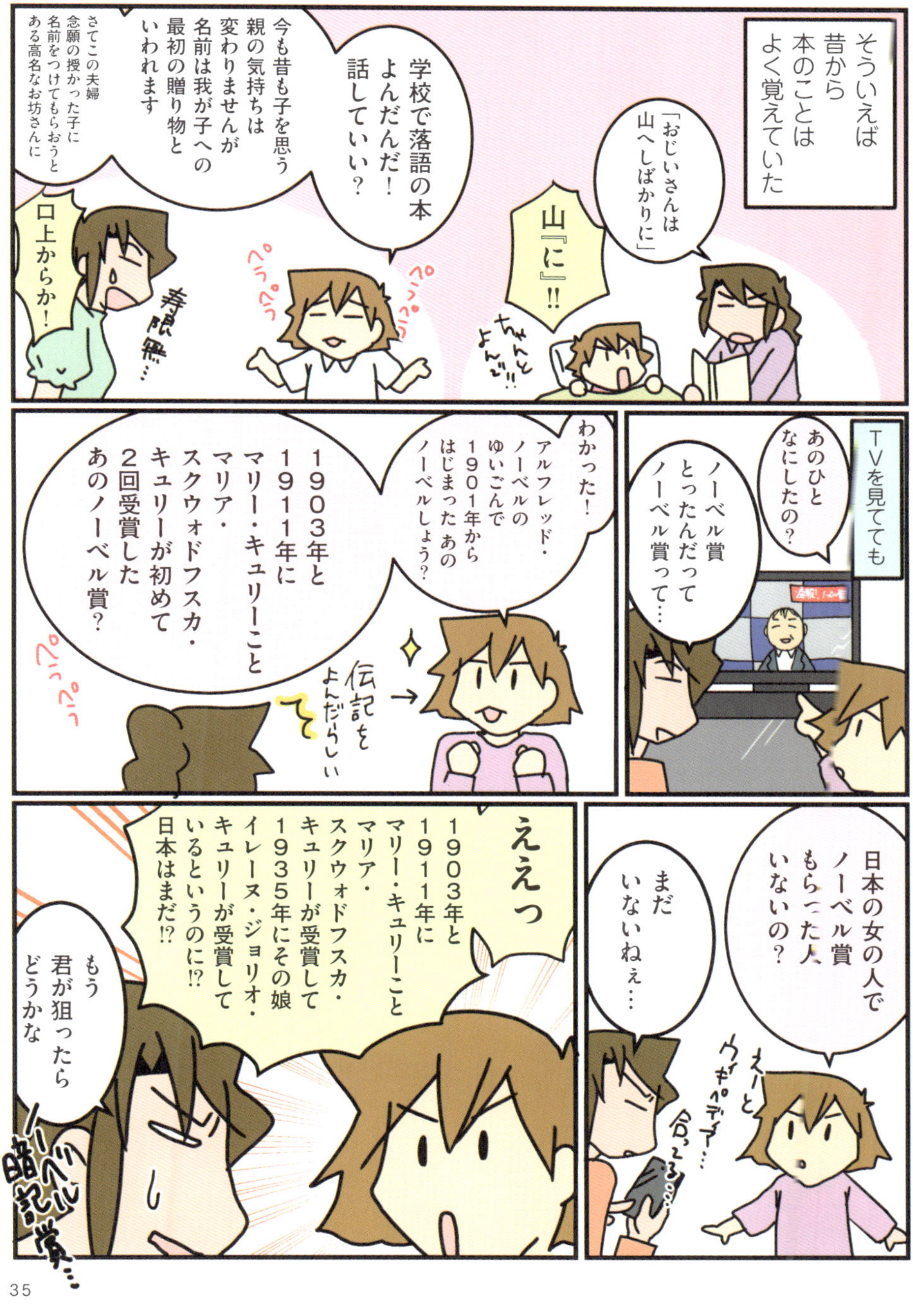

そういえば
昔から
本のことは
よく覚えていた
「おじいさんは
山へしばかりに」
山『に』!!
ちゃんと
よんで!!
学校で落語の本
よんだんだ!
話していい?
ぺらぺら
今も昔も子を思う
親の気持ちは
変わりませんが
名前は我が子への
最初の贈り物と
いわれます
さてこの夫婦
念願の授かった子に
名前をつけてもらおうと
ある高名なお坊さんに
口上からか!
寿限無…
TVを見てても
あのひと
なにしたの?
ノーベル賞
とったんだって
ノーベル賞って…
わかった!
アルフレッド・
ノーベルの
ゆいごんで
1901年から
はじまったあの
ノーベルしょう?
1903年と
1911年に
マリー・キュリーこと
マリア・
スクウォドフスカ・
キュリーが初めて
2回受賞した
あのノーベル賞?
ぺらぺら
伝記を
よんだらしい
日本の女の人で
ノーベル賞
もらった人
いないの?
まだ
いないねぇ…
えーと
ウィキペディア…
合ってる…
ええっ
1903年と
1911年に
マリー・キュリーこと
マリア・
スクウォドフスカ・
キュリーが受賞して
1935年にその娘
イレーヌ・ジョリオ・
キュリーが受賞して
いるというのに!?
日本はまだ!?
もう
君が狙ったら
どうかな
ノーベル
暗記賞…

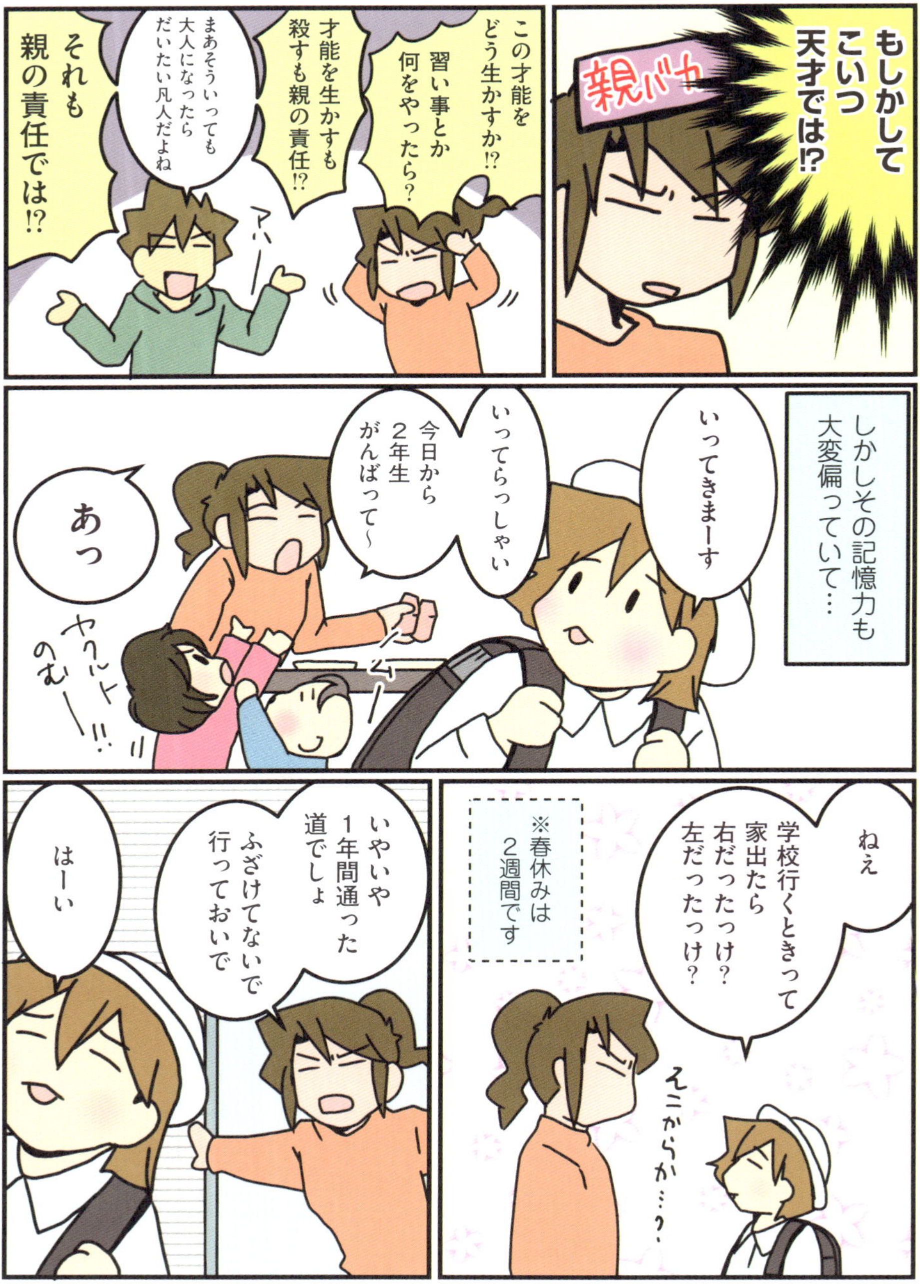
もしかして
こいつ
天才では!?
親バカ
この才能を
どう生かすか!?
習い事とか
何をやったら？
才能を生かすも
殺すも親の責任!?
まあそういっても
大人になったら
だいたい凡人だよね
アハーー
それも
親の責任では!?
しかしその記憶力も
大変偏っていて…
いってきまーす
いってらっしゃい
今日から
2年生
がんばって～
ノムー
あっ
ヤクルト
のむーー!!
ねえ
学校行くときって
家出たら
右だったっけ？
左だったっけ？
※春休みは
2週間です
そこからか…っ
いやいや
1年間通った
道でしょ
ふざけてないで
行っておいで
はーい

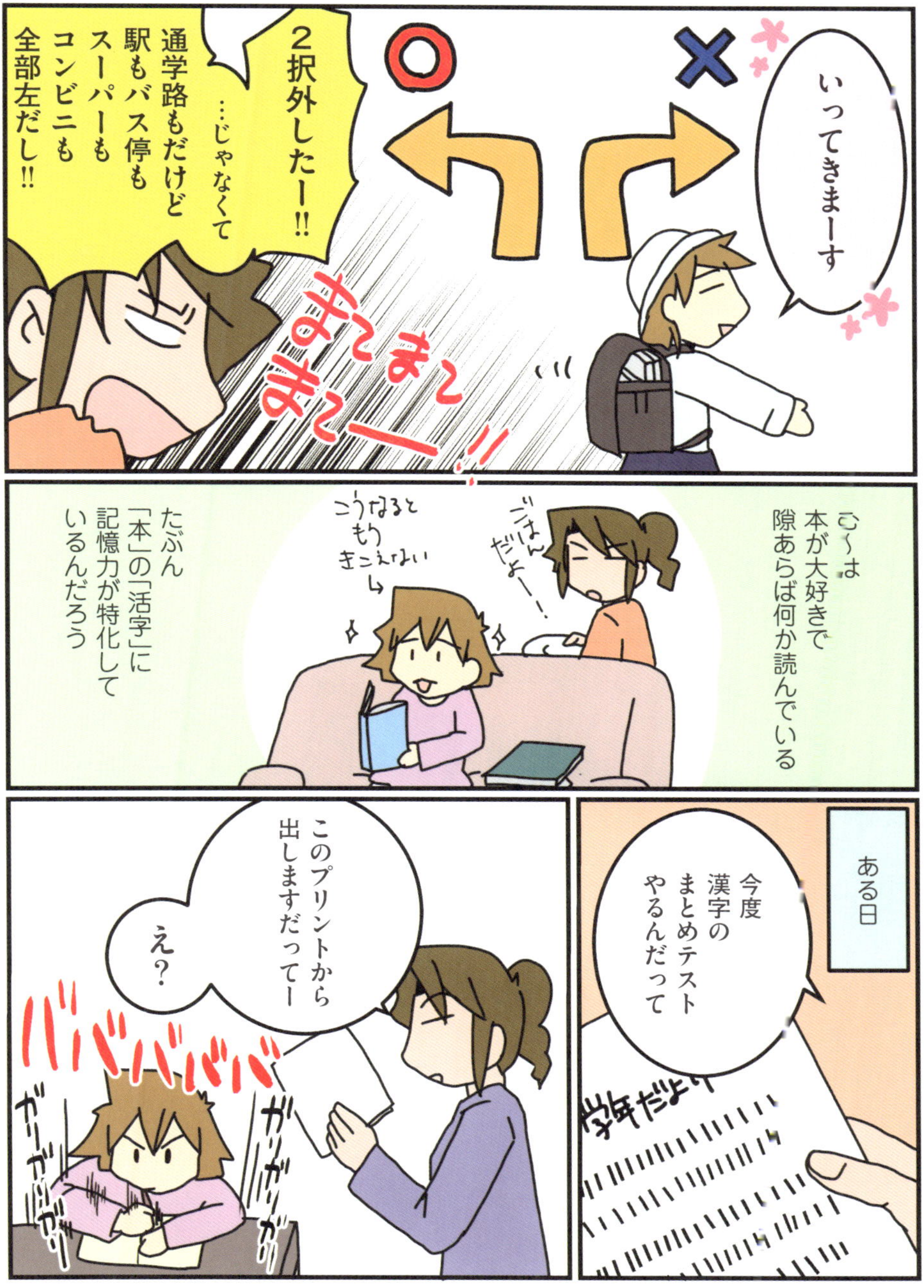
いってきまーす
2択外したー!!
…じゃなくて
通学路もだけど駅もバス停もスーパーもコンビニも全部左だし!!
む〜は本が大好きで隙あらば何か読んでいる
ごはんだよーー!
こうなるともうきこえない
たぶん「本」の「活字」に記憶力が特化しているんだろう
ある日
今度漢字のまとめテストやるんだって
このプリントから出しますだってー
え?

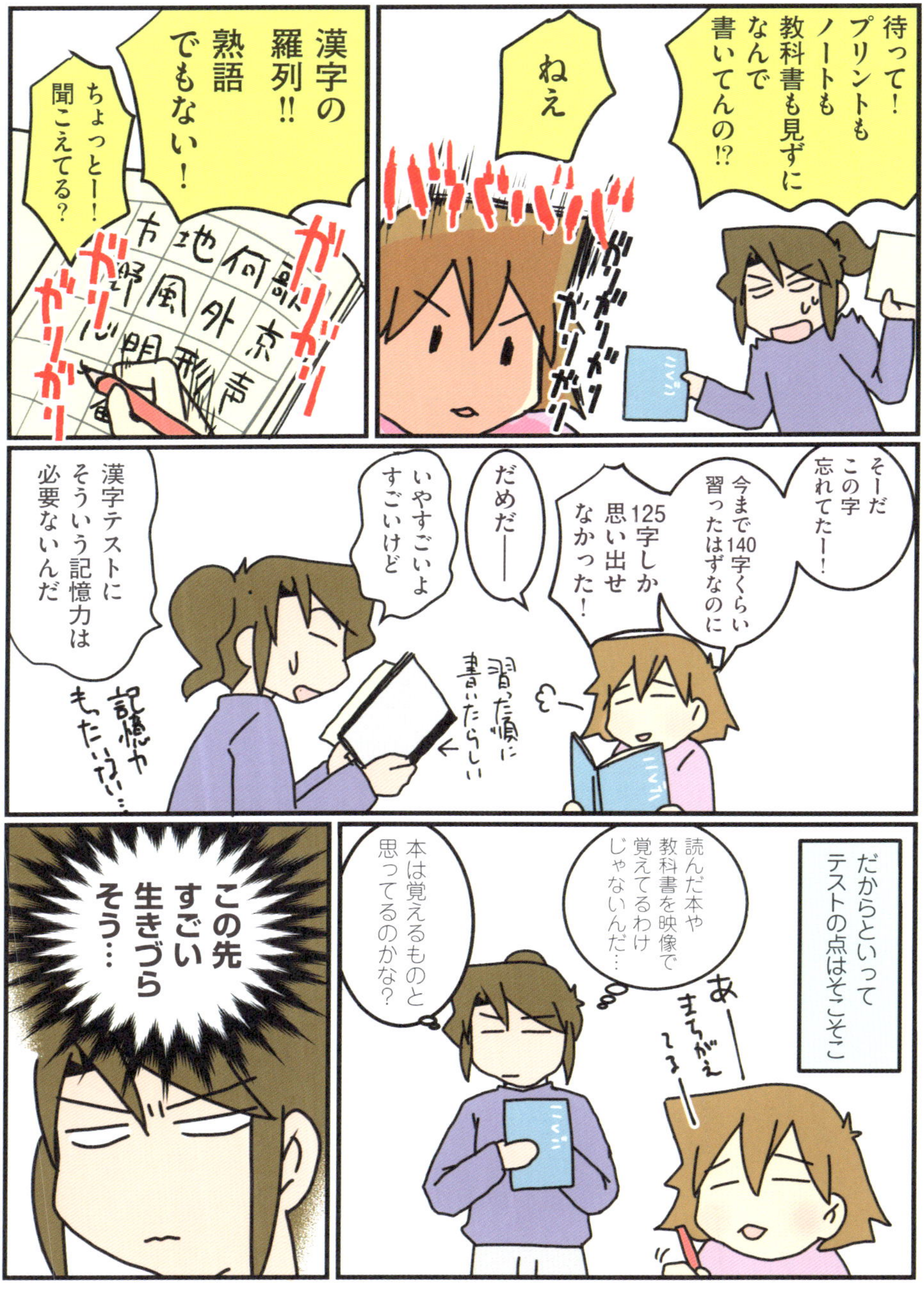
待って！プリントもノートも教科書も見ずになんで書いてんの!?
ねえ
がりがりがりがり
漢字の羅列!! 熟語でもない！
ちょっとー！聞こえてる？
がりがり
がりがり
がりがり
そーだこの字忘れてたー！
今まで140字くらい習ったはずなのに125字しか思い出せなかった！
だめだ——
いやすごいよすごいけど
習った順に書いたらしい
漢字テストにそういう記憶力は必要ないんだ
記憶や もったいない…
だからといってテストの点はそこそこ
あー まちがえてるー
読んだ本や教科書を映像で覚えてるわけじゃないんだ…
本は覚えるものと思ってるのかな？
この先すごい生きづらそう…

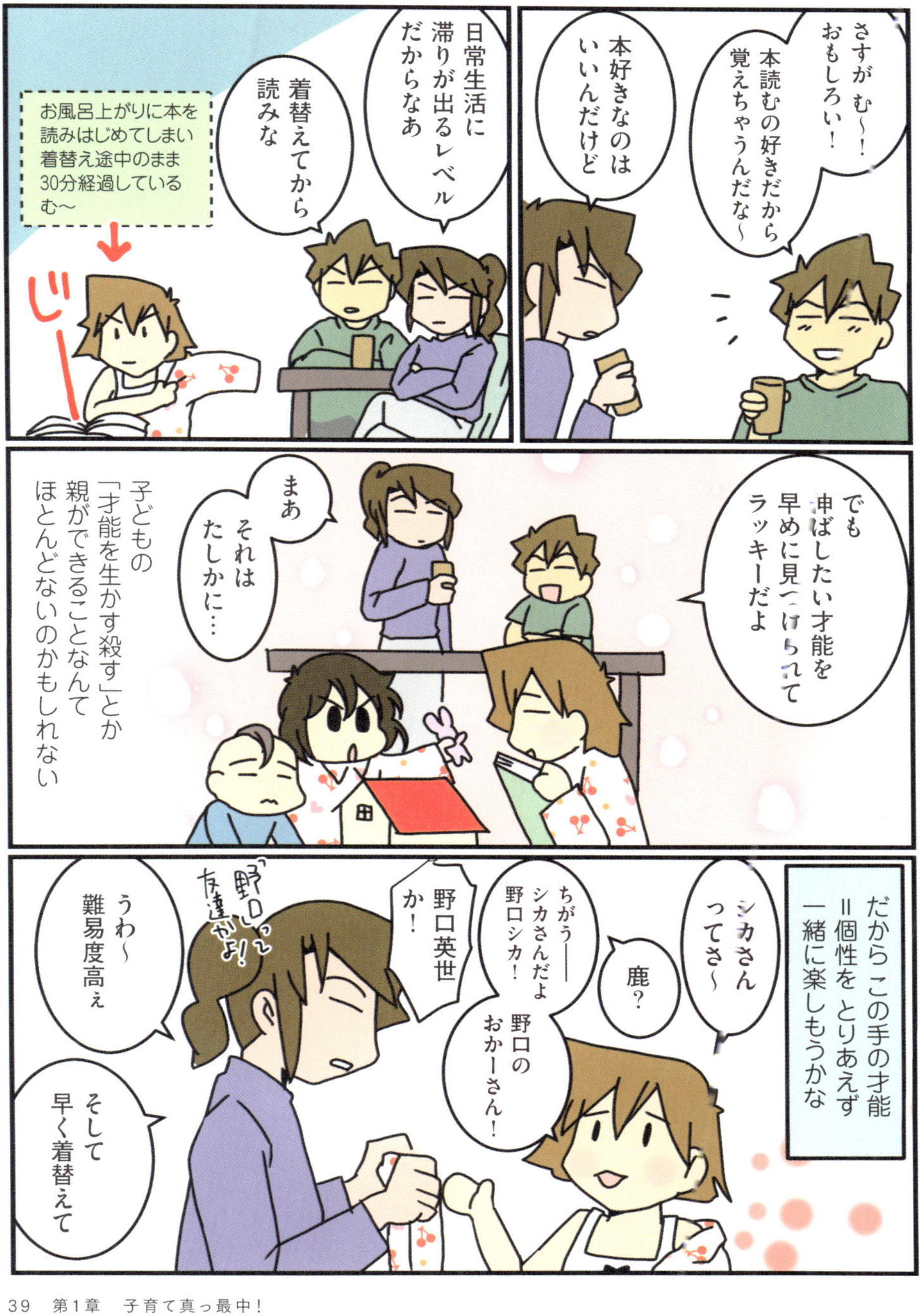
さすが む〜！ おもしろい！
本読むの好きだから 覚えちゃうんだな〜
本好きなのは いいんだけど
日常生活に 滞りが出るレベル だからなあ
着替えてから 読みな
お風呂上がりに本を読みはじめてしまい着替え途中のまま30分経過しているむ〜
ジー
でも 伸ばしたい才能を 早めに見つけられて ラッキーだよ
まあ それは たしかに…
子どもの 「才能を生かす殺す」とか 親ができることなんて ほとんどないのかもしれない
だからこの手の才能 ＝個性を とりあえず 一緒に楽しもうかな
シカさん ってさ〜
鹿？
ちがう―― シカさんだよ 野口シカ！
野口の おかーさん！
野口英世 か！
「野口」って 友達かよ！
うわ〜 難易度高ぇ
そして 早く着替えて

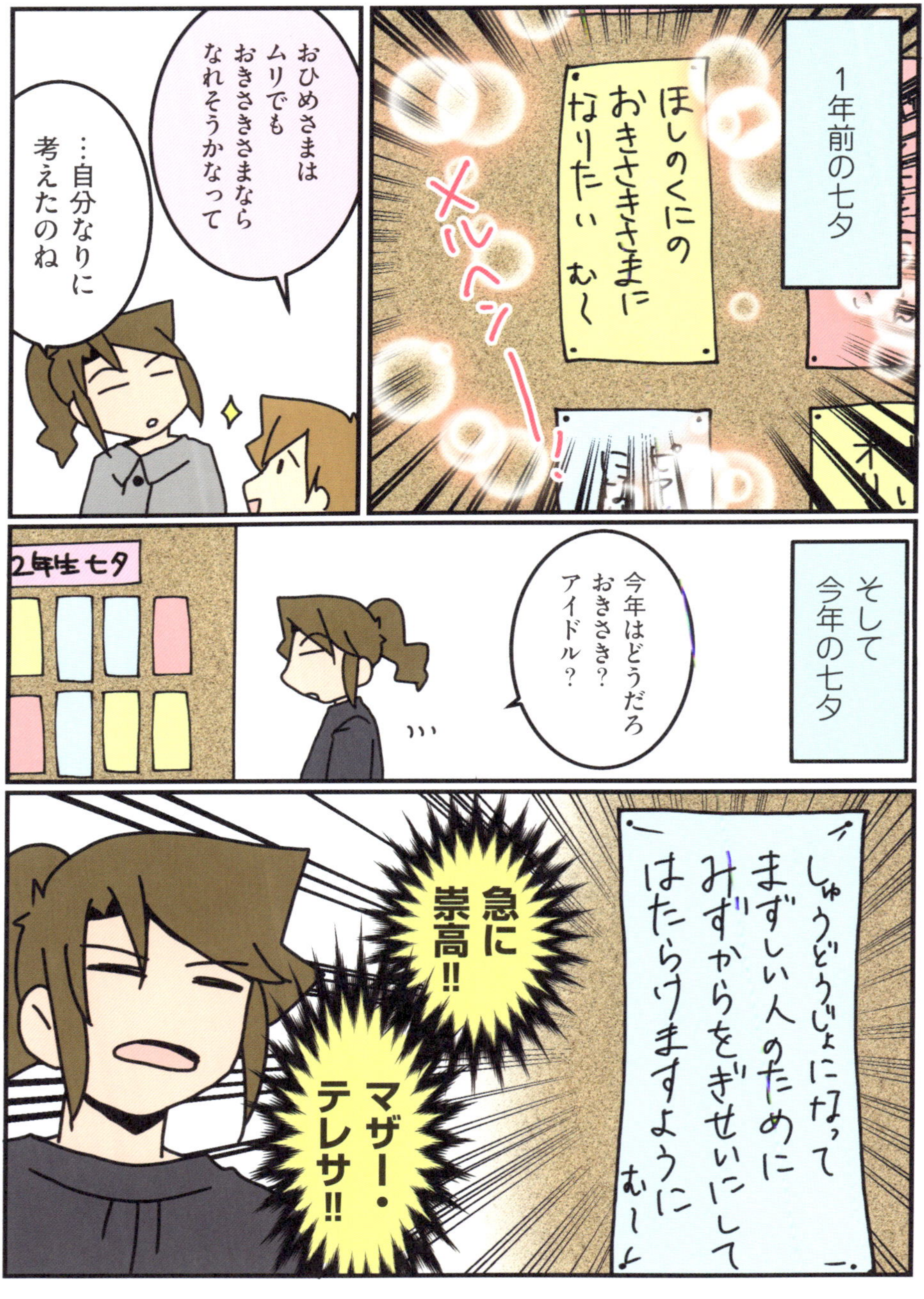
1年前の七夕
ほしのくにのおきさきさまになりたぃ むく
メルヘンー！！
おひめさまはムリでもおきさきさまならなれそうかなって
…自分なりに考えたのね
そして今年の七夕
2年生七夕
今年はどうだろ おきさき？ アイドル？
しゅうどうじょになって まずしい人のために みずからをぎせいにして はたらけますように むく
急に崇高!!
マザー・テレサ!!

4人きょうだい

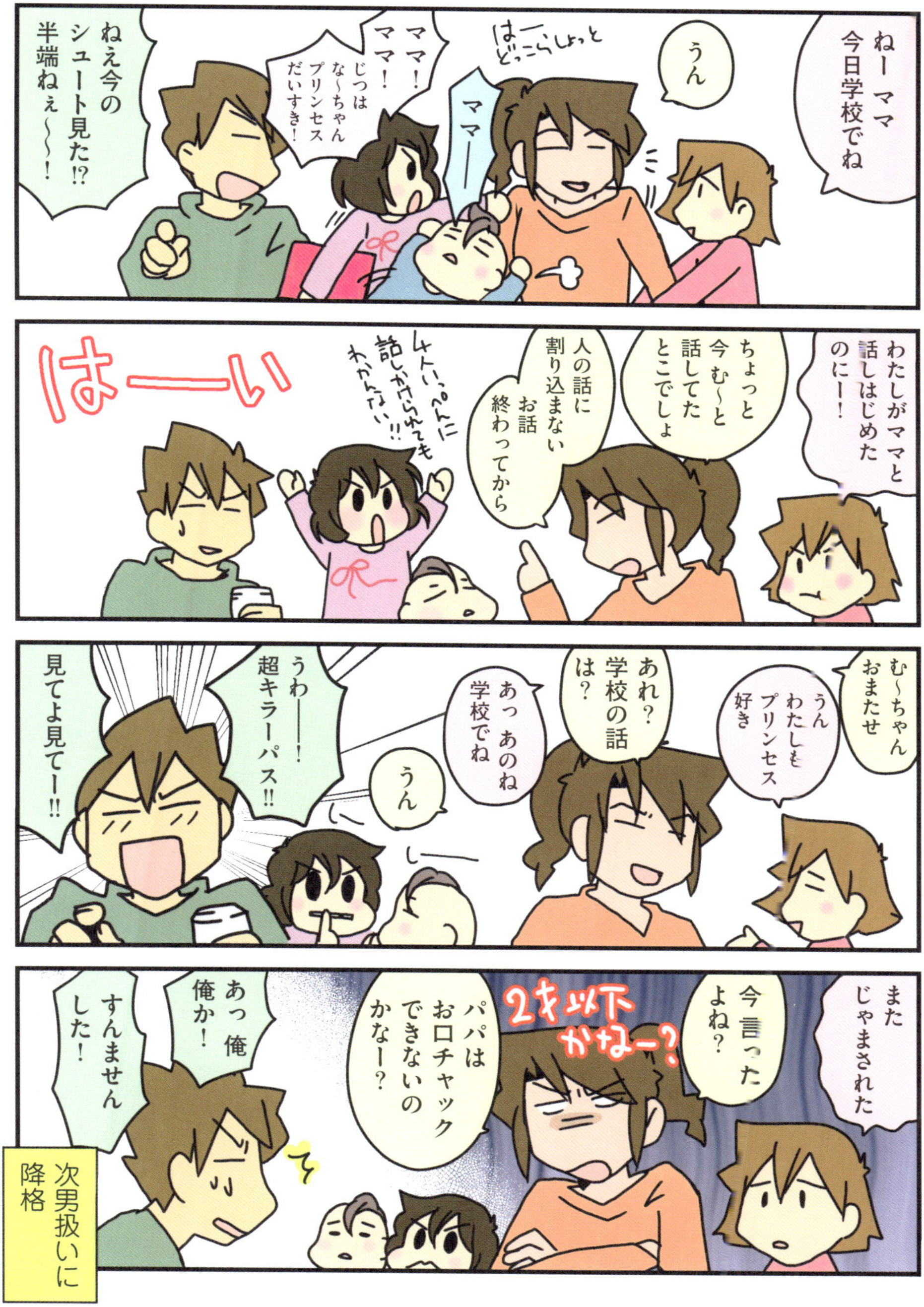
ねーママ
今日学校でね
うん
はー
どっこらしょっと
ママーー
ママ!
ママ!
じつはな~ちゃん
プリンセス
だいすき!
ねえ今の
シュート見た!?
半端ねぇ~~!
わたしがママと
話しはじめた
のにー!
ちょっと
今む~と
話してた
とこでしょ
人の話に
割り込まない
お話
終わってから
4人いっぺんに
話しかけられても
わかんない!!
はーーい
む~ちゃん
おまたせ
うん
わたしも
プリンセス
好き
あれ?
学校の話
は?
あっ あのね
学校でね
うん
しー
しーー
うわーー!
超キラーパス!!
見てよ見てー!!
また
じゃまされた
今言った
よね?
2才以下
かなー?
パパは
お口チャック
できないの
かなー?
あっ俺
俺か!
すんません
した!
次男扱いに
降格

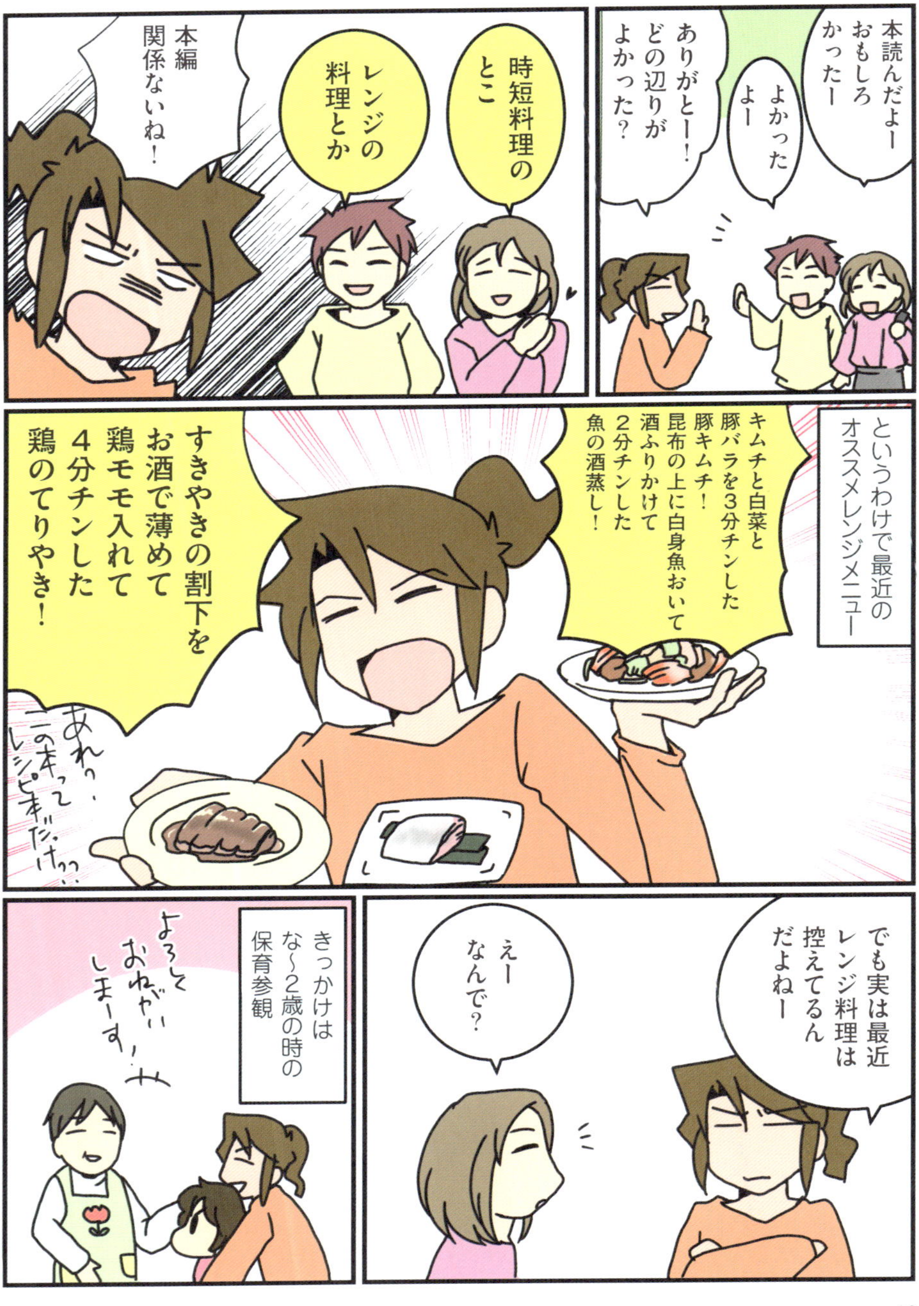
本読んだよー おもしろかったー
よかったよー
ありがとー！どの辺りがよかった？
時短料理のとこ
レンジの料理とか
本編関係ないね！
というわけで最近のオススメレンジメニュー
キムチと白菜と豚バラを3分チンした豚キムチ！昆布の上に白身魚おいて酒ふりかけて2分チンした魚の酒蒸し！
すきやきの割下をお酒で薄めて鶏モモ入れて4分チンした鶏のてりやき！
あれっ、この本ってレシピ本だけっ？？
でも実は最近レンジ料理は控えてるんだよねー
えー なんで？
きっかけはな～2歳の時の保育参観
よろしくおねがいしまーす！！

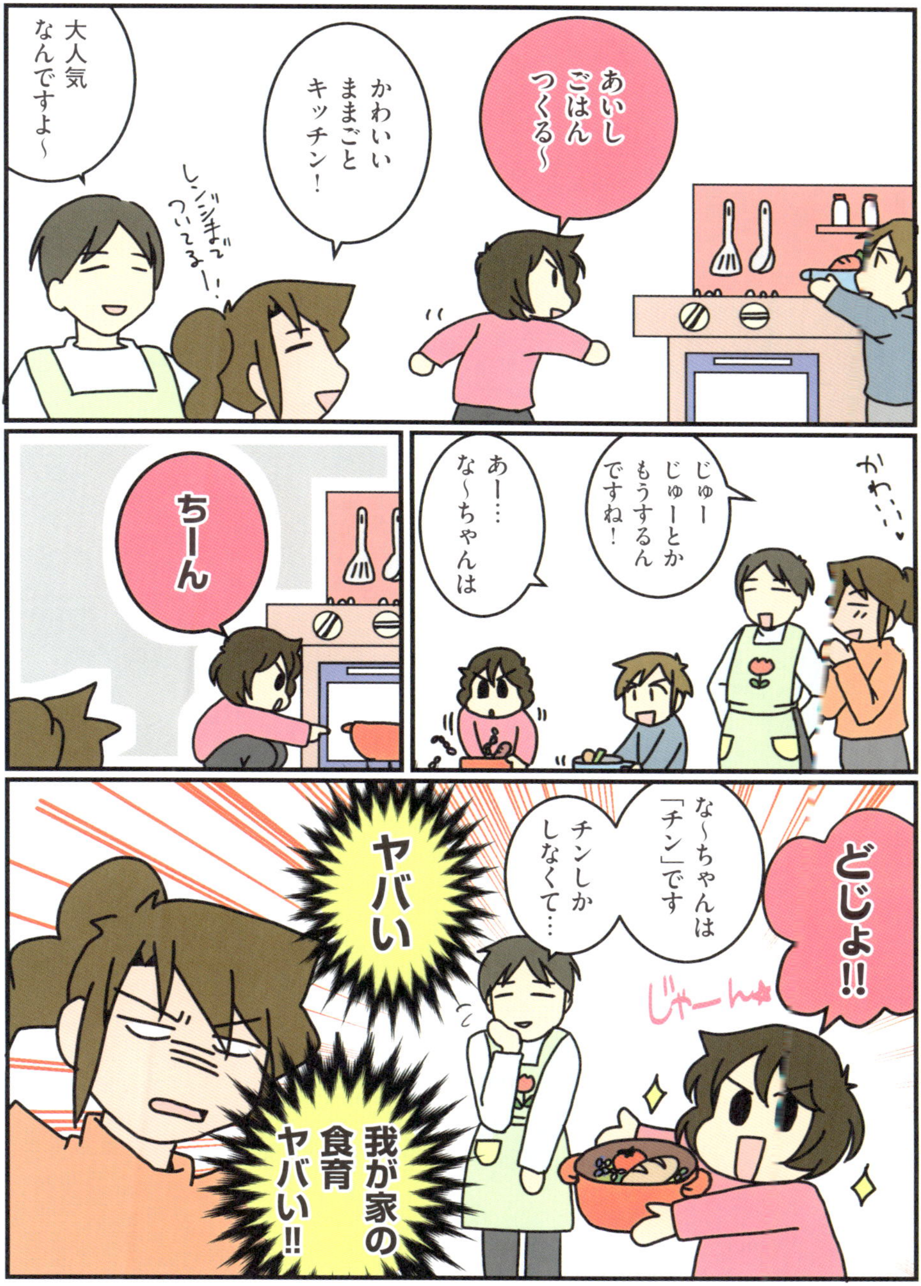
あいしごはんつくる~
かわいいままごとキッチン!
レンジまでついてるー!!
大人気なんですよ~
かわいい♥
じゅーじゅーとかもうするんですね!
あー…な~ちゃんは
ちーん
どじょ!!
じゃ~ん☆
な~ちゃんは「チン」です
チンしかしなくて…
ヤバい
我が家の食育ヤバい!!

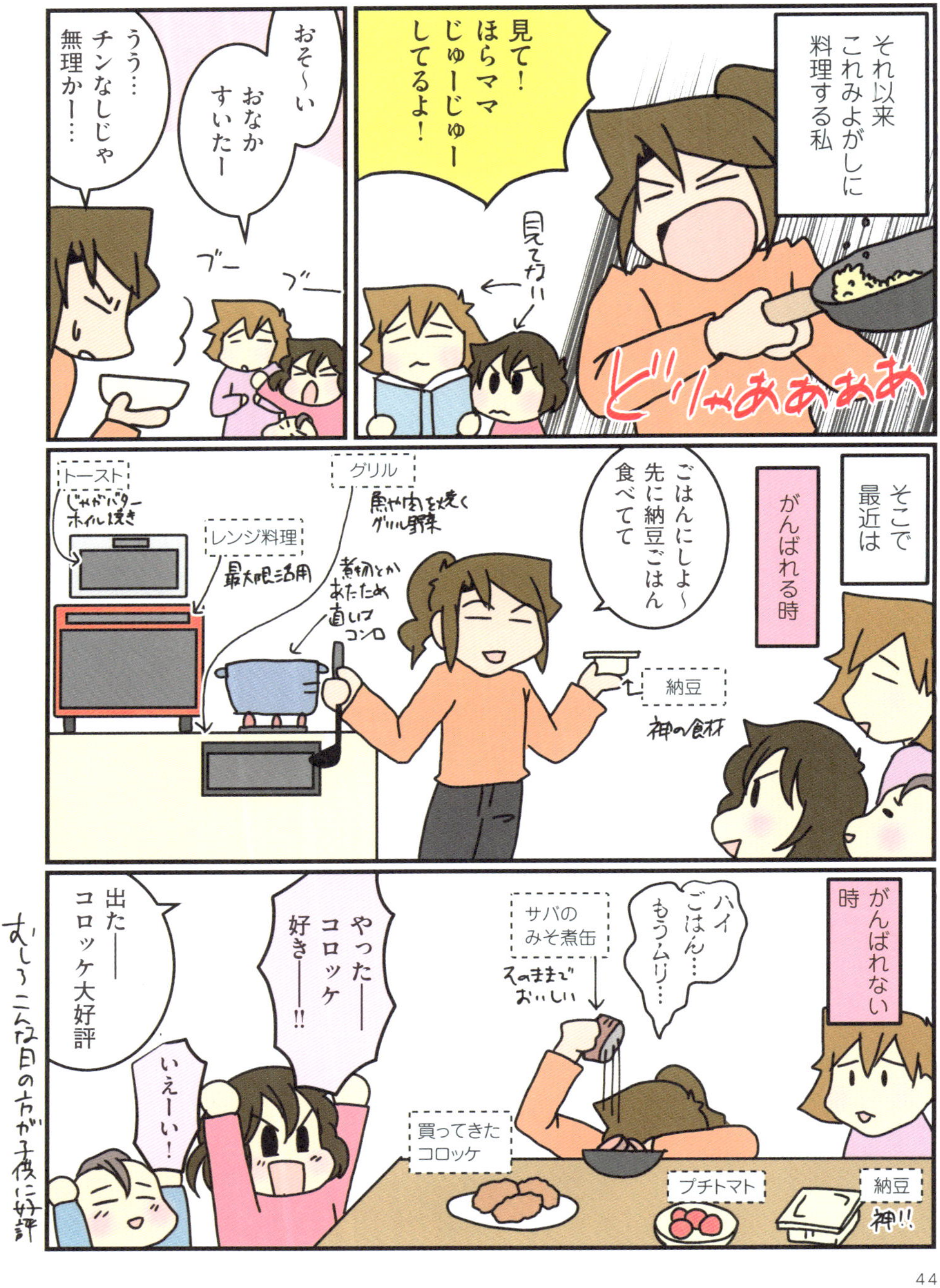

それ以来
これみよがしに
料理する私
どりゃあああああ
見て!
ほらママ
じゅーじゅー
してるよ!
見てない
おそ～い
おなか
すいたー
ブー
ブー
うう…
チンなしじゃ
無理かー…
そこで
最近は
がんばれる時
ごはんにしよ～
先に納豆ごはん
食べてて
納豆
神の食材
グリル
魚や肉を焼く
グリル野菜
煮物とか
あたため
直しにコンロ
レンジ料理
最大限活用
トースト
じゃがバター
ホイル焼き
がんばれない
時
ハイ
ごはん…
もうムリ…
サバの
みそ煮缶
そのままで
おいしい
納豆
神!!
プチトマト
買ってきた
コロッケ
やったー
コロッケ
好きー!!
出たー
コロッケ大好評
いえーい!
むしろこんな日の方が子供に好評

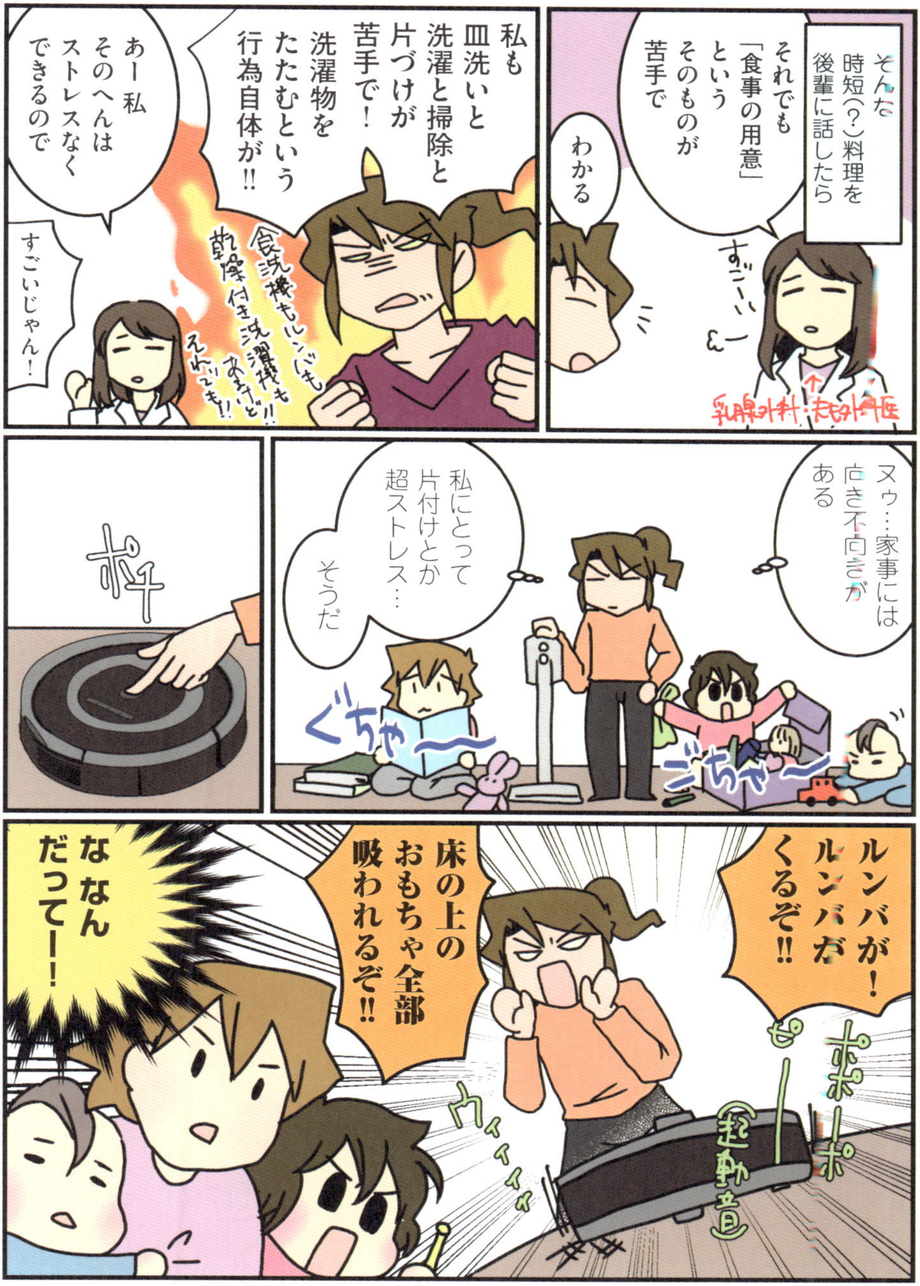
そんな時短(?)料理を後輩に話したら
それでも「食事の用意」というそのものが苦手で
わかる
すご〜い
乳腺外科・未婚女医
私も皿洗いと洗濯と掃除と片づけが苦手で!
洗濯物をたたむという行為自体が!!
食洗機もルンバも
乾燥付き洗濯機も!!
あるけど
それでも!!
あー私そのへんはストレスなくできるので
すごいじゃん!
ヌゥ…家事には向き不向きがある
私にとって片付けとか超ストレス…
そうだ
ぐちゃ〜〜
ごちゃ〜
ポチ
ルンバが!ルンバがくるぞ!!
床の上のおもちゃ全部吸われるぞ!!
ななんだってー!
ピー
ポポ
(起動音)
ウィイイイ

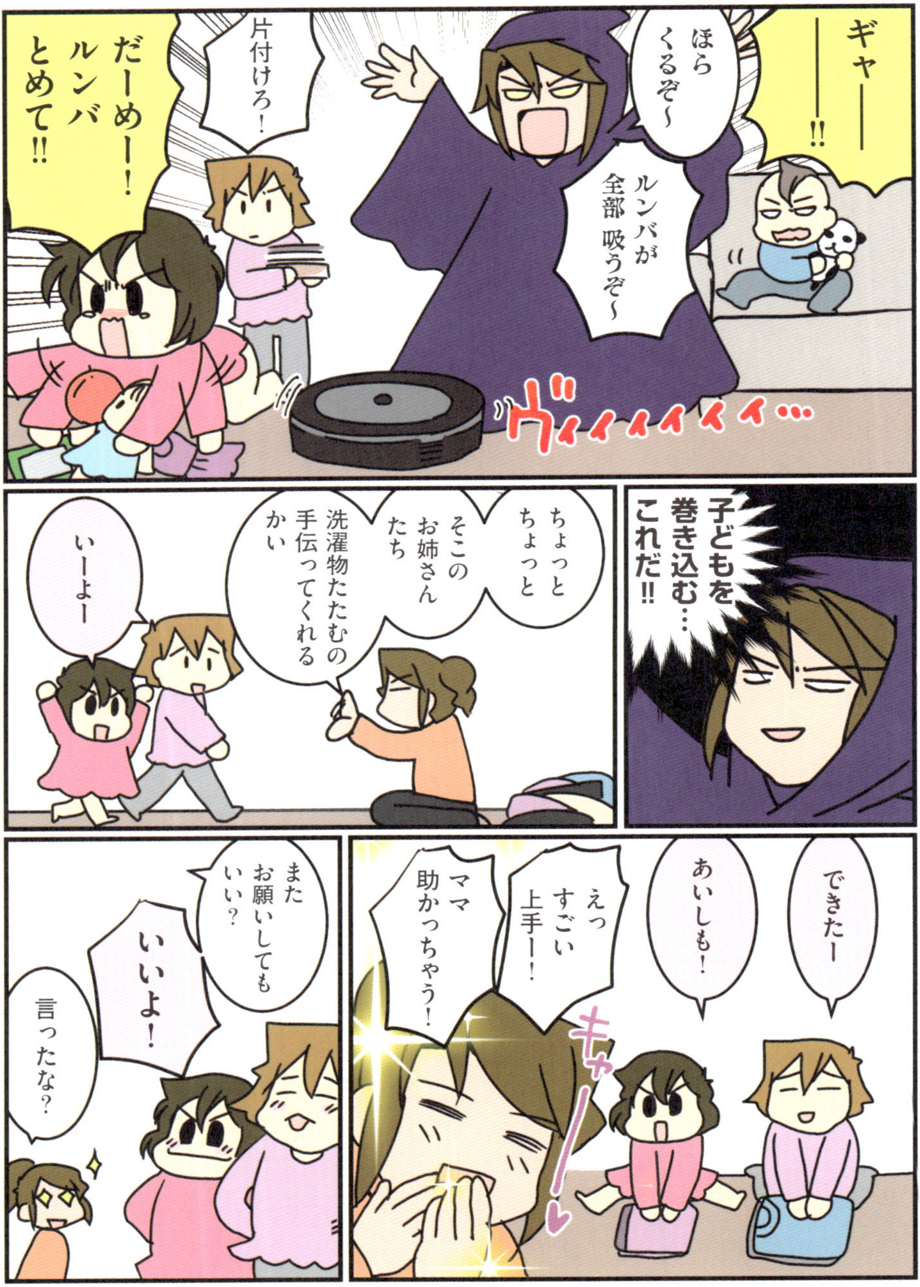
ギャーーー!!
ほら くるぞ~
ルンバが 全部 吸うぞ~
片付けろ!
だーめー! ルンバ とめて!!
ヴィイイイイイ…
子どもを 巻き込む… これだ!!
ちょっと ちょっと
そこの お姉さん たち
洗濯物たたむの 手伝ってくれる かい
いーよー
できたー
あいしも!
えっ すごい 上手ー!
ママ 助かっちゃう!
キャー
また お願いしても いい?
いいよ!
言ったな?

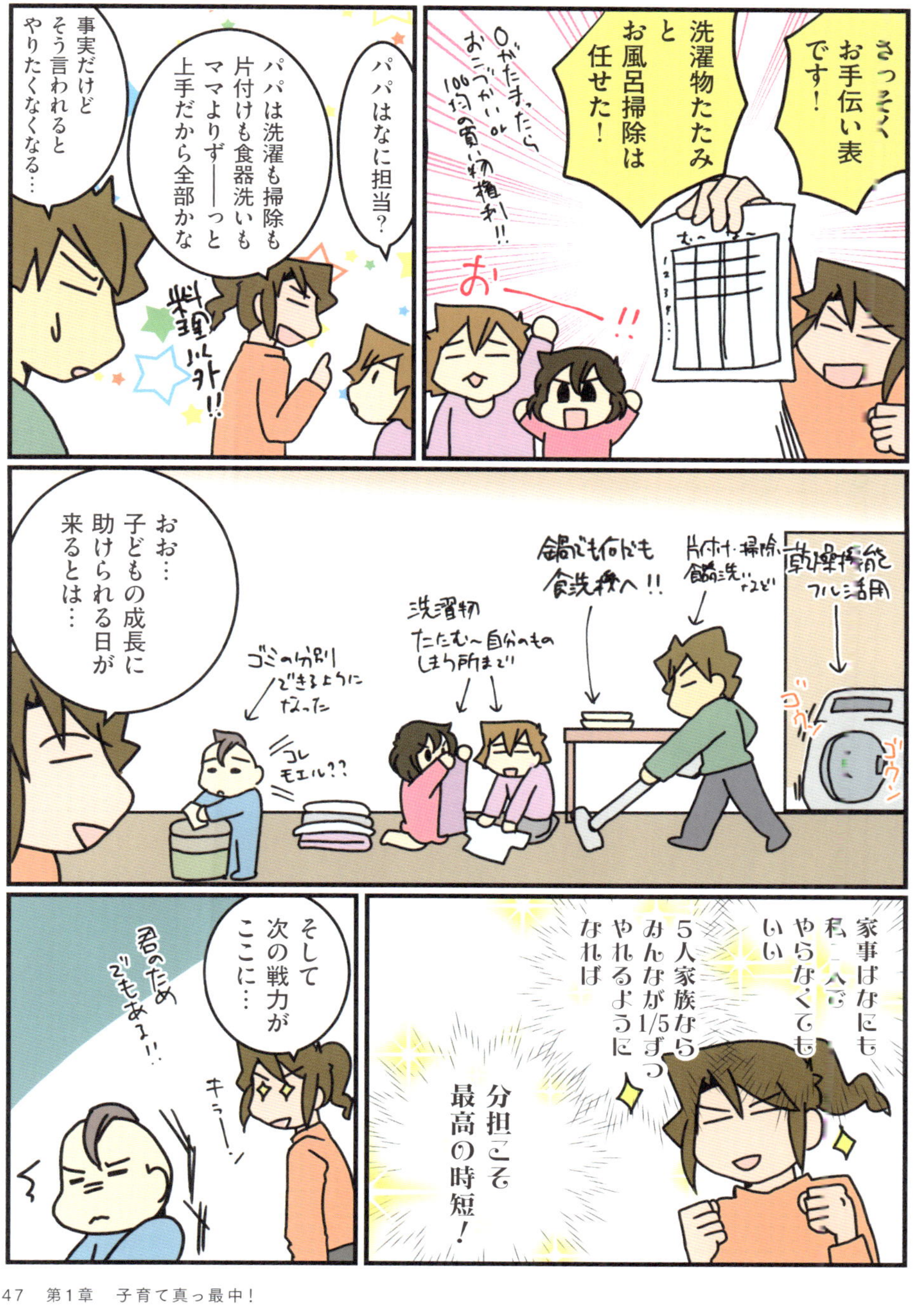
さっそく お手伝い表です!
洗濯物たたみ と お風呂掃除は 任せた!
○がたまったら おこづかい or 100均の買い物権利!!
おー!!
パパはなに担当?
パパは洗濯も掃除も 片付けも食器洗いも ママよりず――っと 上手だから全部かな
料理以外!!
事実だけど そう言われると やりたくなくなる…
乾燥機能をフル活用
ゴウン
ゴウン
片付け・掃除・食器洗い など
鍋でも何でも 食洗機へ!!
洗濯物 たたむ〜自分のもの しまう所まで
ゴミの分別 できるようになった
コレ モエル??
おお… 子どもの成長に 助けられる日が 来るとは…
家事はなにも 私一人で やらなくても いい
5人家族なら みんなが1/5ずつ やれるように なれば
分担こそ 最高の時短!
そして 次の戦力が ここに…
キラーン!
君のため でもあるよ!!

折り紙も苦手

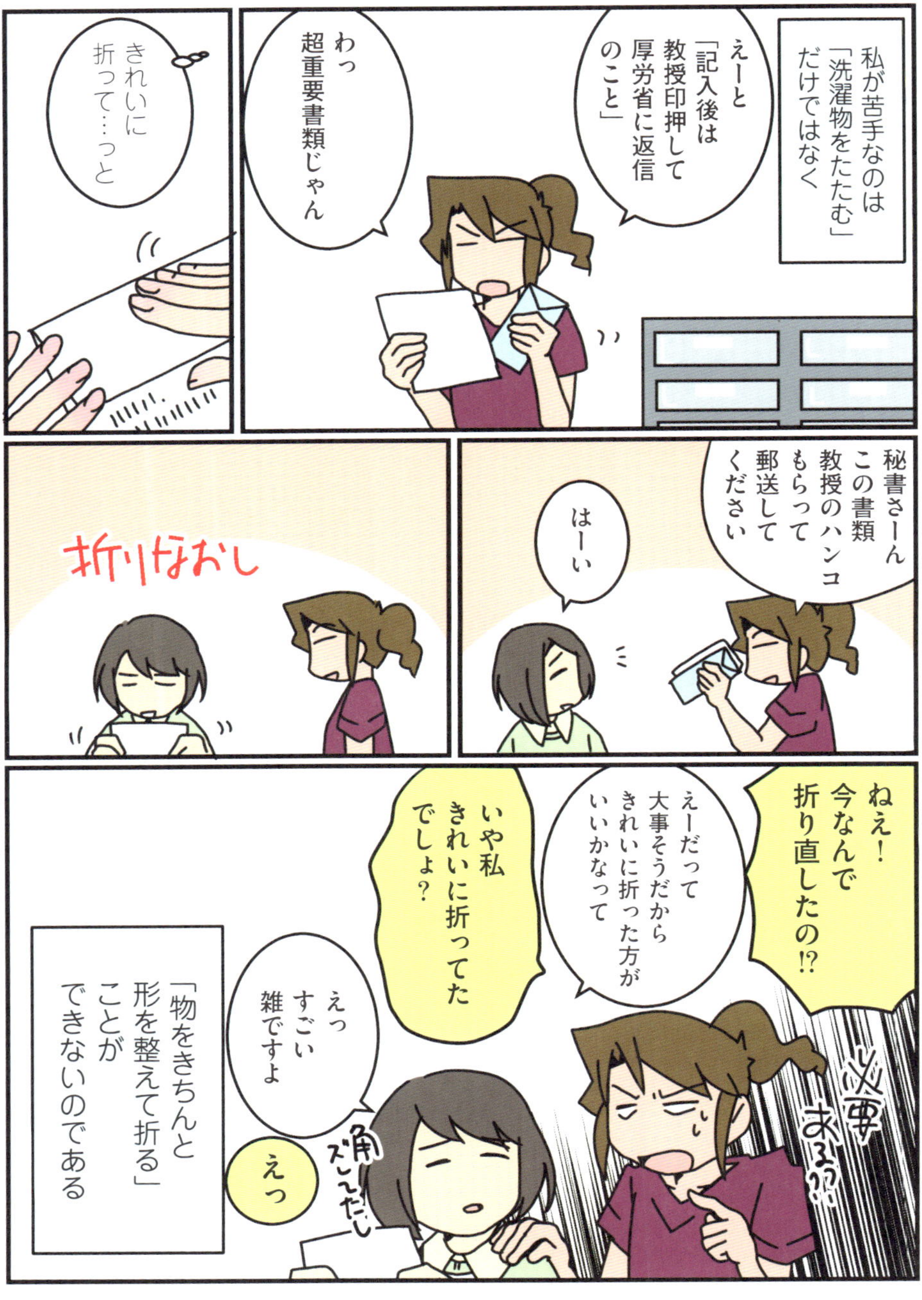
私が苦手なのは「洗濯物をたたむ」だけではなく
えーと「記入後は教授印押して厚労省に返信のこと」
わっ超重要書類じゃん
きれいに折って…っと
秘書さーんこの書類教授のハンコもらって郵送してください
はーい
折りなおし
ねえ！今なんで折り直したの⁉
えーだって大事そうだからきれいに折った方がいいかなって
いや私きれいに折ってたでしょ？
えっすごい雑ですよ
必要ある?!
角ズレてたし
えっ
「物をきちんと形を整えて折る」ことができないのである

Column.1 ごはん

1日中食事の心配していることありませんか？　私はいつもです。特に休日は家族5人の3食を私が担っていると思うと気が遠くなります…。2巻に「む～とな～で好みが違う」と書きましたが、

む～…ワンプレート洋食派。麺はうどんかパスタ

な～…定食和食派。麺はそばかうどん

しょ～…全部乗せどんぶり派。米好きで麺はうどんなら少々

と、見事に3人ともバラバラで母はさらに気が遠くなっています。かろうじてカレーライスなら3人とも食べますが、毎食カレーというわけにもいかず。「料理を手伝わせると食べるよ」というアドバイスを聞いてたまに一緒に作るものの、あいつら卵を割るだけ割って一口も食べないとかザラなんですけども！

そんな中気づいたのが「キャンプに行くとよく食べる」!!

そこで家でもキャンプめし。肉、焼くだけ！　魚、焼くだけ！　トウモロコシと枝豆ゆでて！　米！

すでに料理とは言えない領域に突入した感が否めないですが、手のこんだものより子どもの反応が良かったりするのでこれでいいのかも。次巻がもし出たら、いよいよ我が家の食卓には生肉生魚がまるまる乗っかっているかもしれません。

腐女医の医者道！

FUJOY'S DOCTOR ROAD!

Episode.2

オタ活は大事なエネルギー源

FUJOY'S DOCTOR ROAD!

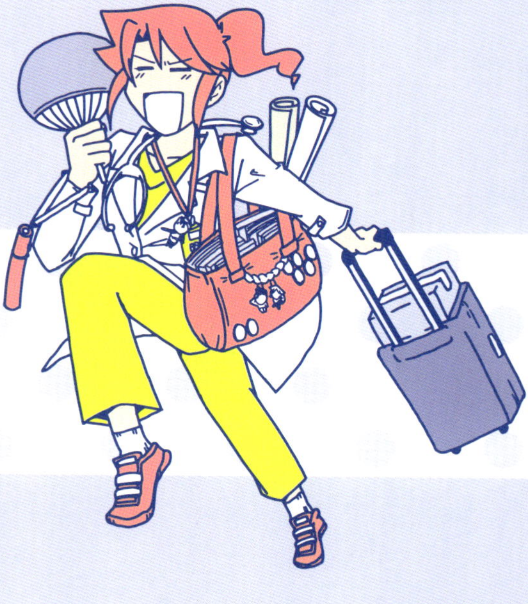

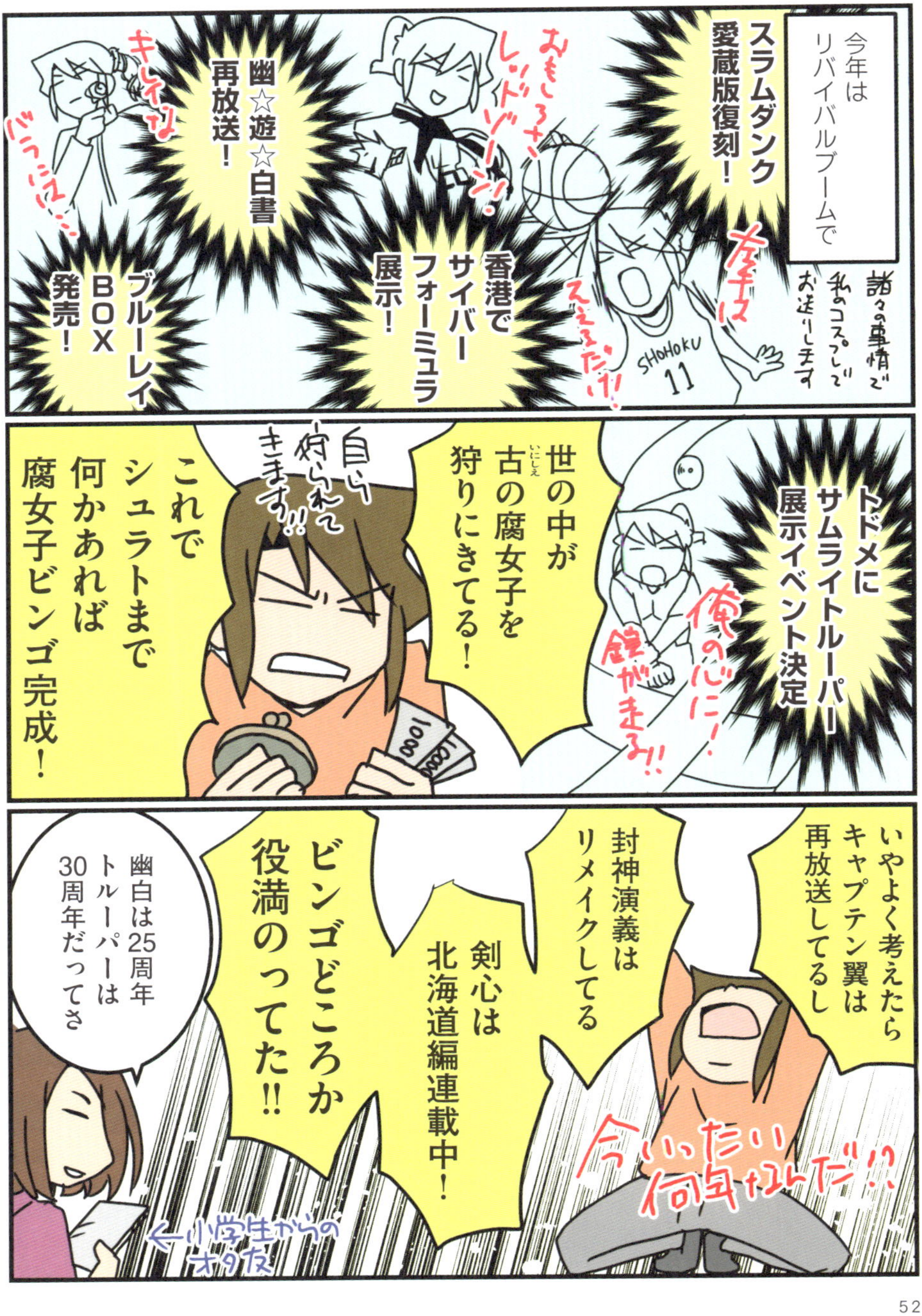
今年はリバイバルブームで
スラムダンク愛蔵版復刻！
左手はそえるだけ!!
諸々の事情で私のコスプレでお送りします
幽☆遊☆白書再放送！
キレイなバラには…
香港でサイバーフォーミュラ展示！
おもしろォ、レッドゾーン!!
ブルーレイBOX発売！
トドメにサムライトルーパー展示イベント決定
俺の心に！鎧がまとう!!
世の中が古《いにしえ》の腐女子を狩りにきてる！
自ら狩られてきます!!
これでシュラトまで何かあれば腐女子ビンゴ完成！
いやよく考えたらキャプテン翼は再放送してるし
封神演義はリメイクしてる
剣心は北海道編連載中！
ビンゴどころか役満のってた!!
幽白は25周年トルーパーは30周年だってさ
今いったい何年なんだ!?
←小学生からのオタ友

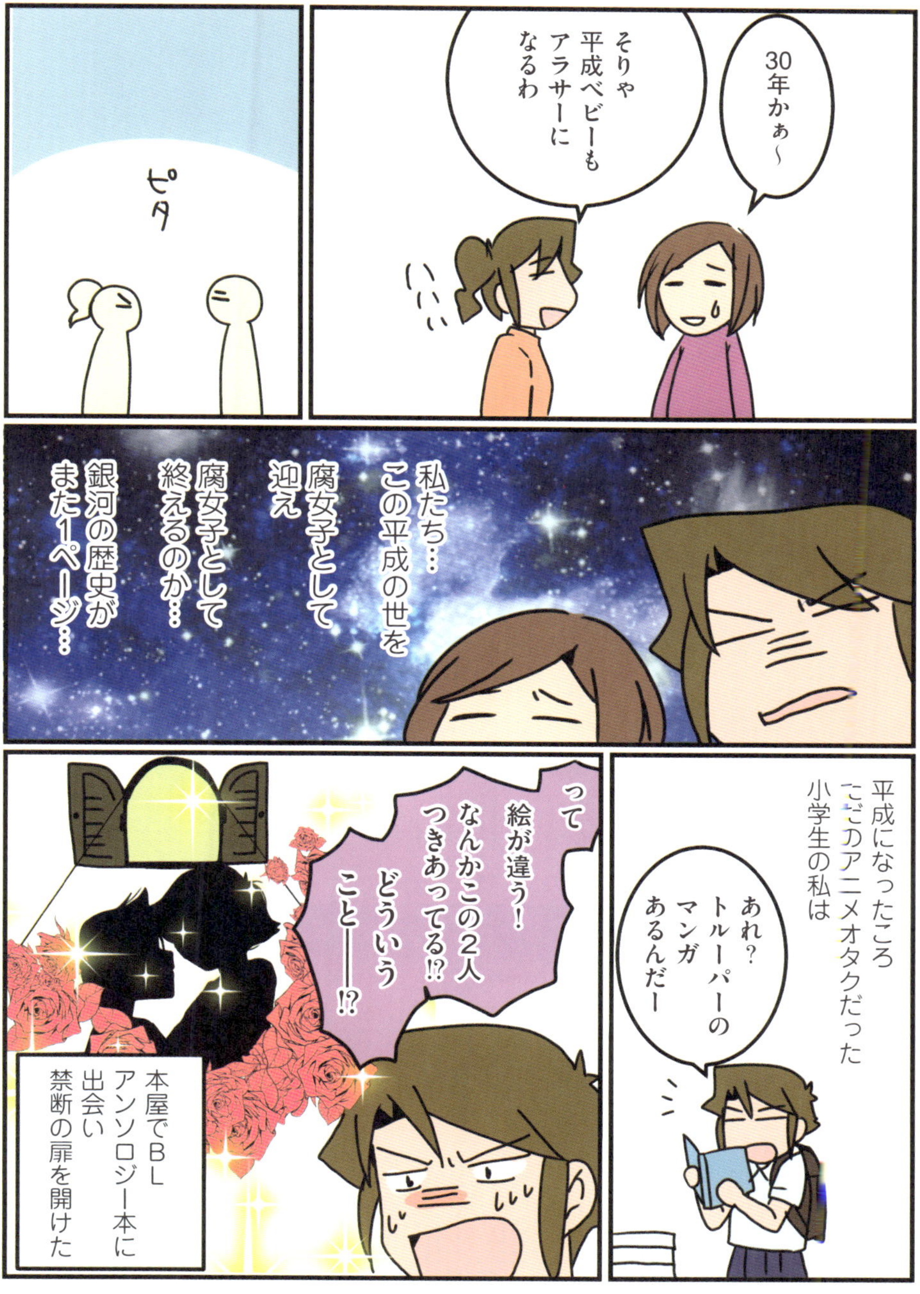
30年かぁ～
そりゃ平成ベビーもアラサーになるわ
ピタ
私たち…この平成の世を腐女子として迎え腐女子として終えるのか…銀河の歴史がまた1ページ…
平成になったころただのアニメオタクだった小学生の私は
あれ？トルーパーのマンガあるんだー
って絵が違う！なんかこの2人つきあってる!?どういうこと――!?
本屋でBLアンソロジー本に出会い禁断の扉を開けた

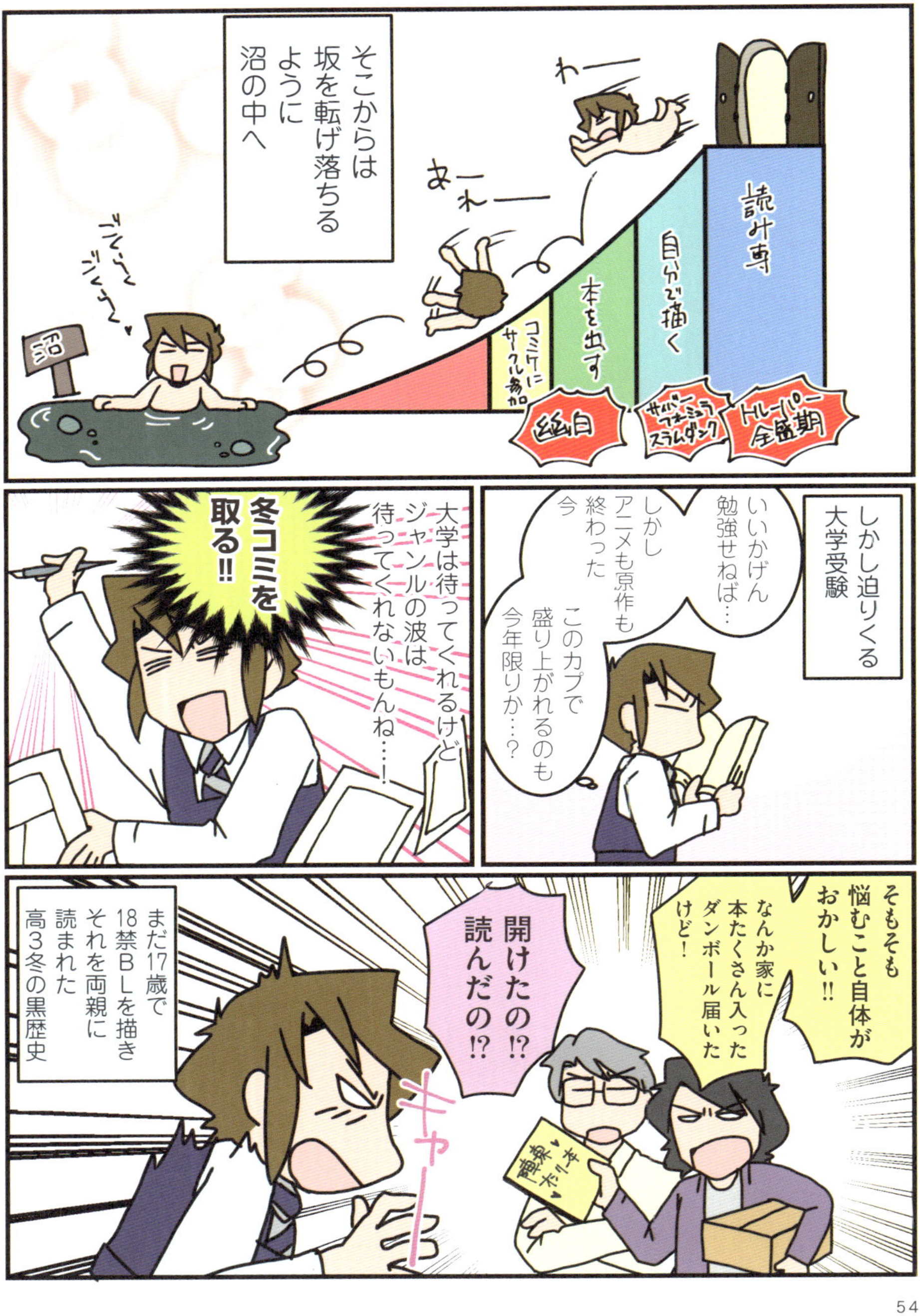
そこからは
坂を転げ落ちる
ように
沼の中へ
わーー
あーれーー
読み専
自分で描く
本を出す
コミケにサークル参加
幽白
サイバーフォーミュラ
スラムダンク
トルーパー全盛期
沼
ごくごく
ごくごく♥
しかし迫りくる
大学受験
いいかげん
勉強せねば…
しかし
アニメも原作も
終わった
今
このカプで
盛り上がれるのも
今年限りか…？
大学は待ってくれるけど
ジャンルの波は
待ってくれないもんね…！
冬コミを
取る!!
そもそも
悩むこと自体が
おかしい!!
なんか家に
本たくさん入った
ダンボール届いた
けど！
開けたの!?
読んだの!?
キャーー
まだ17歳で
18禁BLを描き
それを両親に
読まれた
高3冬の黒歴史

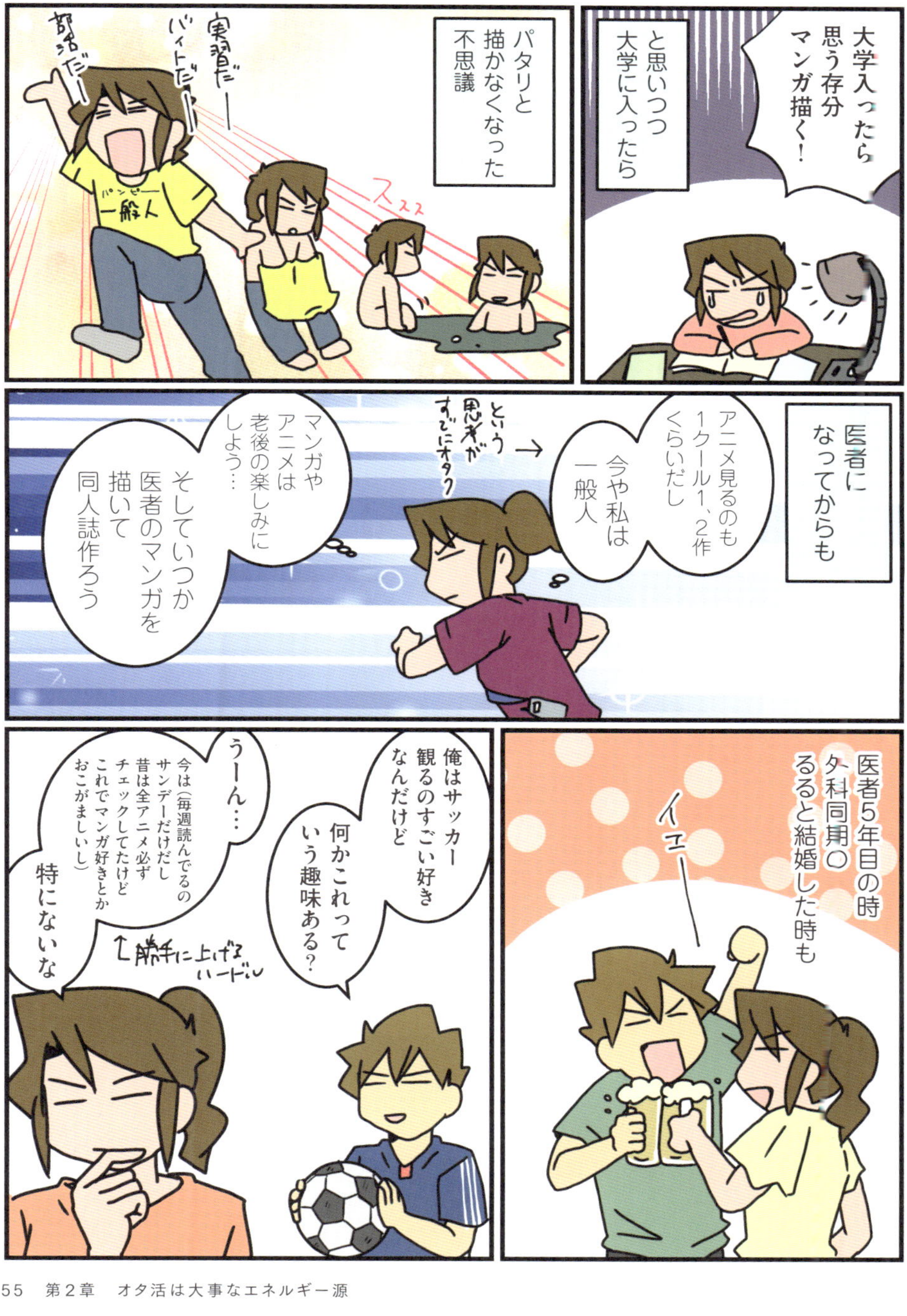
大学入ったら思う存分マンガ描く！
と思いつつ大学に入ったら
パタリと描かなくなった不思議
実習だー
バイトだー
部活だー
パンピー
一般人
ススス
医者になってからも
アニメ見るのも1クール1、2作くらいだし今や私は一般人
という思考がすでにオタク →
マンガやアニメは老後の楽しみにしよう…
そしていつか医者のマンガを描いて同人誌作ろう
医者5年目の時外科同期○るると結婚した時も
イェー
俺はサッカー観るのすごい好きなんだけど
何かこれっていう趣味ある？
うーん…
今は（毎週読んでるのサンデーだけだし昔は全アニメ必ずチェックしてたけどこれでマンガ好きとかおこがましいし）
特にないな
↑勝手に上げるハードル

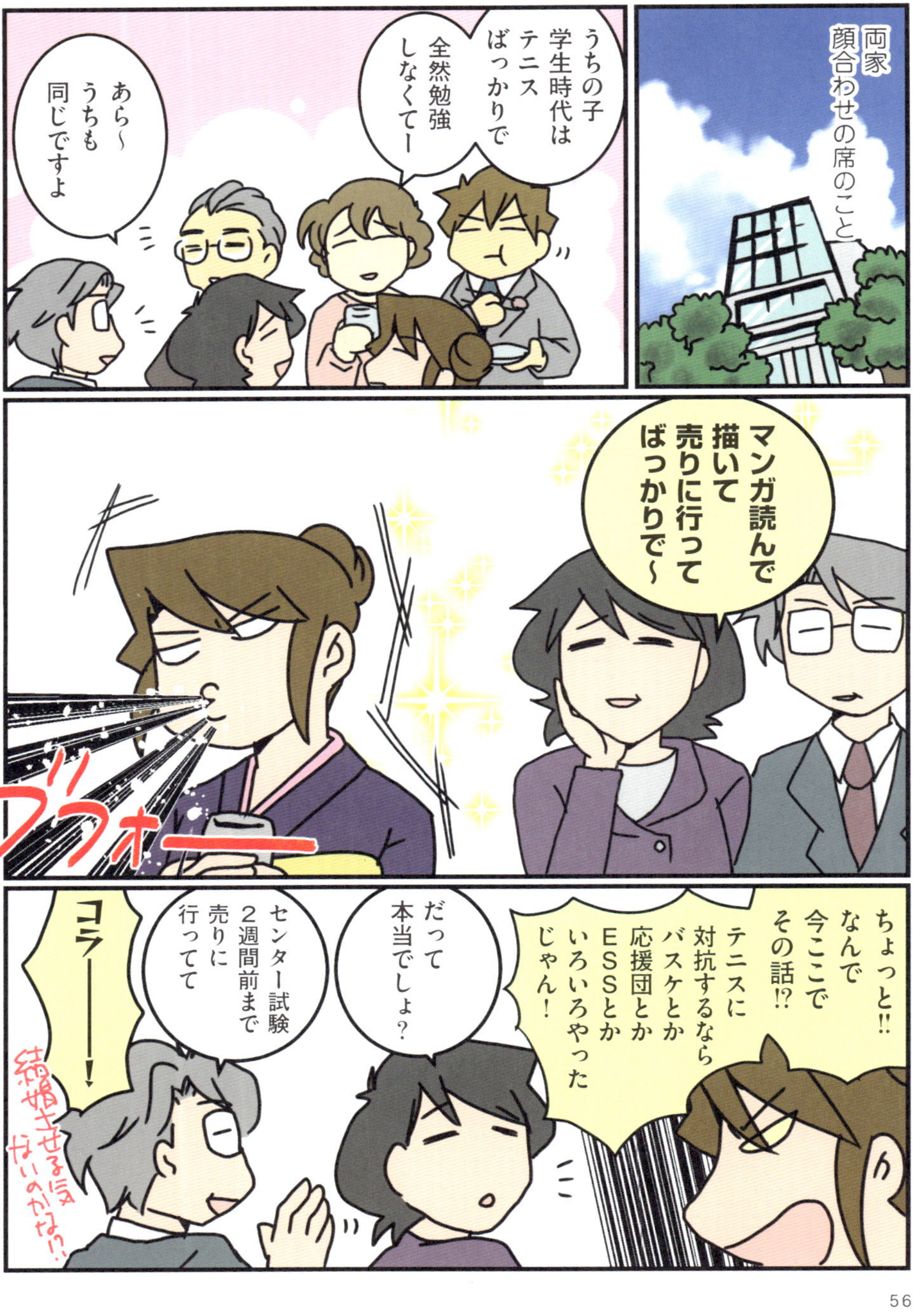
両家顔合わせの席のこと
うちの子学生時代はテニスばっかりで全然勉強しなくてー
あら〜うちも同じですよ
マンガ読んで描いて売りに行ってばっかりで〜
ブフォーー
ちょっと!! なんで今ここでその話!? テニスに対抗するならバスケとか応援団とかESSとかいろいろやったじゃん!
だって本当でしょ?
センター試験2週間前まで売りに行ってて
コラーーー!
結婚させる気ないのかな!?

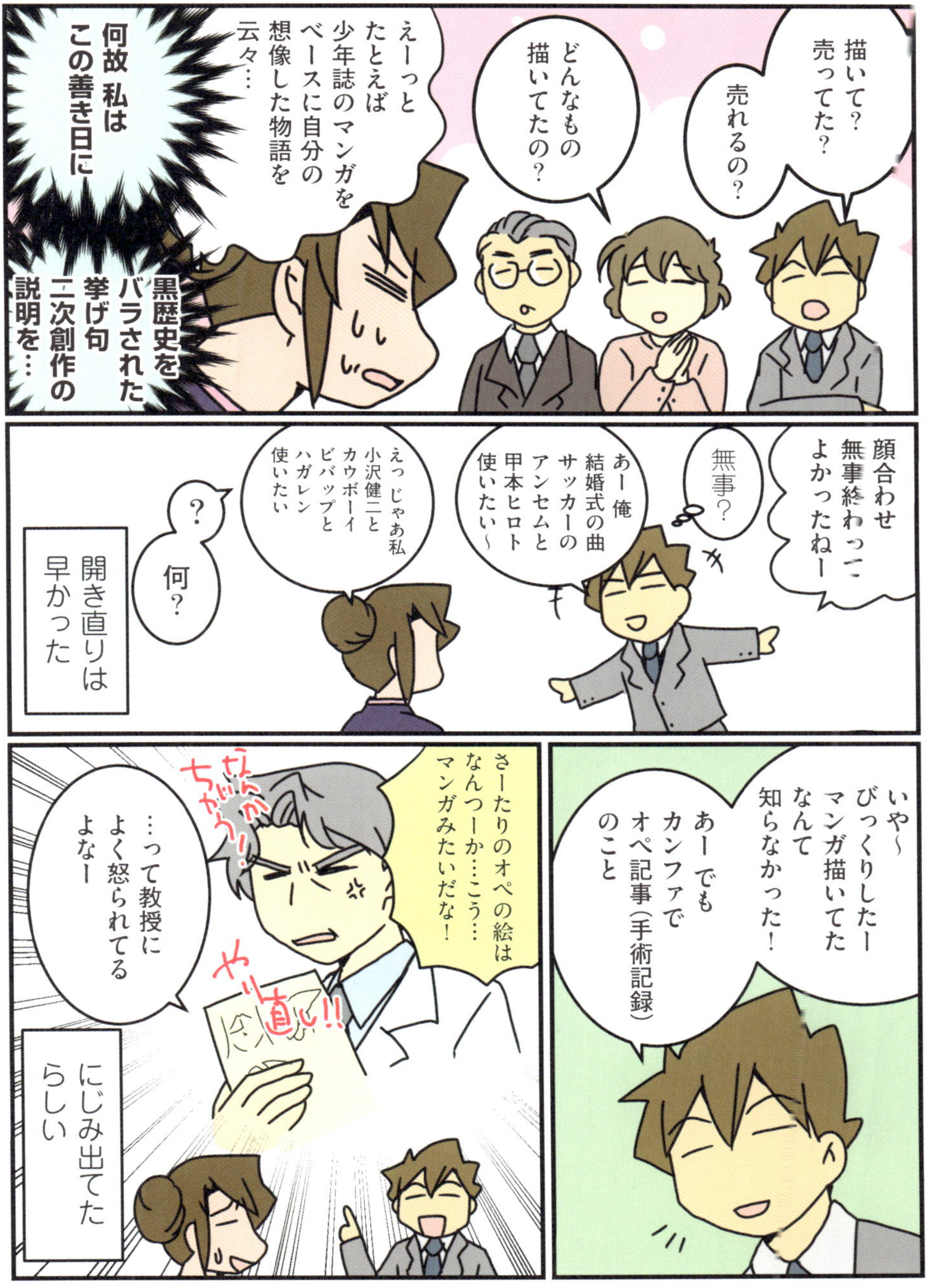
描いて？売ってた？
売れるの？
どんなもの描いてたの？
えーっと たとえば少年誌のマンガをベースに自分の想像した物語を云々…
何故 私はこの善き日に
黒歴史をバラされた挙げ句二次創作の説明を…
顔合わせ無事終わってよかったねー
無事？
あー俺 結婚式の曲 サッカーのアンセムと甲本ヒロト使いたい～
えっ じゃあ私 小沢健二とカウボーイビバップとハガレン使いたい
？ 何？
開き直りは早かった
いや～びっくりしたーマンガ描いてたなんて知らなかった！
あーでもカンファでオペ記事（手術記録）のこと
さーたりのオペの絵はなんつーか…こう…マンガみたいだな！
なんかちがう！
やり直し!!
…って教授によく怒られてるよなー
にじみ出てたらしい

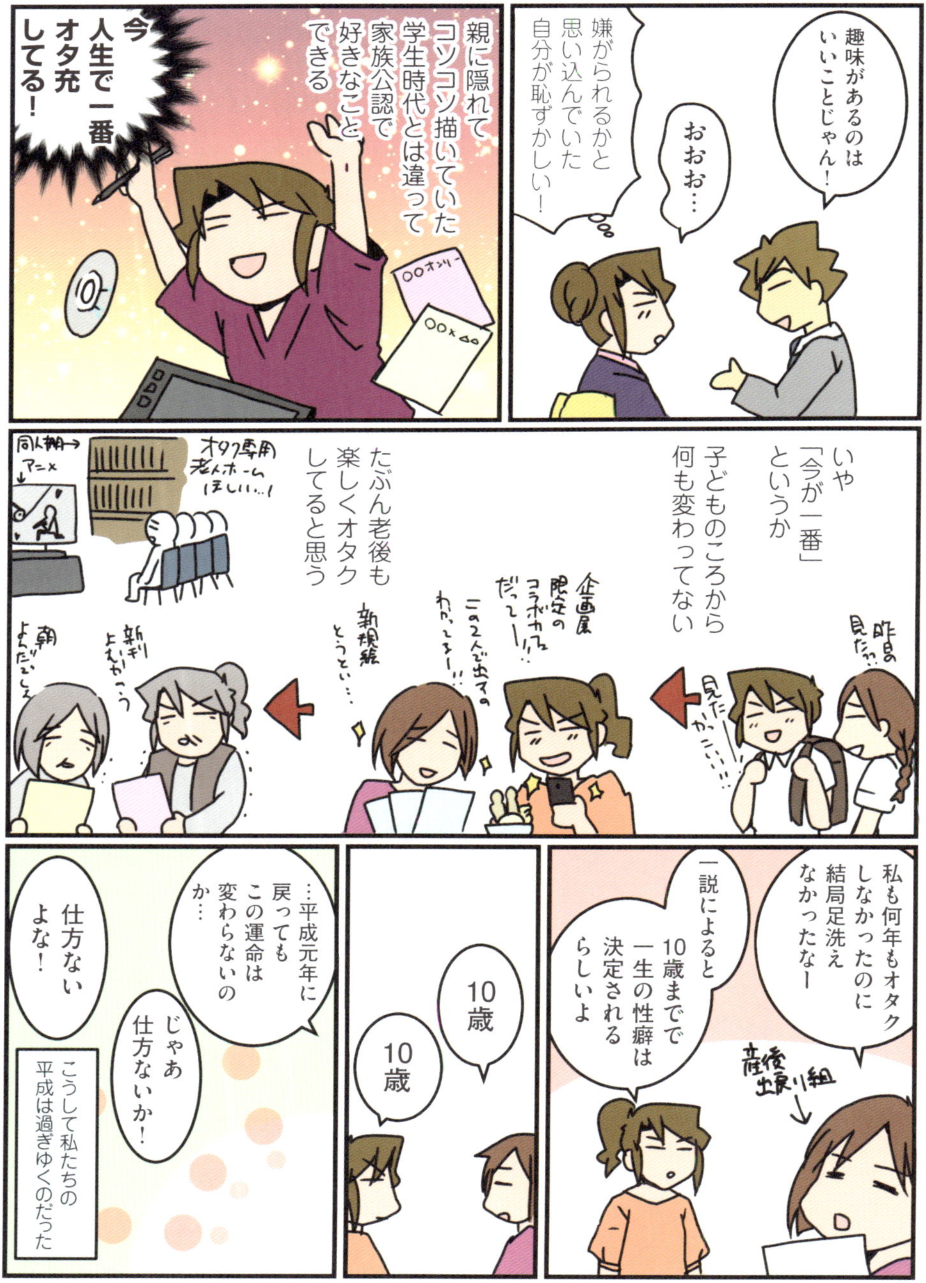
趣味があるのはいいことじゃん！
おおお…
嫌がられるかと思い込んでいた自分が恥ずかしい！
親に隠れてコソコソ描いていた学生時代とは違って家族公認で好きなことできる
今人生で一番オタ充してる！
○○オンリー
○○×△○
いや「今が一番」というか子どものころから何も変わってない
昨日の見た…？
見たーかっこいい…!!
企画展限定のコラボカフェだってー!!
新規絵とうとい…
たぶん老後も楽しくオタクしてると思う
同人棚→
アニメ
オタク専用老人ホームほしい…！
私も何年もオタクしなかったのに結局足洗えなかったなー
一説によると10歳までで一生の性癖は決定されるらしいよ
産後出戻り組
10歳
10歳
…平成元年に戻ってもこの運命は変わらないのか…
じゃあ仕方ないか！
仕方ないよな！
こうして私たちの平成は過ぎゆくのだった

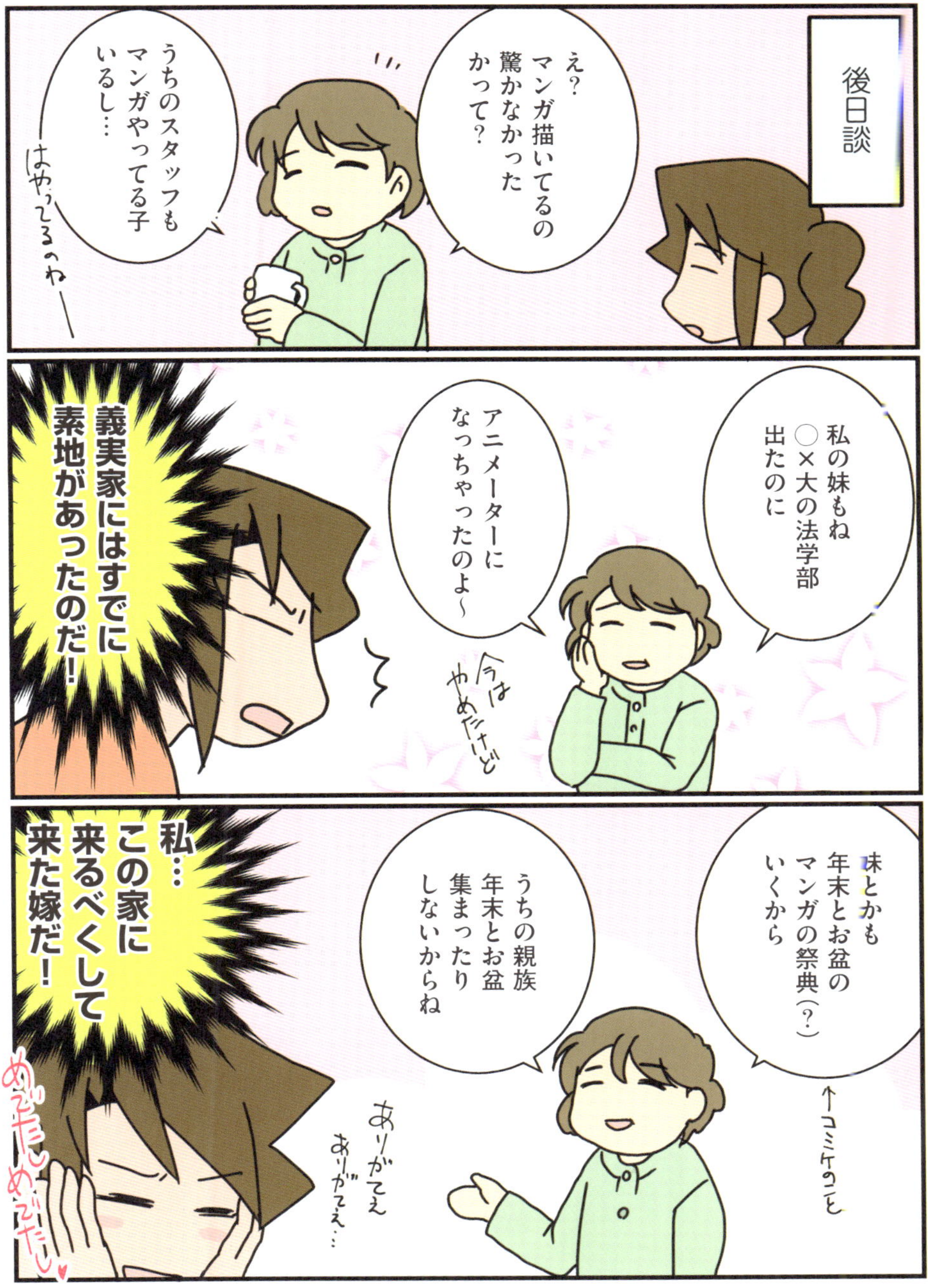
後日談
え？
マンガ描いてるの
驚かなかったかって？
うちのスタッフも
マンガやってる子
いるし…
はやってるのね――
私の妹もね
○×大の法学部
出たのに
アニメーターに
なっちゃったのよ～
今はやめたけど
義実家にはすでに
素地があったのだ!
妹とかも
年末とお盆の
マンガの祭典(?)
いくから
↑コミケのこと
うちの親族
年末とお盆
集まったり
しないからね
ありがてぇ
ありがてぇ…
私…
この家に
来るべくして
来た嫁だ!
めでたいめでたい♥

夢をこわさない

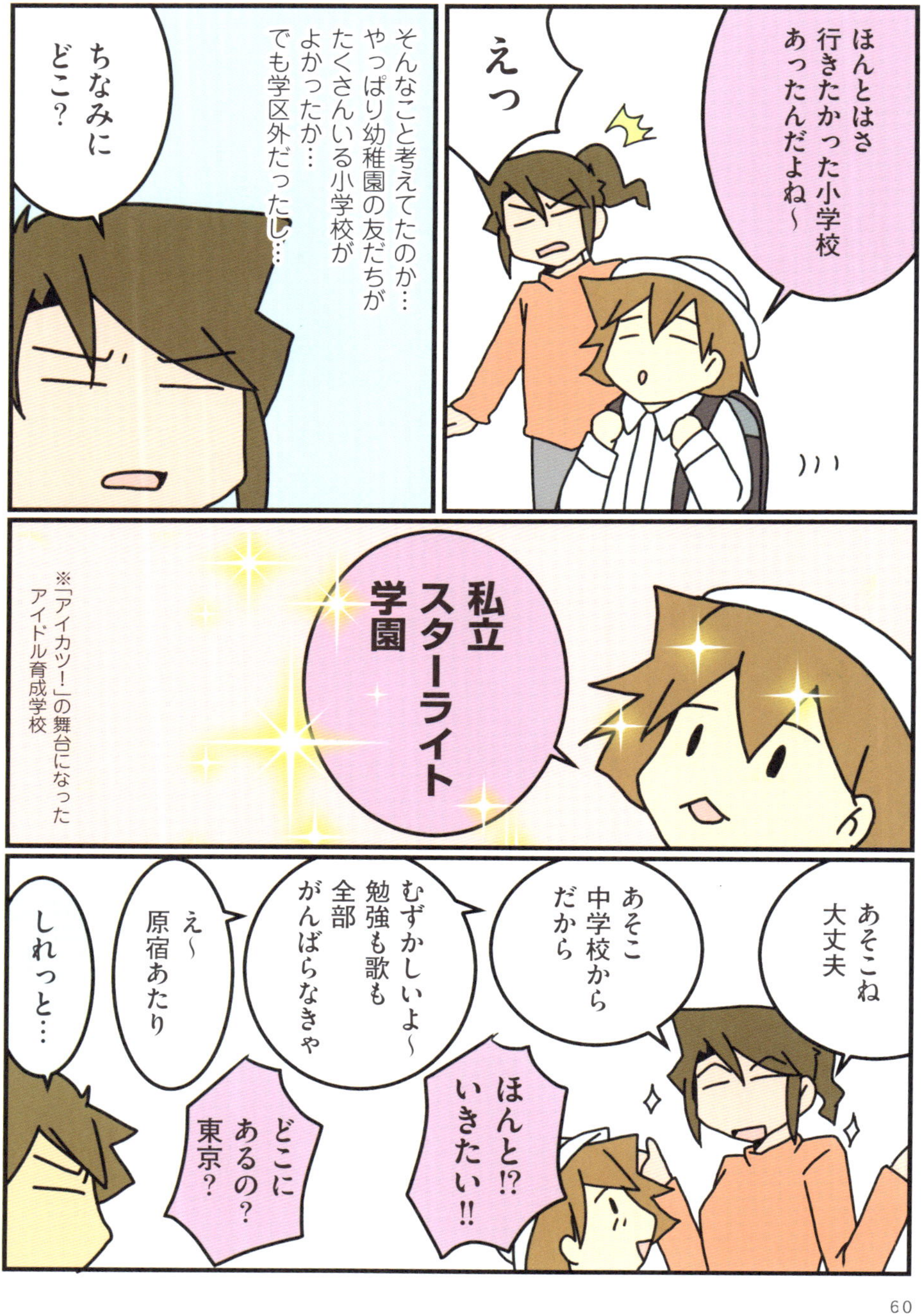
ほんとはさ 行きたかった小学校 あったんだよね～
えっ
そんなこと考えてたのか… やっぱり幼稚園の友だちがたくさんいる小学校がよかったか… でも学区外だったし…
ちなみに どこ？
私立スターライト学園
※「アイカツ！」の舞台になったアイドル育成学校
あそこね 大丈夫
あそこ中学校からだから
ほんと!? いきたい!!
むずかしいよ～ 勉強も歌も全部がんばらなきゃ
どこにあるの？ 東京？
え～ 原宿あたり
しれっと…

読書感想文

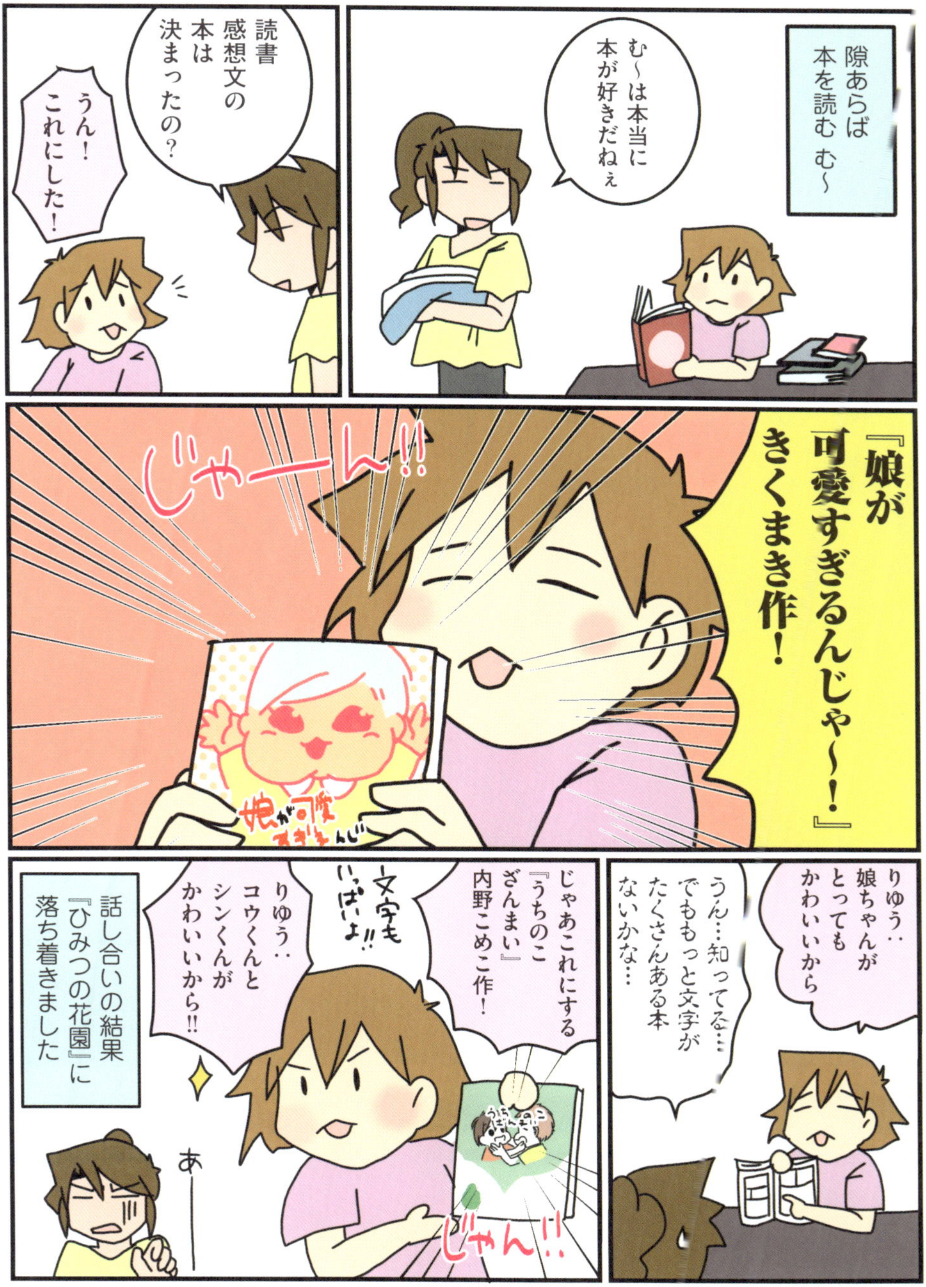

隙あらば本を読む む～
む～は本当に本が好きだねぇ
読書感想文の本は決まったの?
うん! これにした!
『娘が可愛すぎるんじゃ～～!』きくまき作!
じゃーん!!
りゅう‥ 娘ちゃんがとってもかわいいから
うん…知ってる… でももっと文字がたくさんある本ないかな…
じゃあこれにする『うちのこざんまい』内野こめこ作!
文字もいっぱいだよ!!
りゅう‥ コウくんとシンくんがかわいいから!!
じゃん!!
あー
話し合いの結果『ひみつの花園』に落ち着きました

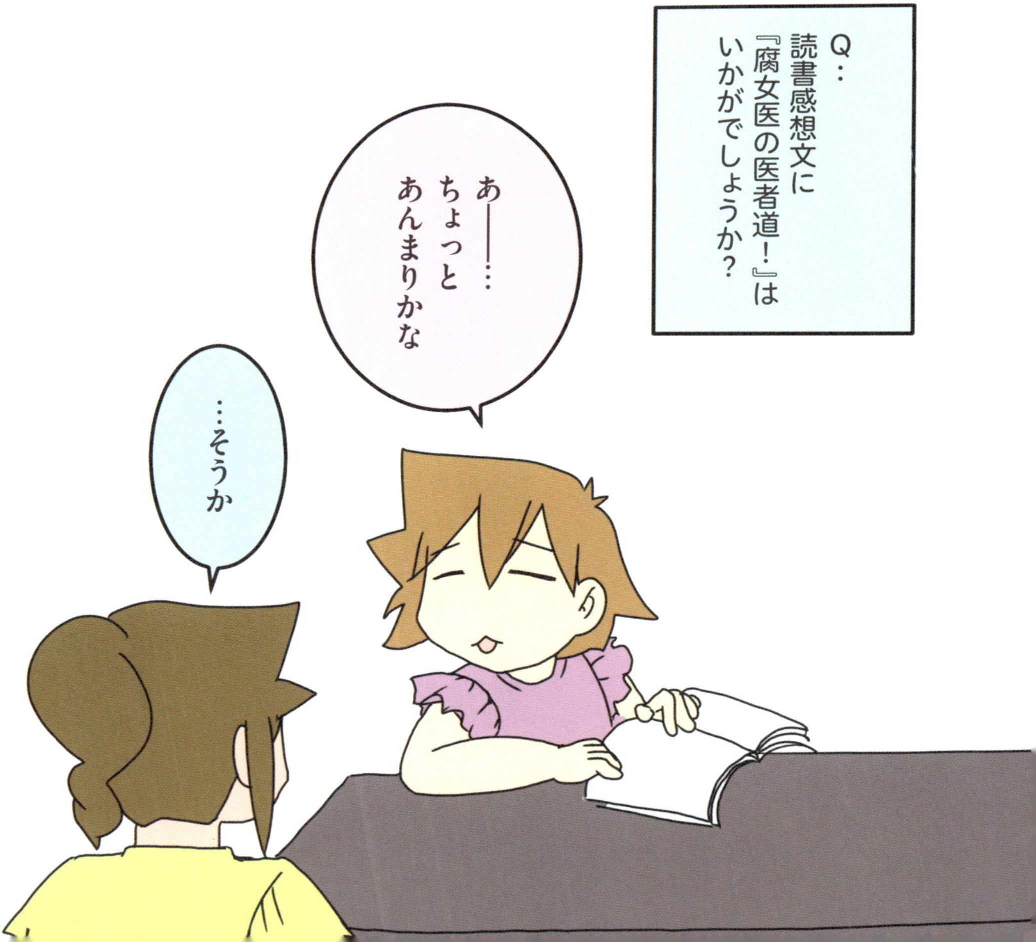
Q：読書感想文に『腐女医の医者道！』はいかがでしょうか？
あ――……ちょっとあんまりかな
…そうか

オタ活のススメ

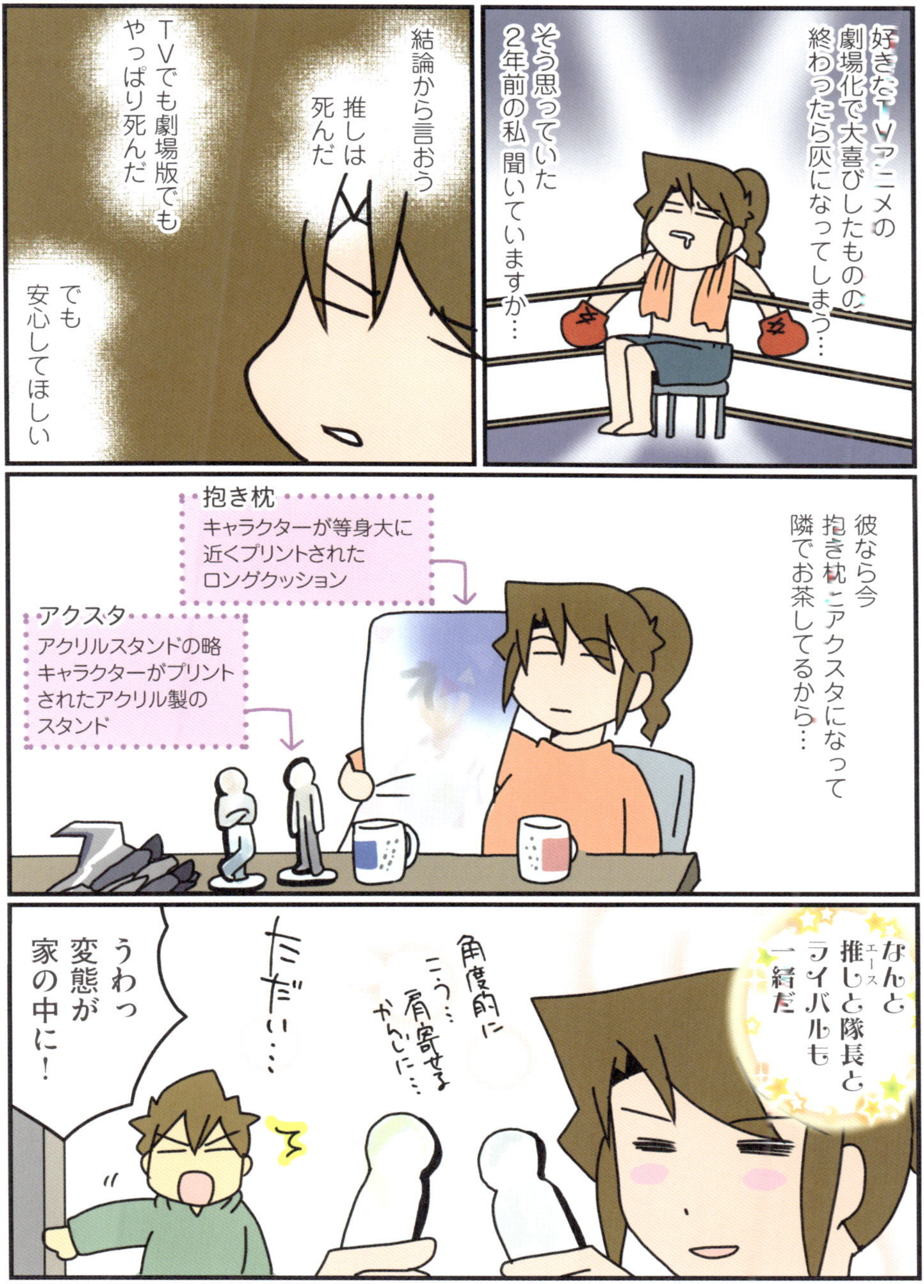
好きなTVアニメの劇場化で大喜びしたものの終わったら灰になってしまう…
そう思っていた2年前の私 聞いていますか…
結論から言おう
推しは死んだ
TVでも劇場版でもやっぱり死んだ
でも安心してほしい
彼なら今抱き枕とアクスタになって隣でお茶してるから…
抱き枕
キャラクターが等身大に近くプリントされたロングクッション
アクスタ
アクリルスタンドの略 キャラクターがプリントされたアクリル製のスタンド
なんと推し《エース》と隊長とライバルも一緒だ
角度的にこう…肩寄せるかんじに…
ただい…
うわっ変態が家の中に！

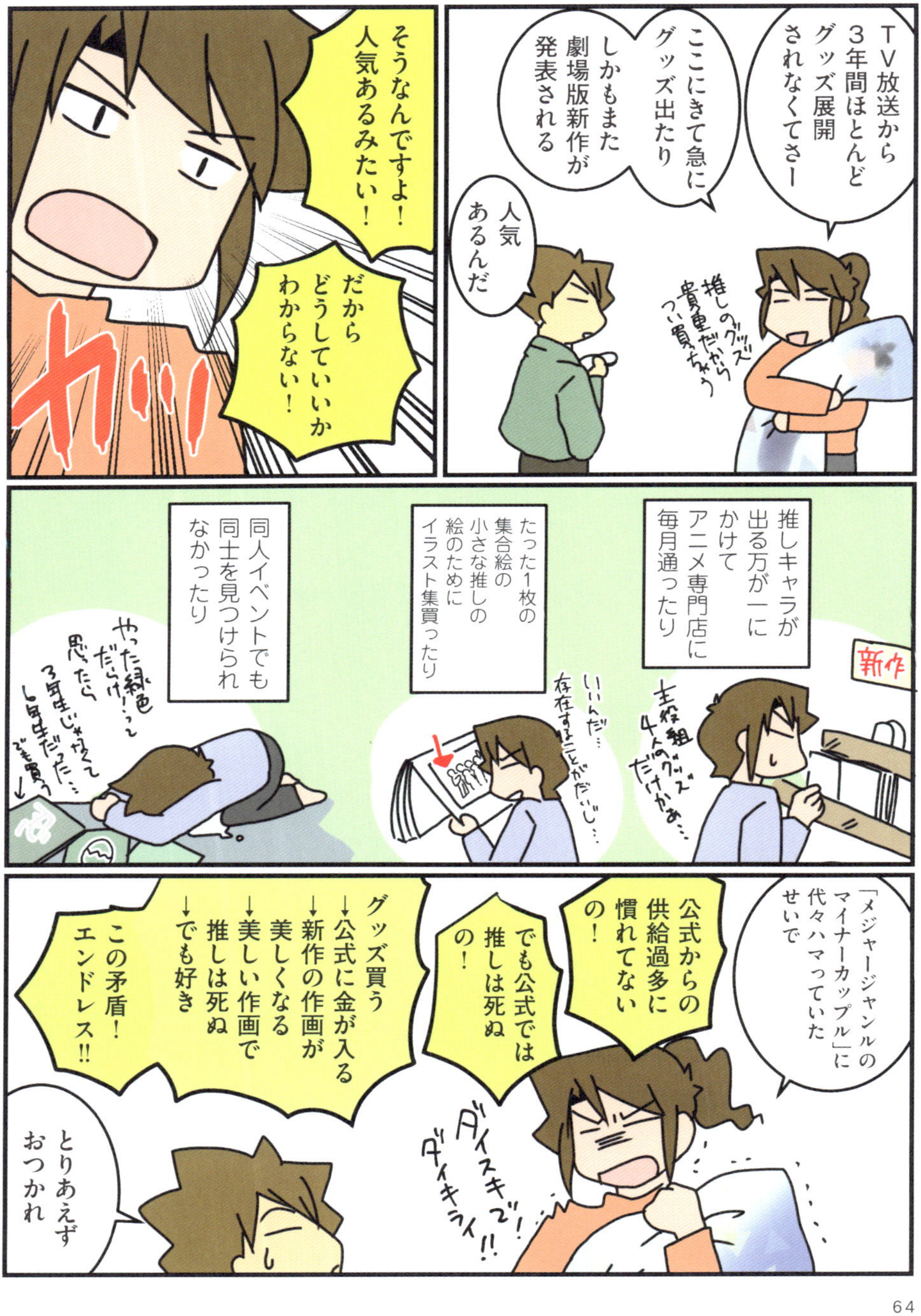
TV放送から3年間ほとんどグッズ展開されなくてさー
ここにきて急にグッズ出たりしかもまた劇場版新作が発表される
推しのグッズ貴重だからつい買っちゃう
人気あるんだ
そうなんですよ！人気あるみたい！
だからどうしていいかわからない！
推しキャラが出る万が一にかけてアニメ専門店に毎月通ったり
新作
主役組4人のグッズだけかぁ…
たった1枚の集合絵の小さな推しの絵のためにイラスト集買ったり
いいんだ…存在することがだいじ…
同人イベントでも同士を見つけられなかったり
やった緑色だらけ！って思ったら3年生じゃなくて6年生だった…
でも買う
「メジャージャンルのマイナーカップル」に代々ハマっていたせいで
公式からの供給過多に慣れてないの！
でも公式では推しは死ぬの！
グッズ買う
↓公式に金が入る
↓新作の作画が美しくなる
↓美しい作画で推しは死ぬ
↓でも好き
この矛盾！エンドレス!!
ダイスキで！
ダイキライ!!
とりあえずおつかれ

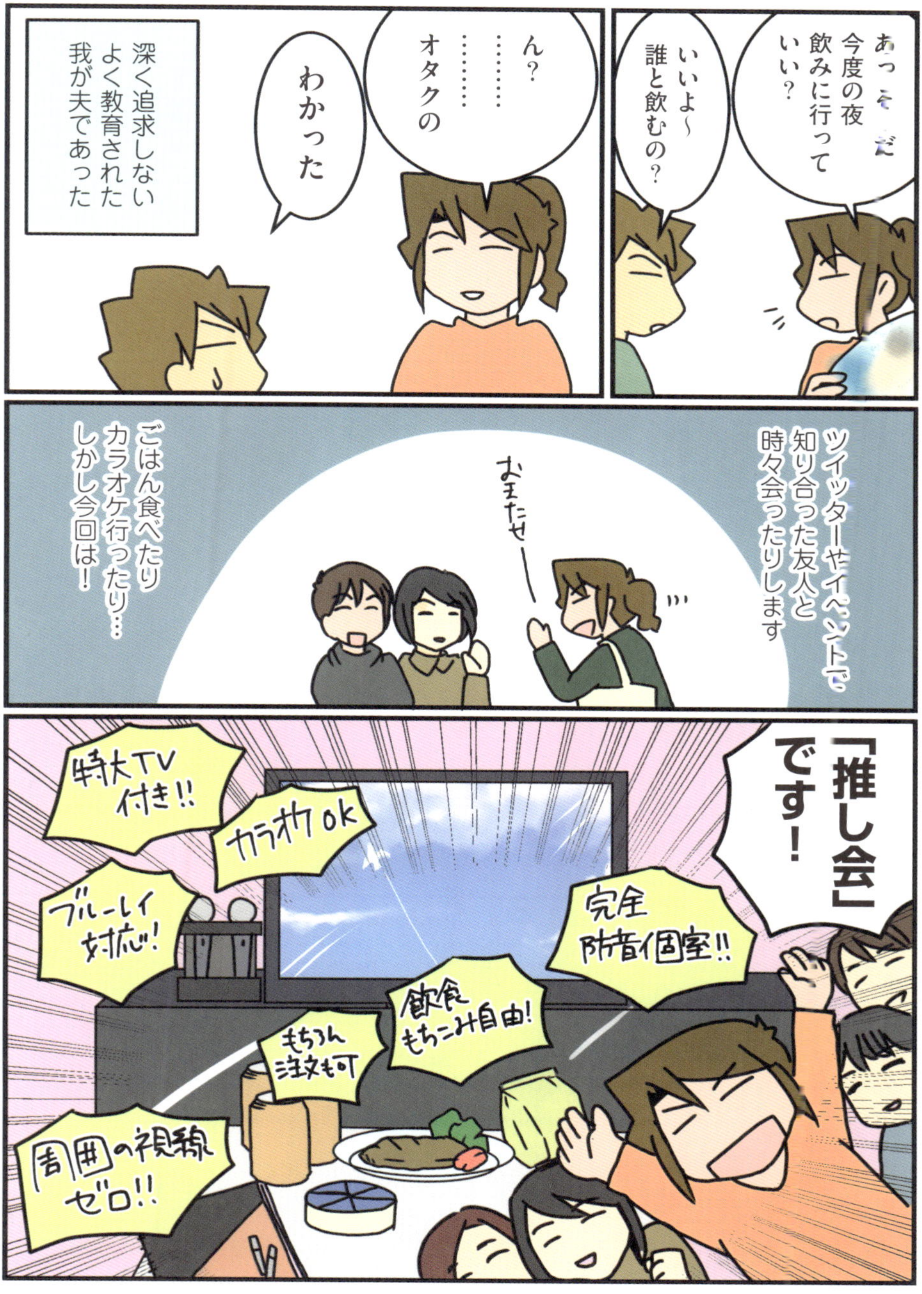
あっそ だ 今度の夜飲みに行っていい？
いいよ～誰と飲むの？
ん？………オタクの
わかった
深く追求しないよく教育された我が夫であった
ツイッターやイベントで知り合った友人と時々会ったりします
おまたせーー
ごはん食べたりカラオケ行ったり…しかし今回は！
「推し会」です！
特大TV付き!!
カラオケOK
ブルーレイ対応！
完全防音個室!!
飲食もちこみ自由！
もちろん注文も可
周囲の視線ゼロ!!

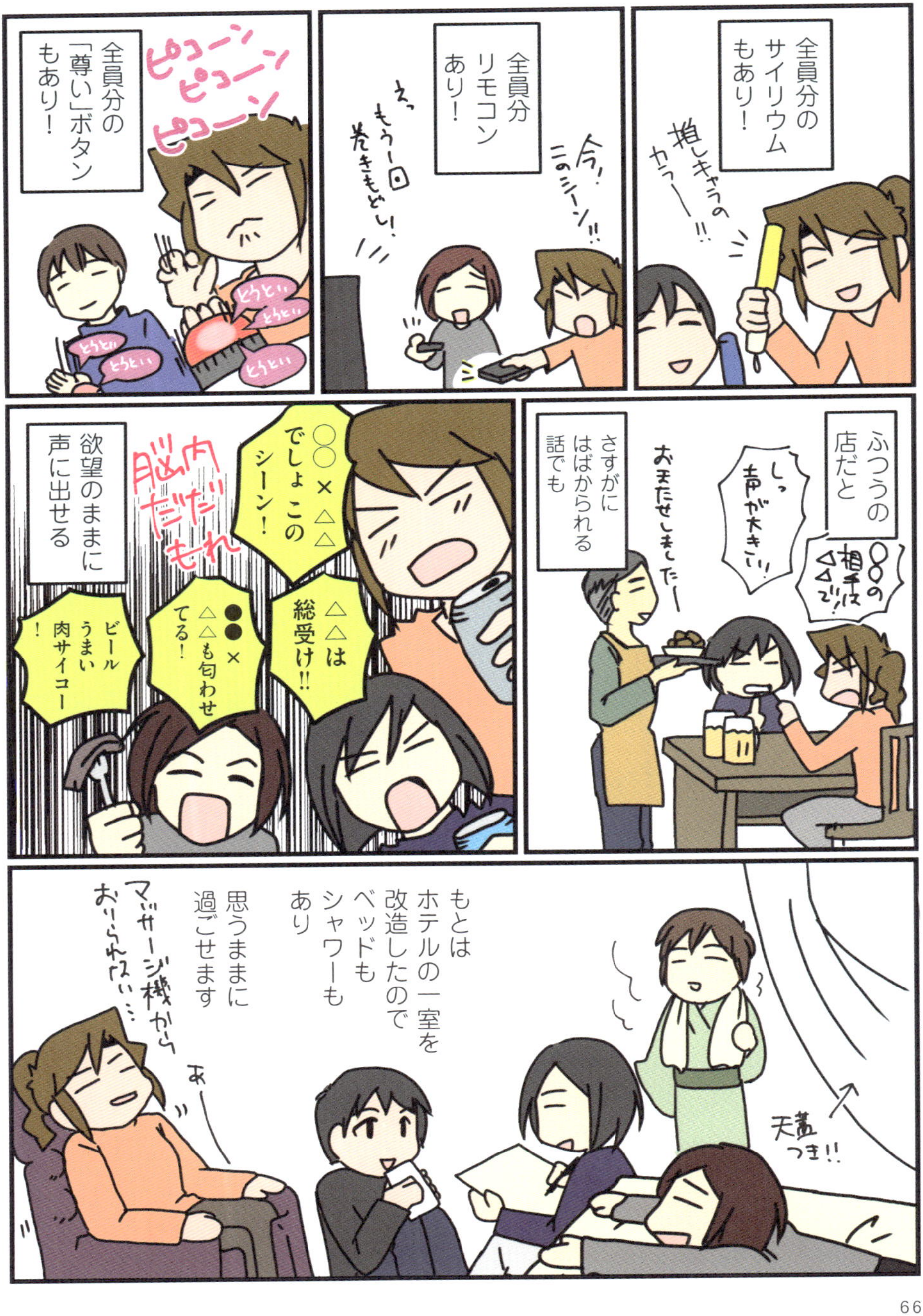
全員分のサイリウムもあり！
推しキャラのカラー‼
全員分リモコンあり！
今！このシーン‼
えっもう一回巻きもどし！
全員分の「尊い」ボタンもあり！
ピコーン ピコーン ピコーン
とうとい
とうとい
とうとい
とうとい
とうとい
とうとい
ふつうの店だと
○○の相手は△△で!?
しっ声が大きい‼
さすがにはばかられる話でも
おまたせしました～
欲望のままに声に出せる
脳内だだもれ
○○×△△でしょ このシーン！
△△は総受け‼
●●×△△も匂わせてる！
ビールうまい肉サイコー！
もとはホテルの一室を改造したのでベッドもシャワーもあり
思うままに過ごせます
マッサージ機からおりられない…
あー
天蓋つき‼

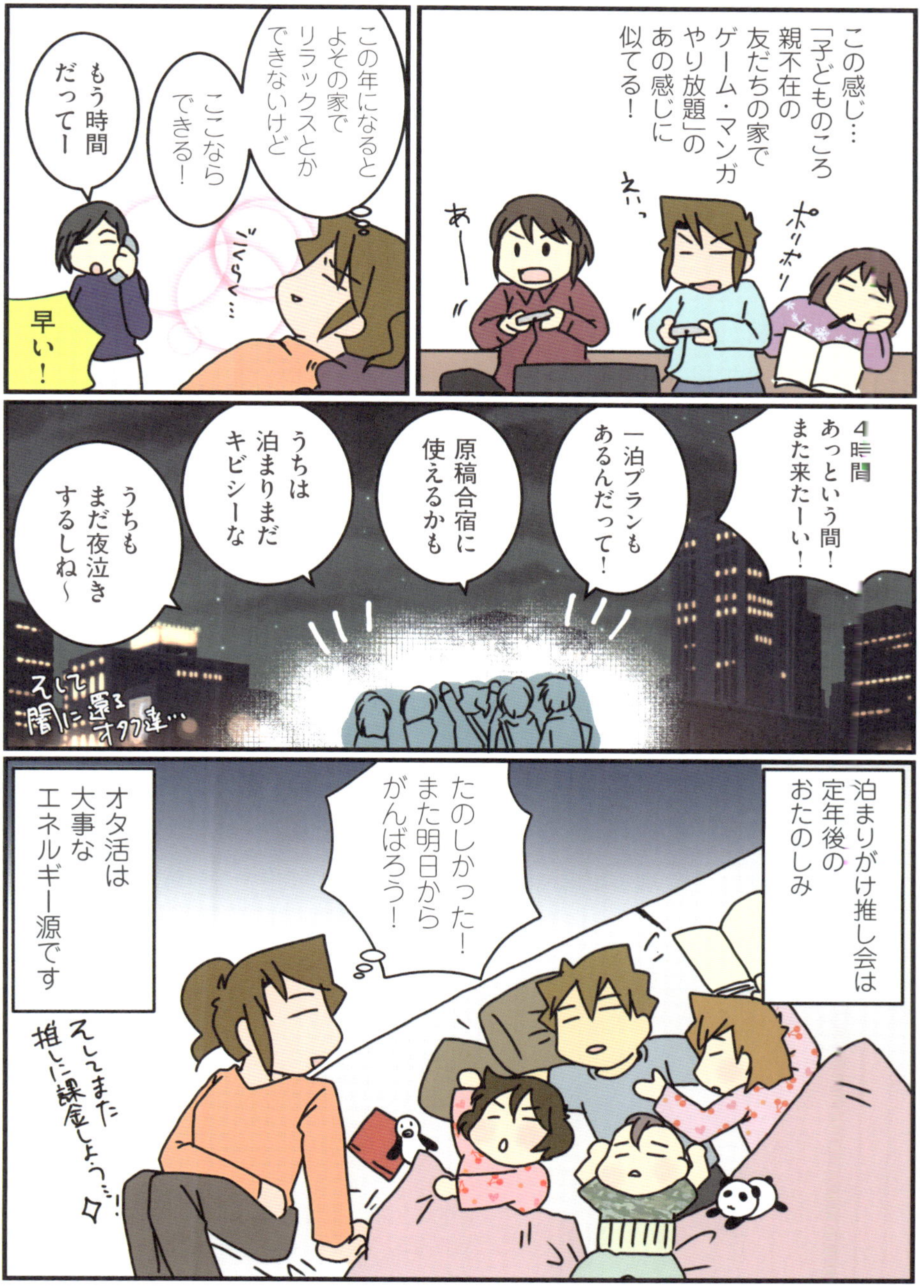
この感じ…「子どものころ親不在の友だちの家でゲーム・マンガやり放題」のあの感じに似てる！
ポリポリ
えいっ
あー
この年になるとよその家でリラックスとかできないけど
ここならできる！
ごくらく…
もう時間だってー
早い！
4時間あっという間！また来たーい！
一泊プランもあるんだって！
原稿合宿に使えるかも
うちは泊まりまだキビシーな
うちもまだ夜泣きするしね〜
そして闇に還るオタク達…
泊まりがけ推し会は定年後のおたのしみ
たのしかった！また明日からがんばろう！
オタ活は大事なエネルギー源です
そしてまた推しに課金しよう…！

腐女医の医者道!

FUJOY'S DOCTOR ROAD!

Episode.3

おいしゃさんのつくりかた

FUJOY'S DOCTOR ROAD!

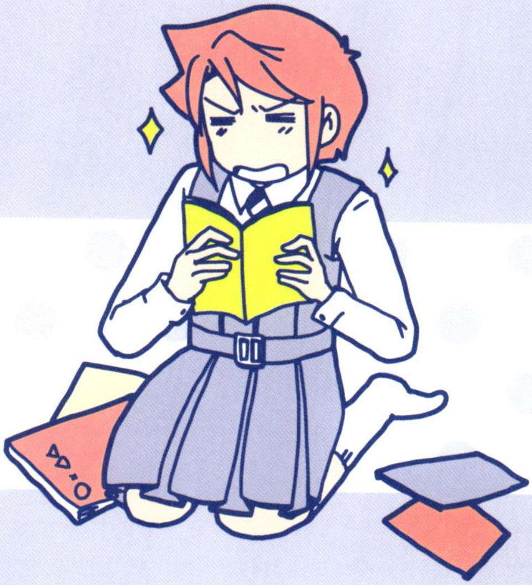

✚ 怒濤(?)の受験シーズン

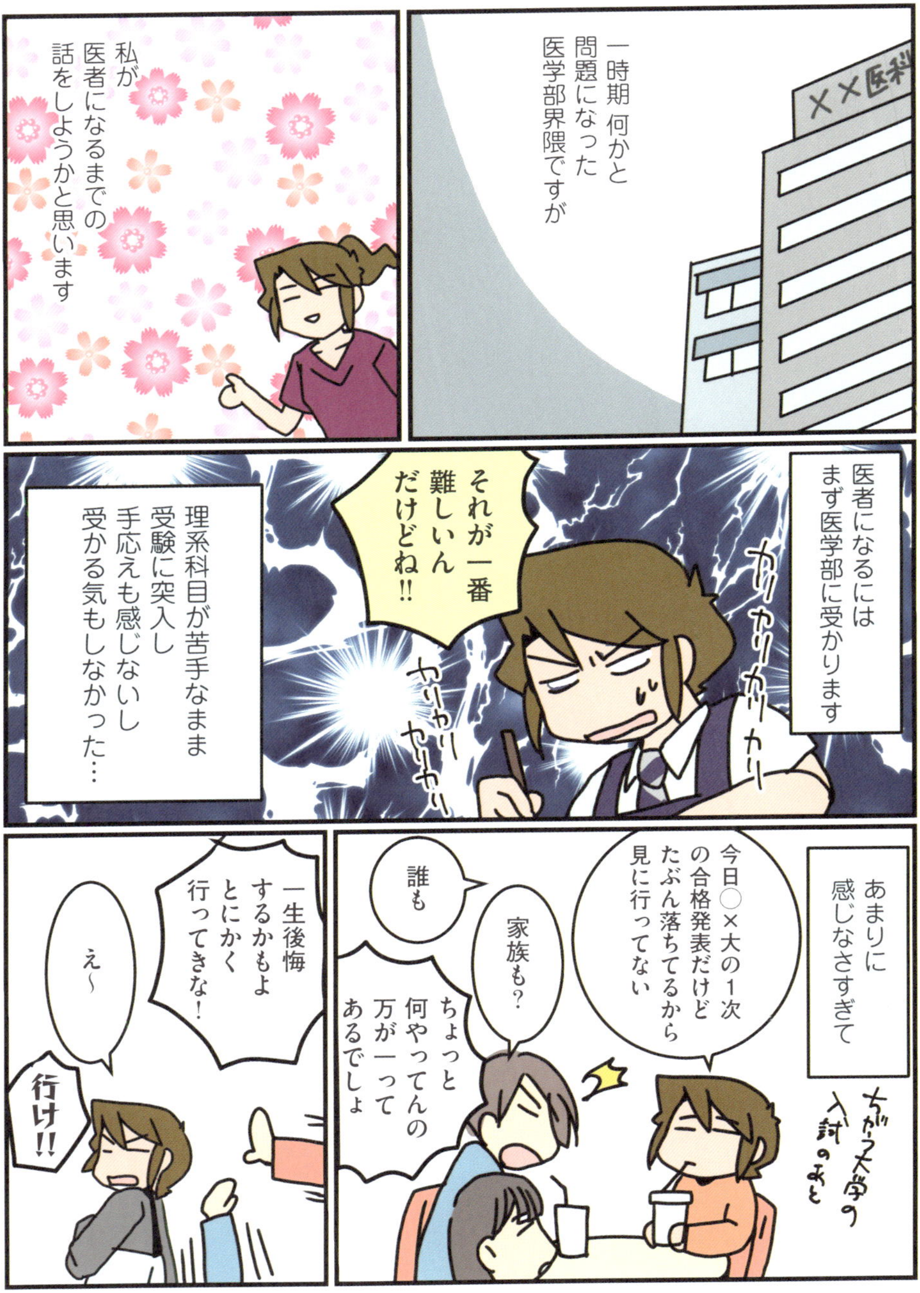

一時期 何かと問題になった医学部界隈ですが
××医科
私が医者になるまでの話をしようかと思います
医者になるにはまず医学部に受かります
それが一番難しいんだけどね!!
カリカリカリカリ
カリカリ カリカリ
理系科目が苦手なまま受験に突入し手応えも感じないし受かる気もしなかった…
あまりに感じなさすぎて
今日○×大の1次の合格発表だけどたぶん落ちてるから見に行ってない
誰も
家族も?
ちょっと何やってんの万が一ってあるでしょ
ちがう大学の入試のあと
一生後悔するかもよ とにかく行ってきな!
え～
行け!!

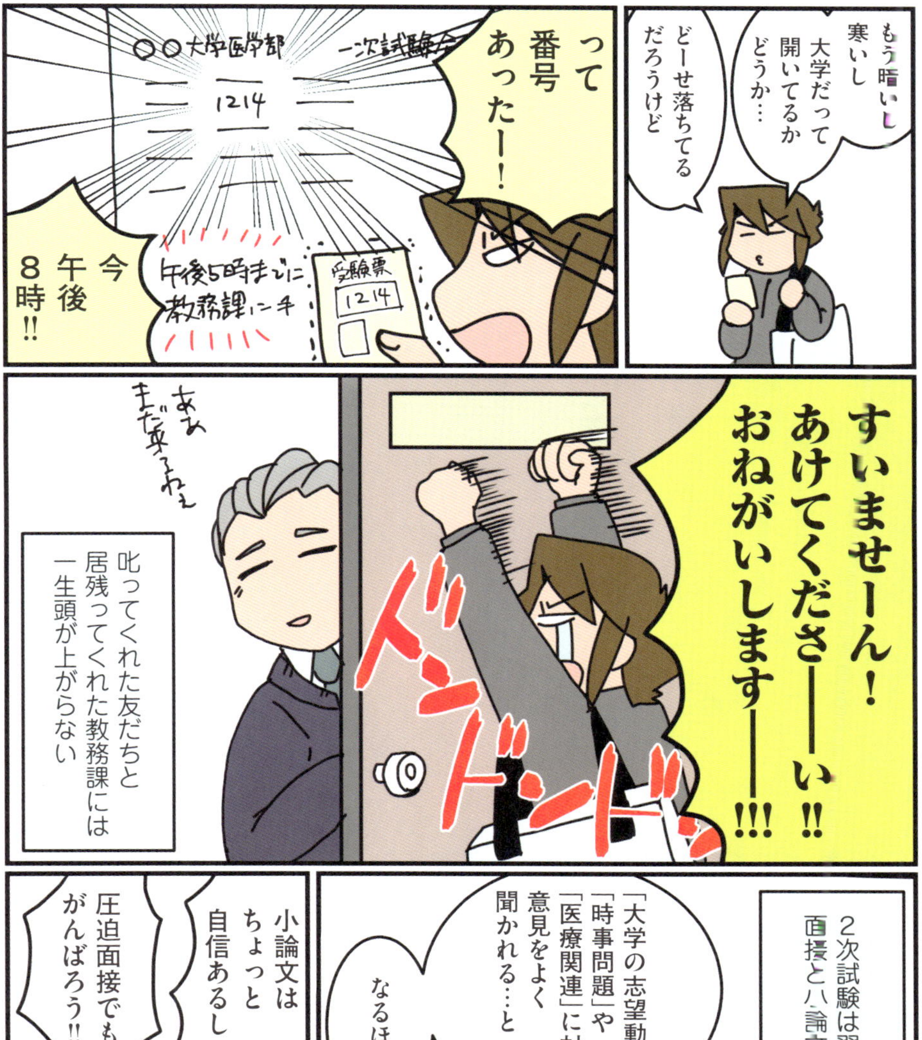

もう暗いし 寒いし
大学だって開いてるかどうか…
どーせ落ちてるだろうけど
○○大学医学部 一次試験合
1214
って番号あったー!
受験票 1214
午後5時までに教務課に手
今午後8時!!
すいませーん! あけてくださ——い!! おねがいします——!!!
ドンドンドン
ああ まだ来てるねぇ
叱ってくれた友だちと居残ってくれた教務課には一生頭が上がらない
2次試験は翌日で面接と小論文
「大学の志望動機」「時事問題」や「医療関連」に対する意見をよく聞かれる…と
なるほど
小論文はちょっと自信あるし
圧迫面接でもがんばろう!!

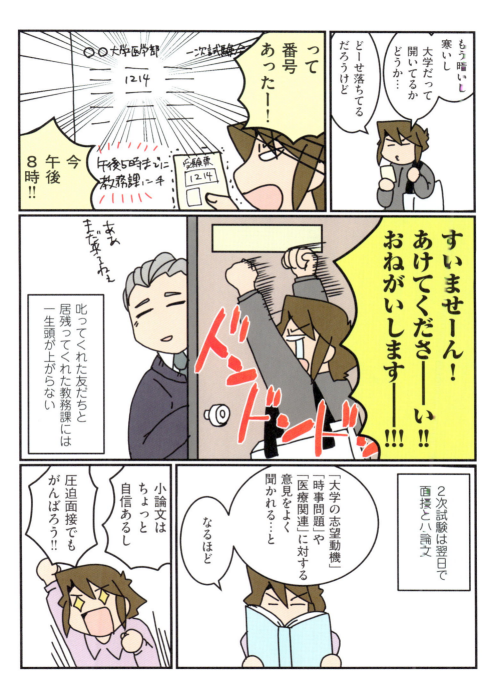

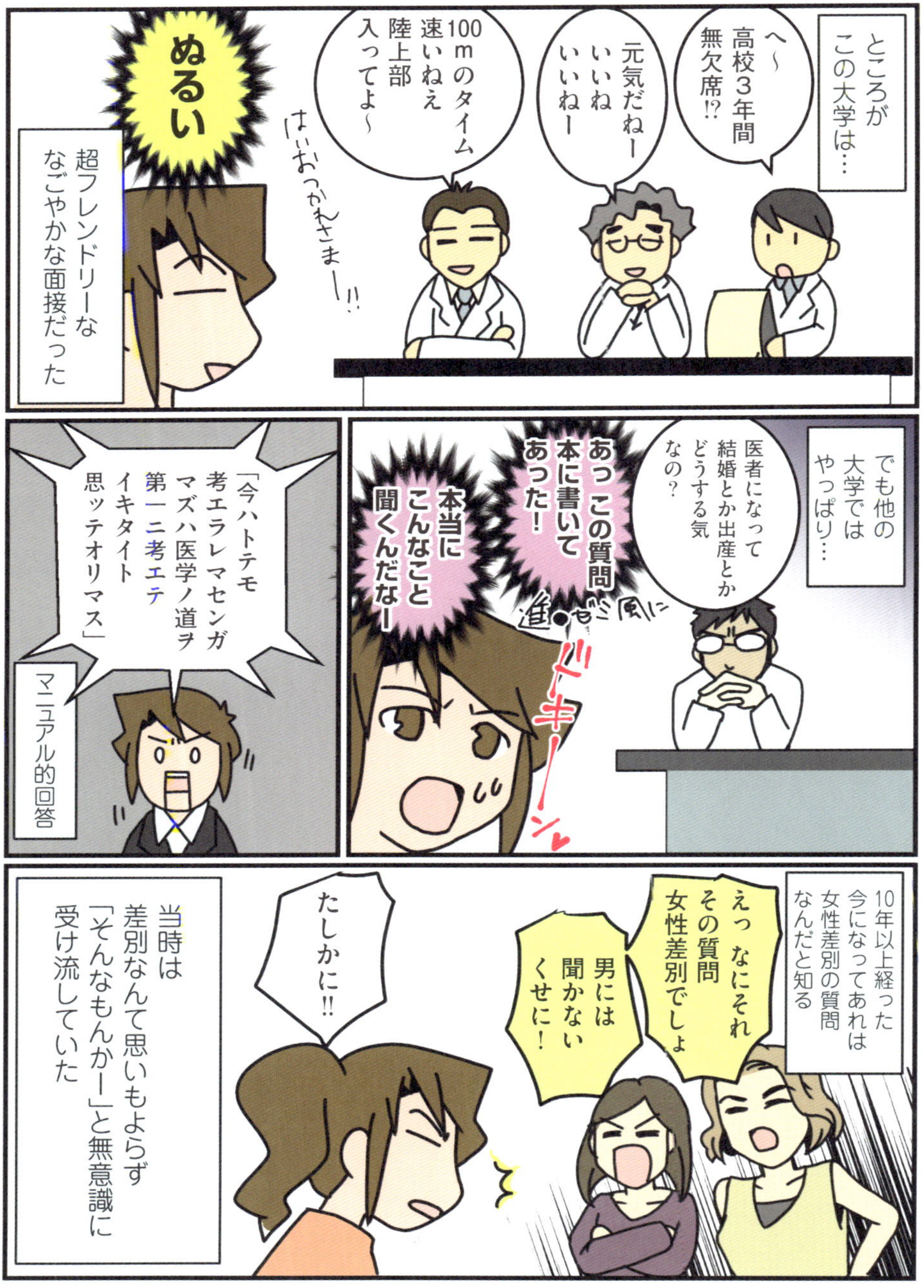
ところが この大学は…
へ～ 高校3年間 無欠席!?
元気だねー いいね いいねー
100mのタイム 速いねえ 陸上部 入ってよ～
はいおつかれさまー!!
ぬるい
超フレンドリーな なごやかな面接だった
でも他の 大学では やっぱり…
医者になって 結婚とか出産とか どうする気 なの？
あっ この質問 本に書いて あった！
本当に こんなこと 聞くんだなー
進●ゼミ風に
ドキーン
「今ハトテモ 考エラレマセンガ マズハ医学ノ道ヲ 第一ニ考エテ イキタイト 思ッテオリマス」
マニュアル的回答
10年以上経った 今になってあれは 女性差別の質問 なんだと知る
えっ なにそれ その質問 女性差別でしょ
男には 聞かない くせに！
たしかに!!
当時は 差別なんて思いもよらず 「そんなもんかー」と無意識に 受け流していた

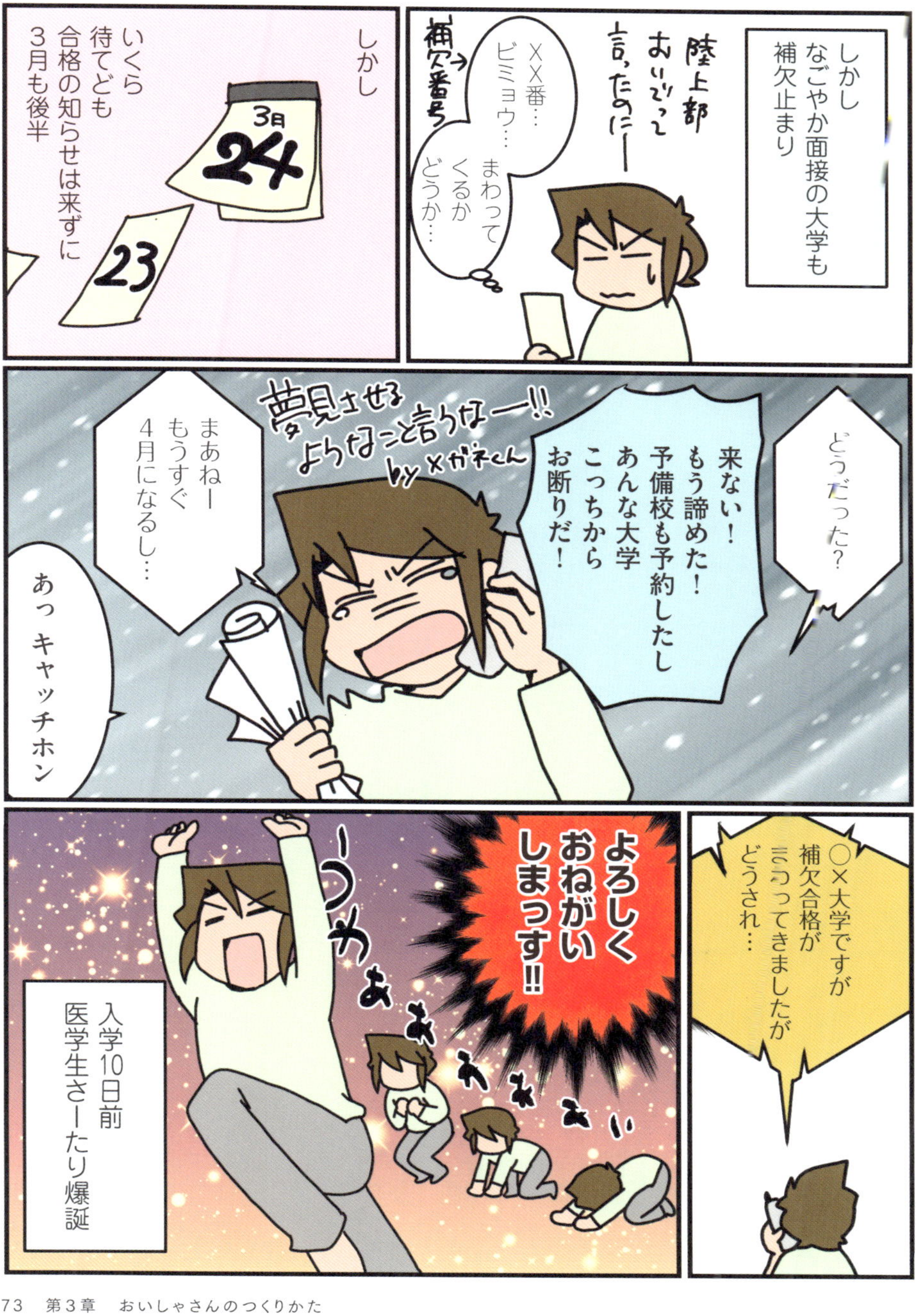
しかし
なごやか面接の大学も
補欠止まり
陸上部 おいでって 言ったのにー
××番…
ビミョウ…
まわって
くるか
どうか…
補欠番号→
しかし
いくら
待てども
合格の知らせは来ずに
3月も後半
3月
24
23
どうだった?
来ない!
もう諦めた!
予備校も予約したし
あんな大学
こっちから
お断りだ!
夢見させる ようなこと言うなー!! by メガネくん
まあねー
もうすぐ
4月になるし…
あっ キャッチホン
○×大学ですが
補欠合格が
まわってきましたが
どうされ…
よろしく
おねがい
しまっす!!
ーうわぁぁぁぁぁぁい
入学10日前
医学生さーたり爆誕

能天気

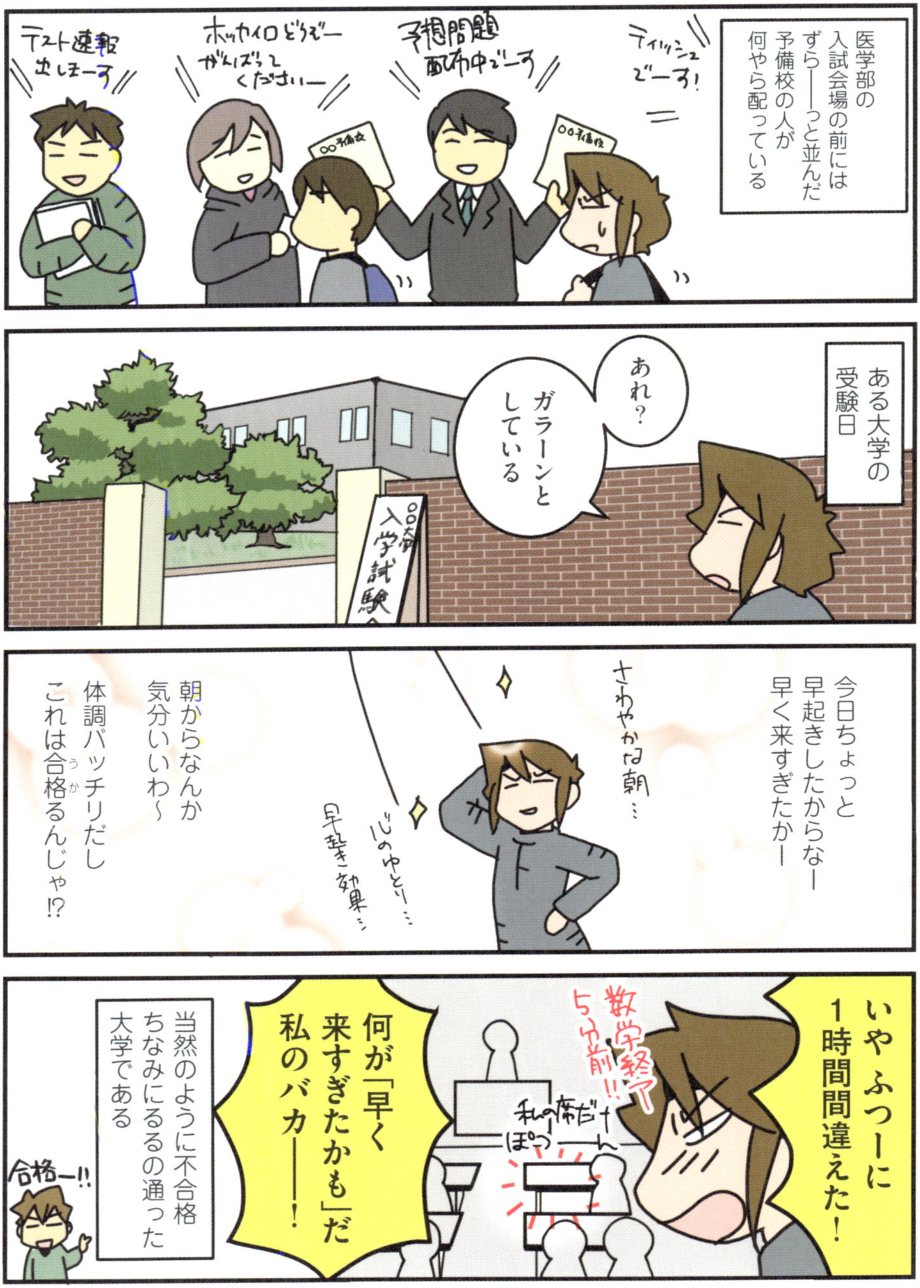
医学部の入試会場の前にはずら――っと並んだ予備校の人が何やら配っている
ティッシュでーす！
予想問題配布中でーす
ホッカイロどうぞー がんばってくださいー
テスト速報出しまーす
ある大学の受験日
あれ？ ガラーンとしている
今日ちょっと早起きしたからなー 早く来すぎたかー
さわやかな朝…
心のゆとり…
早起き効果…
朝からなんか気分いいわ～
体調バッチリだし これは合格《うか》るんじゃ!?
いやふつーに1時間間違えた！
数学終了5分前!!
私の席だけ ぽつ――ん
何が「早く来すぎたかも」だ 私のバカ――！
当然のようにちなみにるるの通った大学である
不合格
合格ー!!

Column.2 医学部入試の差別問題

世間を騒がせた医学部入試の差別問題。女性や多浪は不利な大学がある…というのは実は私の大学受験時代から噂されていました。「あの大学はそういう大学だから」という暗黙の了解のもと受験校を選び、入学してからも「医者は男社会だから」といわれ、そういう世界なんだなあと無意識に過ごしてきました。

今回ニュースになった時も「噂は本当だったんだ」程度の認識だったところを、私たち医療関係者が想像していた以上に世間が怒ってくれて初めて、これは女性差別だったのかと理解しました。

「女医はすぐやめるから、特定の科にしかすすまないから」というのを医者不足（とくに大学病院）の言い訳にして、職場の改善もしないで大学の入口で不正に調整していたのは悪いことに決まっている…はずなのに「まあ仕方ないよね」という声が現場から聞こえるのは残念としかいいようがありません。だって男女関係なくみんな辞めていきますけど！　必要なのは「女性が働きやすい職場」ではなく「性別関係なくみんなが働きやすい職場」です。

不正入試報道をうけてか、翌年から各大学の女性比率が上がったそうです。その学生が医者になるまでに職場環境や意識を変えていかないと、医療の現場はますますまずいことに…。微力ながらその手伝いができないかと、大学病院の末端で私も模索しています。

お医者さんの世界へようこそ ～1年生～

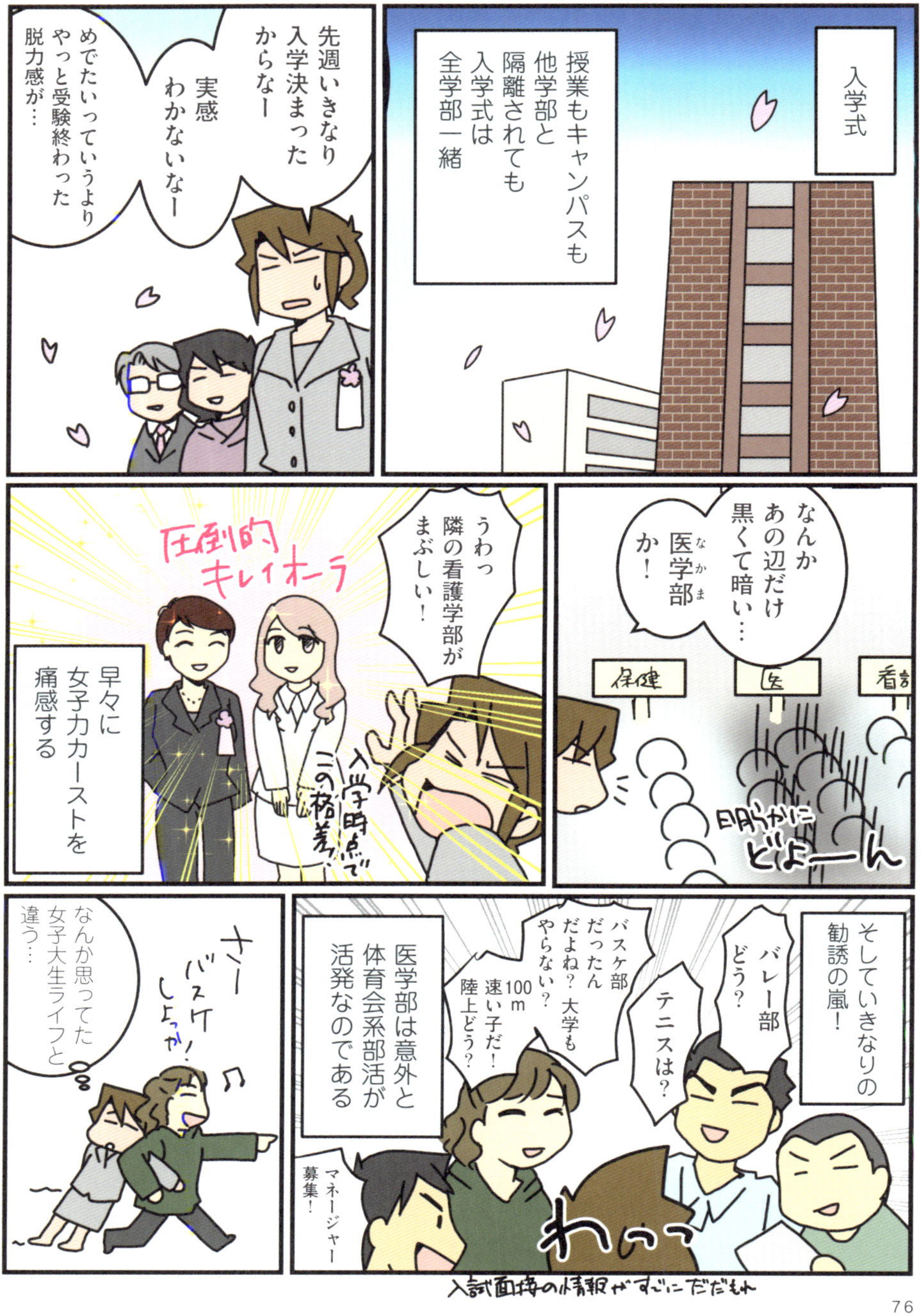

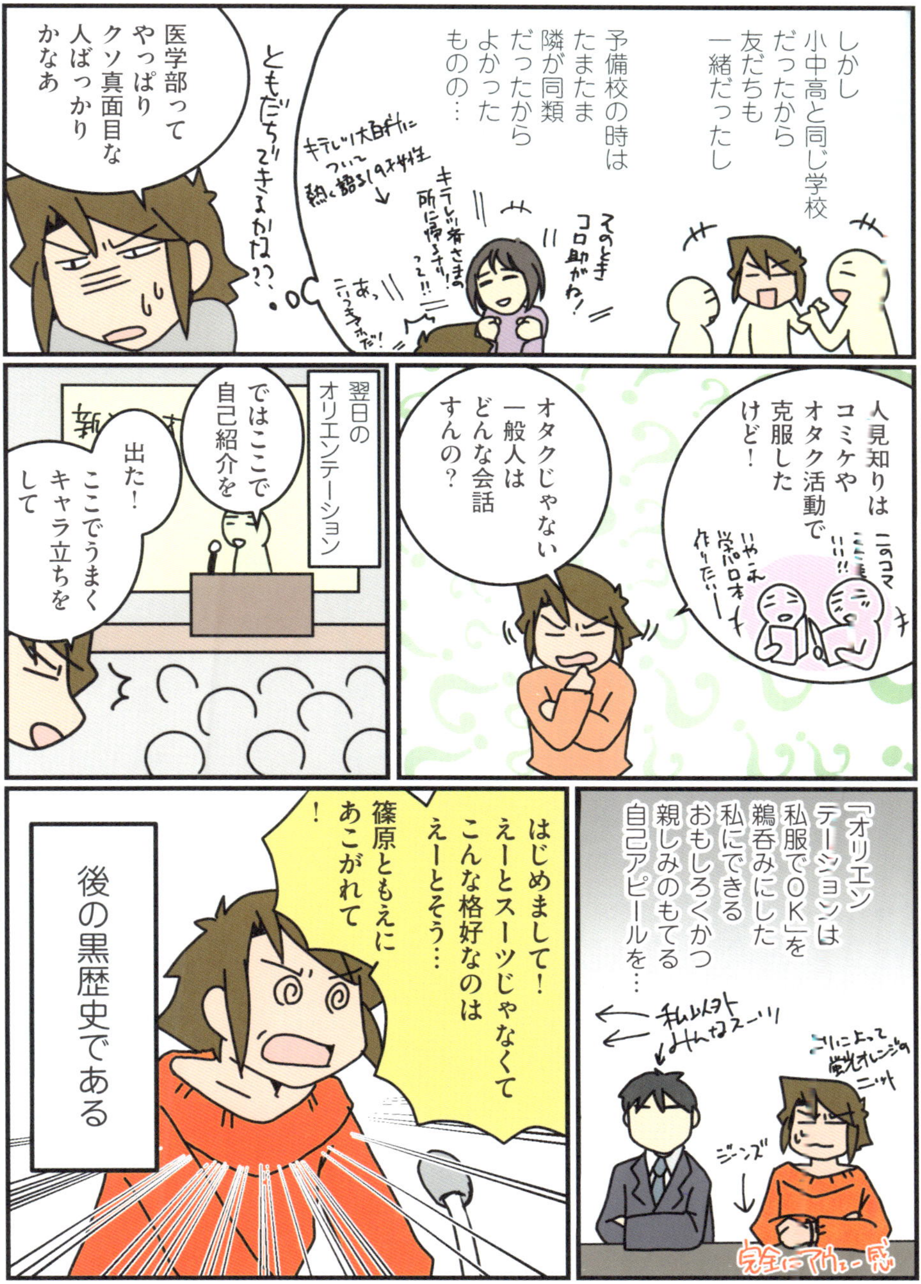
しかし小中高と同じ学校だったから友だちも一緒だったし
予備校の時はたまたま隣が同類だったからよかったものの…
そのとき コロ助がね!
キテレツ斎さまの所に帰るナリ!って!!
あっ
キテレツ大百科について熱く語る19才女性
ともだちできるかな??
医学部ってやっぱりクソ真面目な人ばっかりかなあ
人見知りはコミケやオタク活動で克服したけど!
このコマ
学パロ本作りたいー
オタクじゃない一般人はどんな会話すんの?
翌日のオリエンテーション
ではここで自己紹介を
出た! ここでうまくキャラ立ちをして
「オリエンテーションは私服でOK」を鵜呑みにした私にできるおもしろくかつ親しみのもてる自己アピールを…
私以外みんなスーツ
よりによって蛍光オレンジのニット
ジーンズ
完全にアウェー感
はじめまして! えーとスーツじゃなくてこんな格好なのはえーとそう… 篠原ともえにあこがれて!
後の黒歴史である

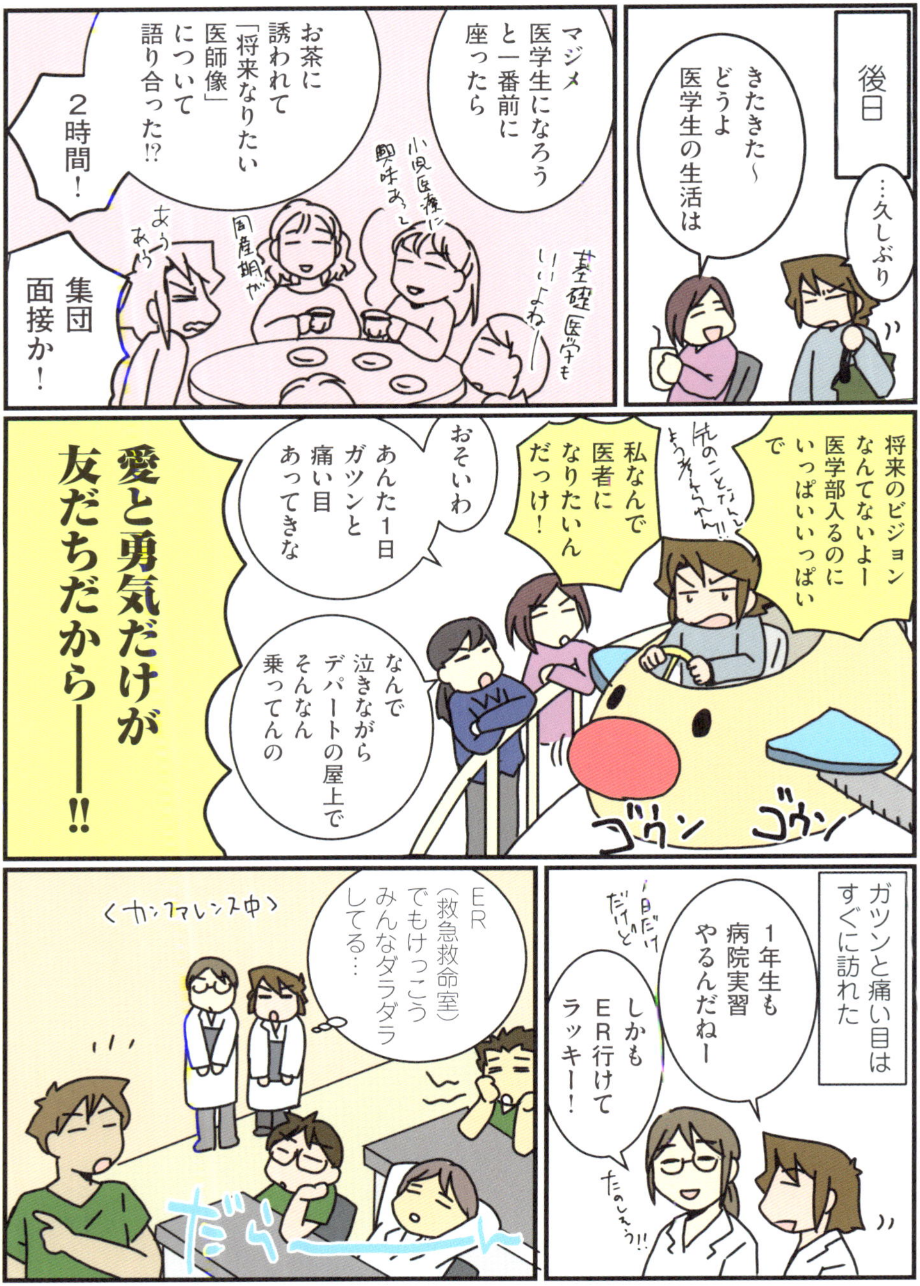
後日
…久しぶり
きたきた～ どうよ 医学生の生活は
マジメ医学生になろうと一番前に座ったら
基礎医学もいいよねー
小児医療に興味あって
周産期が
お茶に誘われて「将来なりたい医師像」について語り合った!?
あうあう
2時間!
集団面接か!
将来のビジョンなんてないよー医学部入るのにいっぱいいっぱいで
先のことなんてよう考えられん!!
私なんで医者になりたいんだっけ!
おそいわ
あんた1日ガツンと痛い目あってきな
なんで泣きながらデパートの屋上でそんなん乗ってんの
ゴウン ゴウン
愛と勇気だけが友だちだから——!!
ガツンと痛い目はすぐに訪れた
1年生も病院実習やるんだねー
1日だけだけど
しかもER行けてラッキー!
たのしそう!!
〈カンファレンス中〉
ER(救急救命室)でもけっこうみんなダラダラしてる…
だら～～ん

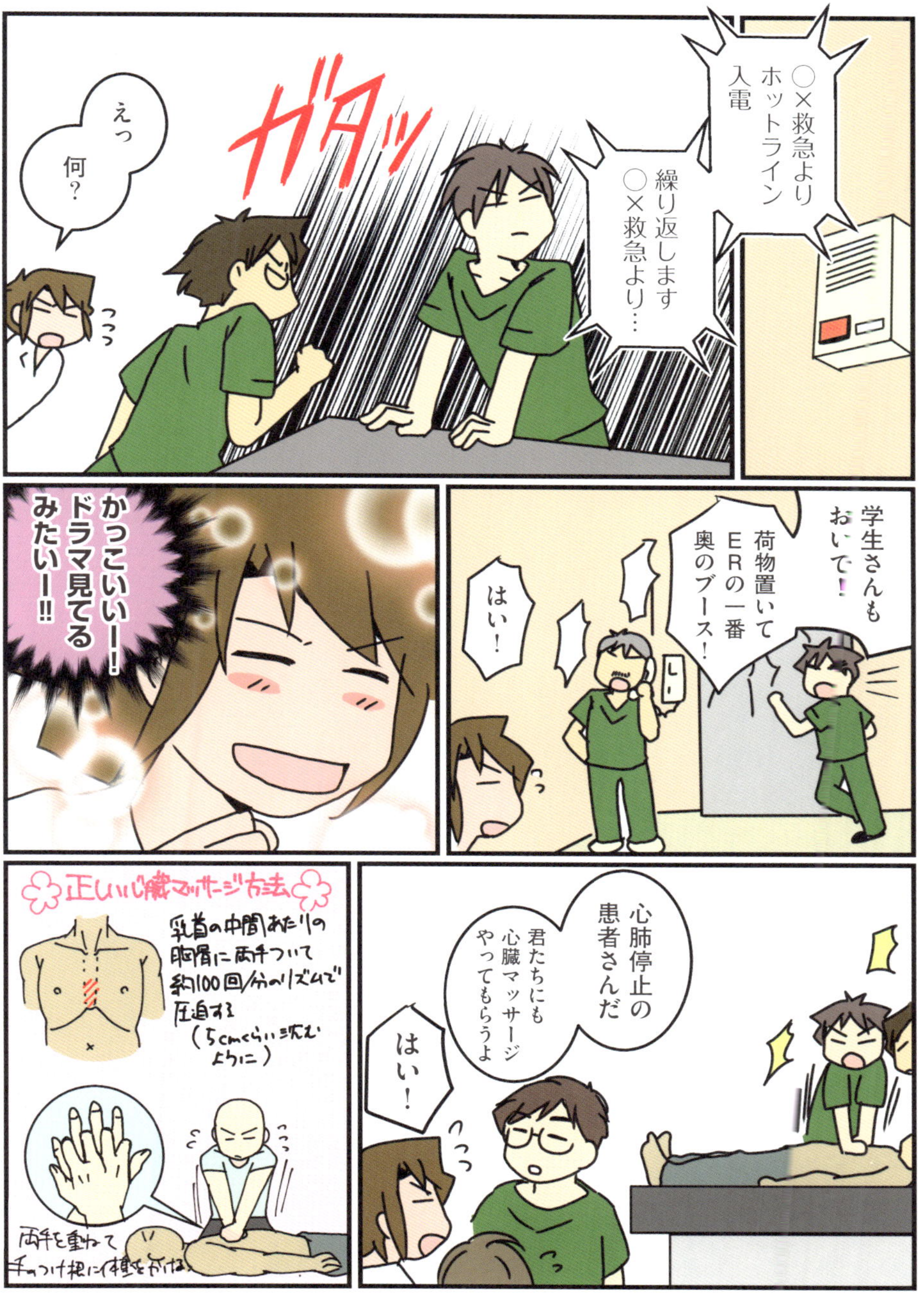
○×救急より ホットライン 入電
繰り返します ○×救急より…
ガタッ
えっ 何？
学生さんも おいで！
荷物置いて ERの一番 奥のブース！
はい！
かっこいいー！ ドラマ見てる みたいーー!!
心肺停止の 患者さんだ
君たちにも 心臓マッサージ やってもらうよ
はい！
正しい心臓マッサージ方法
乳首の中間あたりの 胸骨に両手ついて 約100回/分のリズムで 圧迫する （5cmくらい沈む ように）
両手を重ねて 手のつけ根に体重をかけ

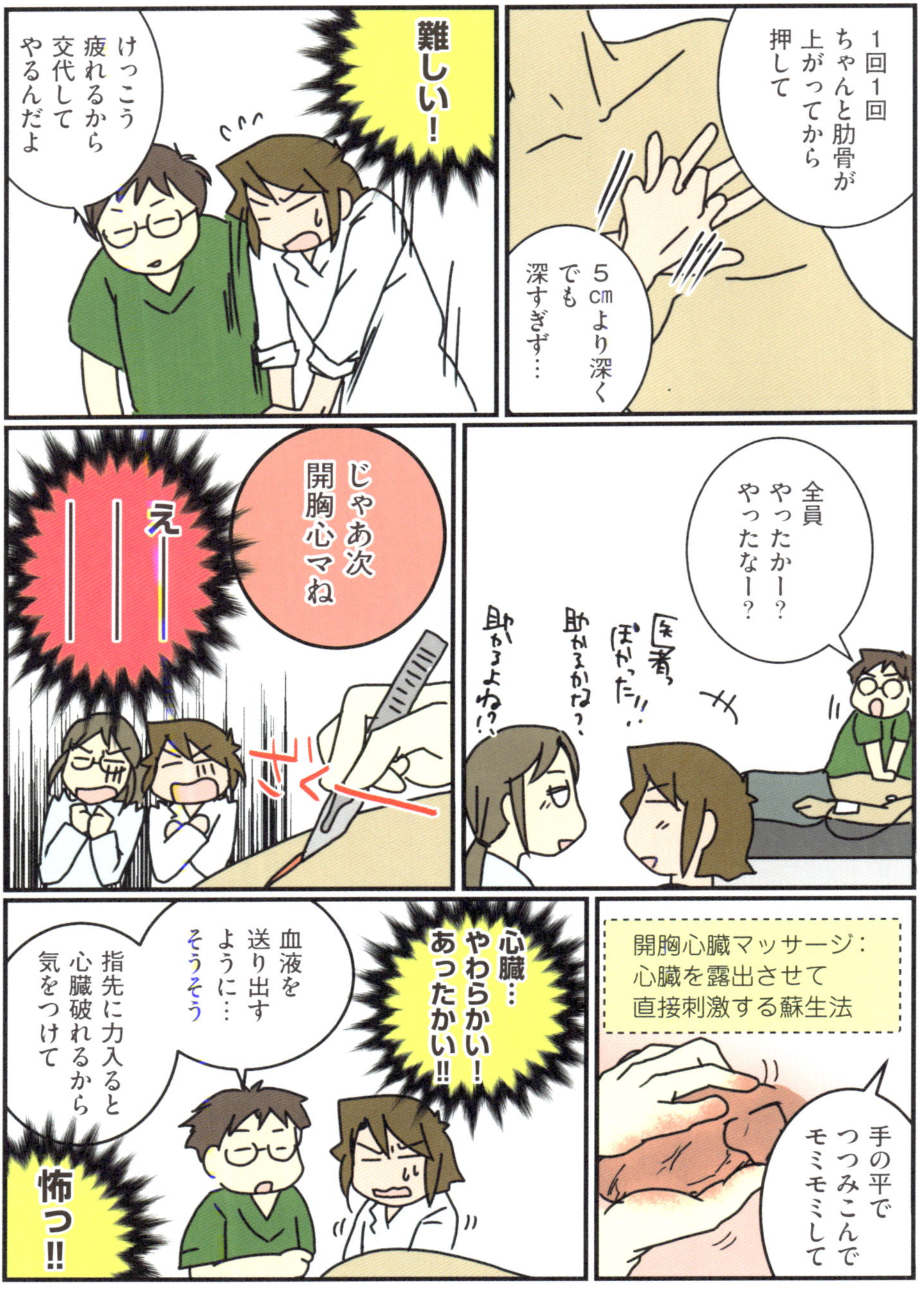
1回1回
ちゃんと肋骨が
上がってから
押して
5㎝より深く
でも
深すぎず…
難しい!
けっこう
疲れるから
交代して
やるんだよ
全員
やったかー?
やったなー?
医者っぽかった!!
助かるかな?
助かるよね!?
じゃあ次
開胸心マね
え―――
さく
開胸心臓マッサージ:
心臓を露出させて
直接刺激する蘇生法
手の平で
つつみこんで
モミモミして
心臓…
やわらかい!
あったかい!!
血液を
送り出す
ように…
そうそう
指先に力入ると
心臓破れるから
気をつけて
怖っ!!

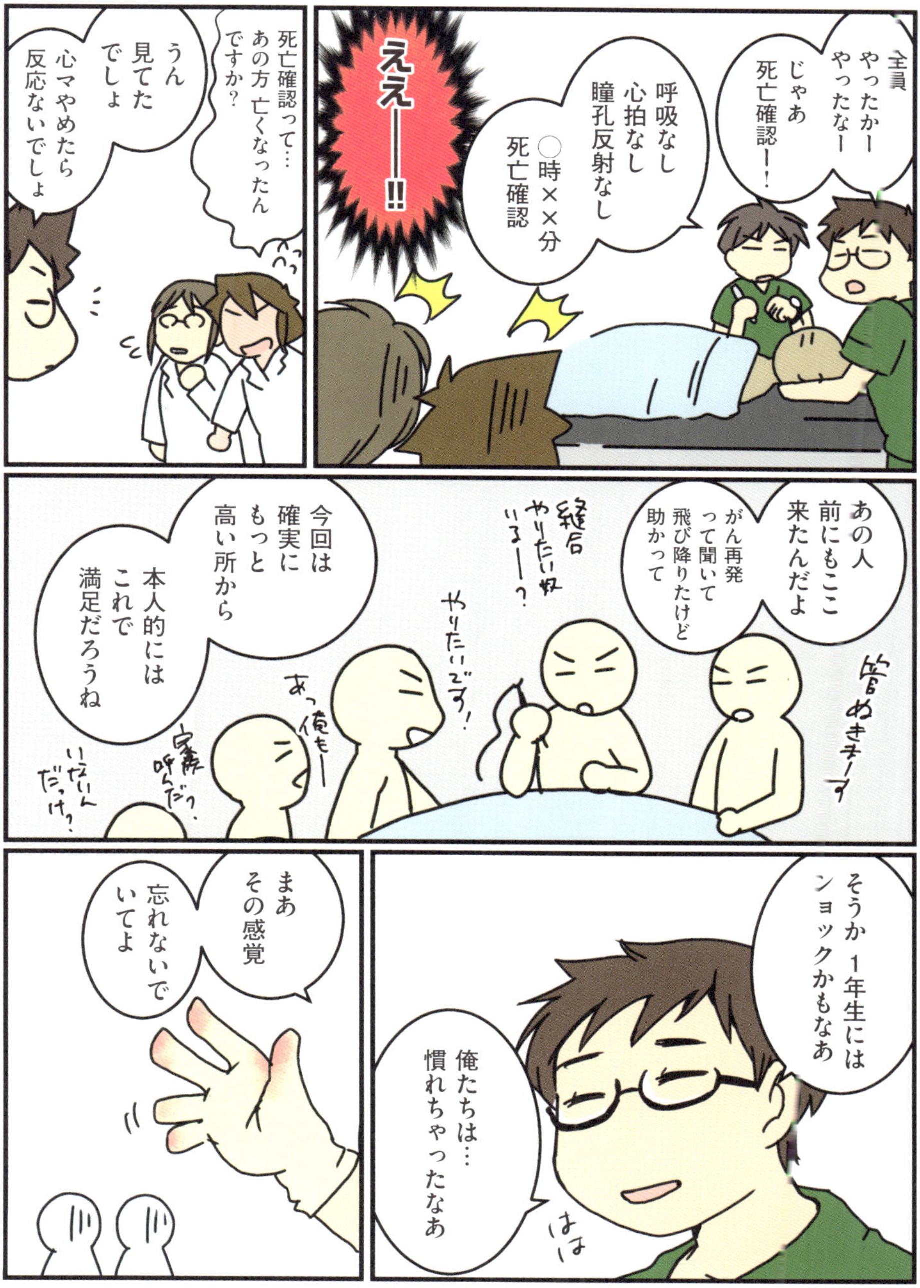
全員
やったかー やったなー
じゃあ 死亡確認ー！
呼吸なし 心拍なし 瞳孔反射なし ○時××分 死亡確認
ええーー!!
死亡確認って…あの方亡くなったんですか?
うん 見てたでしょ 心マやめたら反応ないでしょ
あの人 前にもここ来たんだよ
がん再発って聞いて飛び降りたけど助かって
管ぬきまーす
縫合やりたい奴いるーー？
やりたいです！
今回は確実にもっと高い所から
本人的にはこれで満足だろうね
あっ俺もー
家族呼んだっ？
いないんだっけっ？
そうか 1年生にはショックかもなあ
俺たちは…慣れちゃったなあ
はは
まあ その感覚
忘れないでいてよ

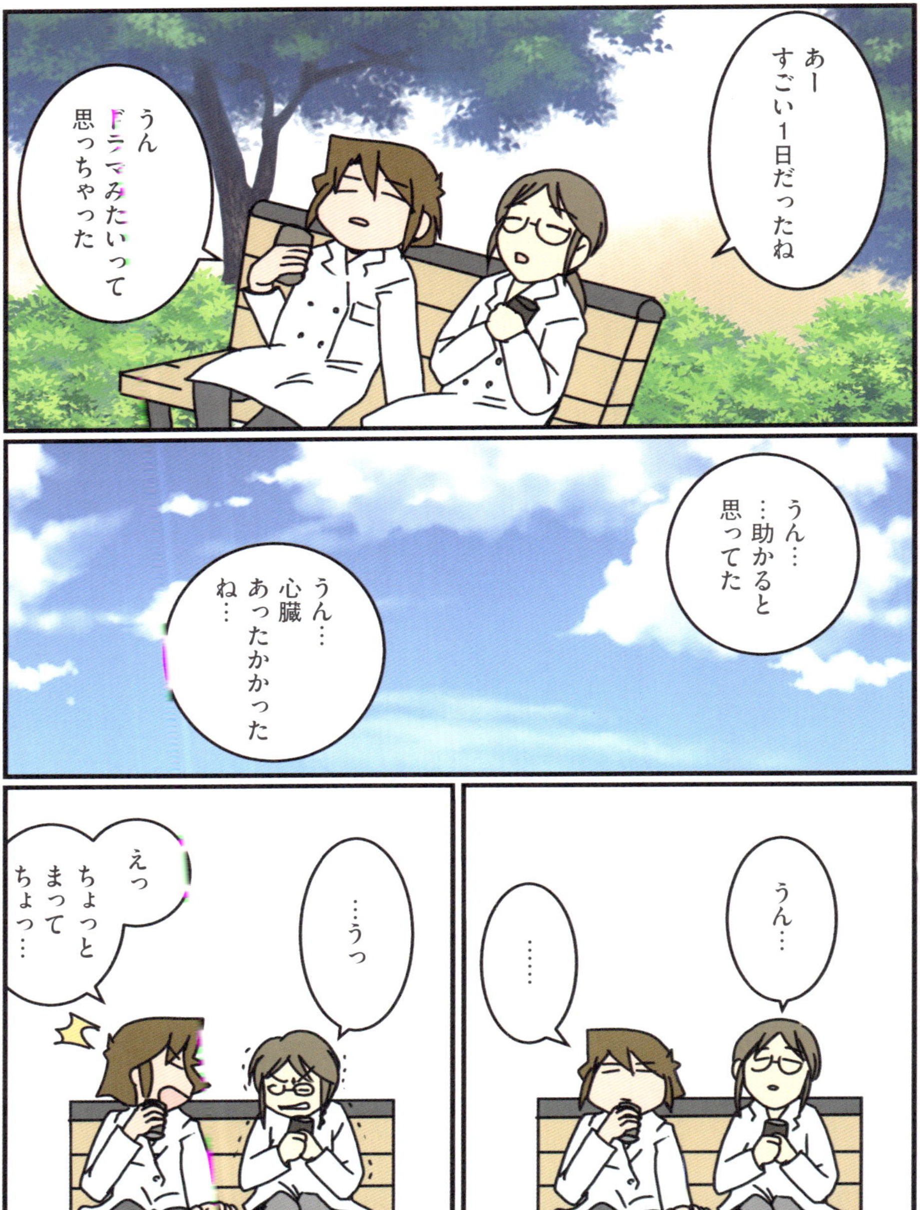
あー すごい1日だったね
うん ドラマみたいって思っちゃった
うん… …助かると思ってた
うん… 心臓あったかかったね…
うん…
……
…うっ
えっ ちょっとまって ちょっ…

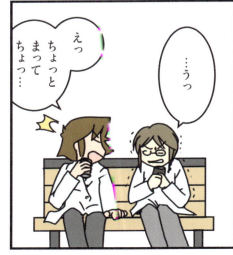

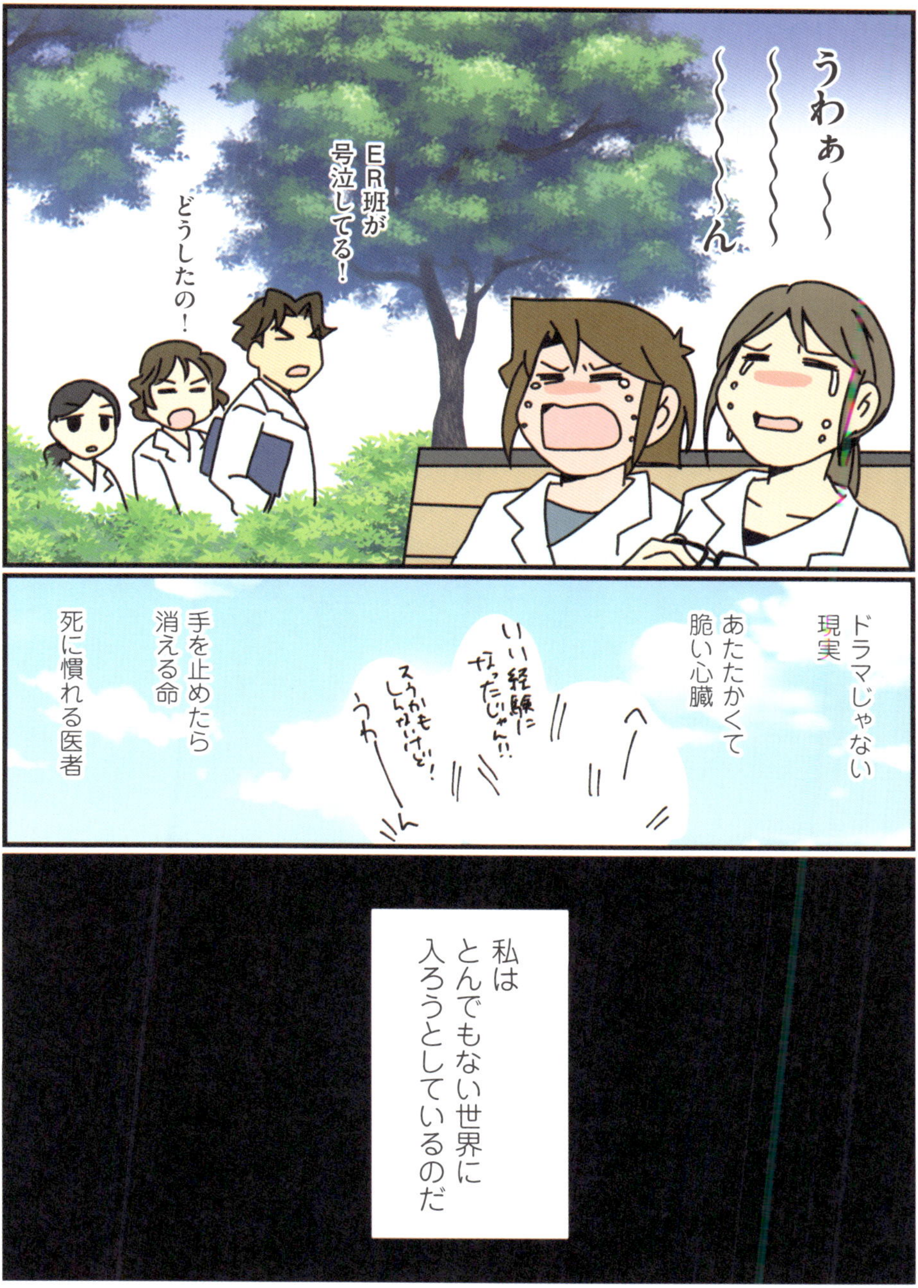
うわぁ〜〜〜ん
ER班が号泣してる!
どうしたの!
ドラマじゃない現実
あたたかくて脆い心臓
いい経験になったじゃん!!
そうかもしんないけど!
うわ――ん
手を止めたら消える命
死に慣れる医者
私はとんでもない世界に入ろうとしているのだ

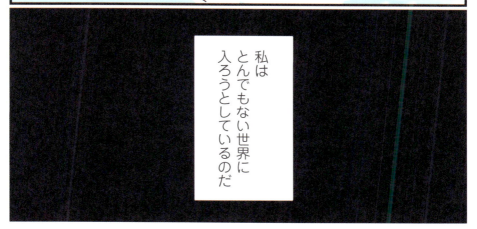

✚解剖実習 ～2年生～

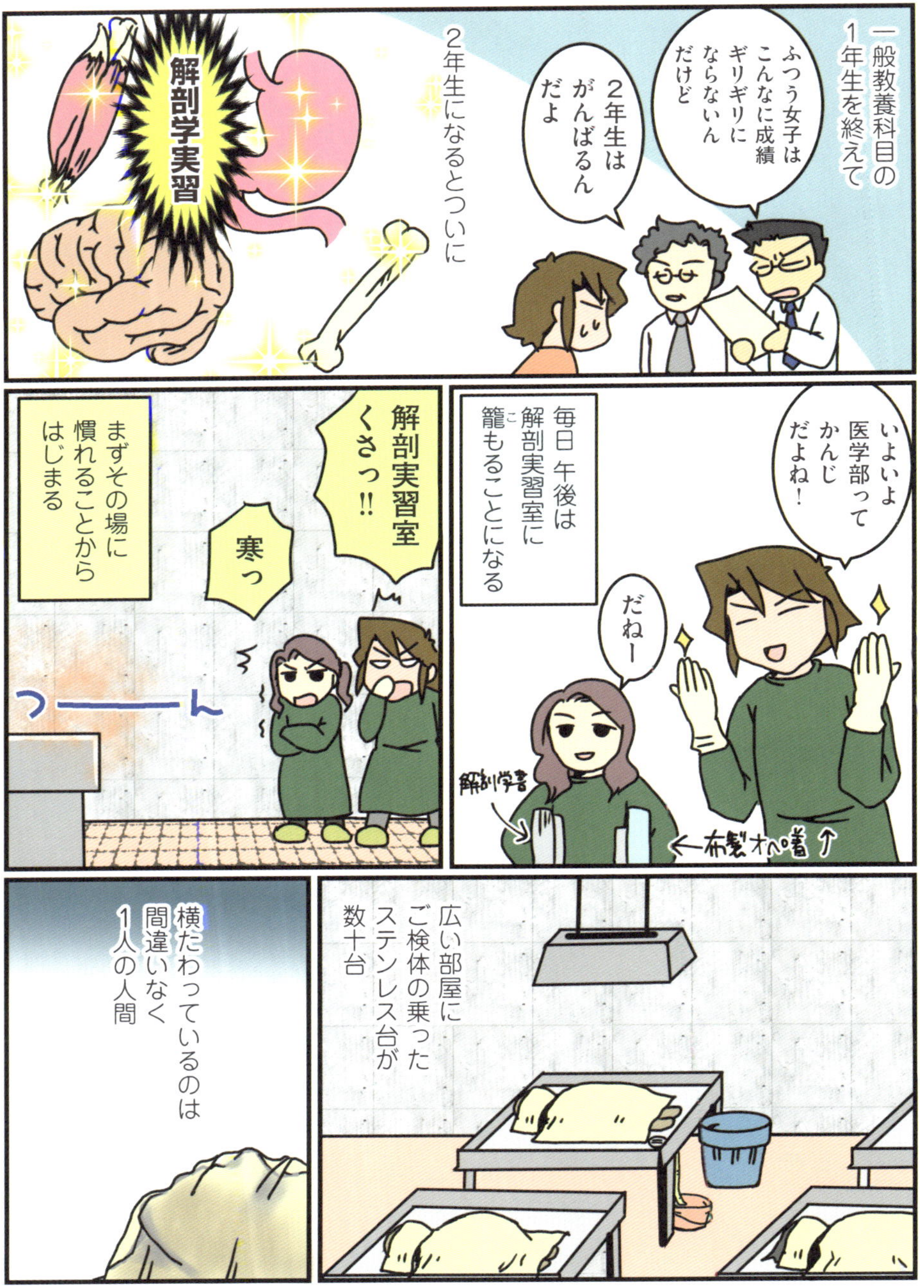
一般教養科目の1年生を終えて
ふつう女子はこんなに成績ギリギリにならないんだけど
2年生はがんばるんだよ
2年生になるとついに
解剖学実習
いよいよ医学部ってかんじだよね！
だねー
毎日午後は解剖実習室に籠《こ》もることになる
解剖学書
←布製オペ着↑
解剖実習室くさっ!!
寒っ
まずその場に慣れることからはじまる
つーーん
広い部屋にご検体の乗ったステンレス台が数十台
横たわっているのは間違いなく1人の人間

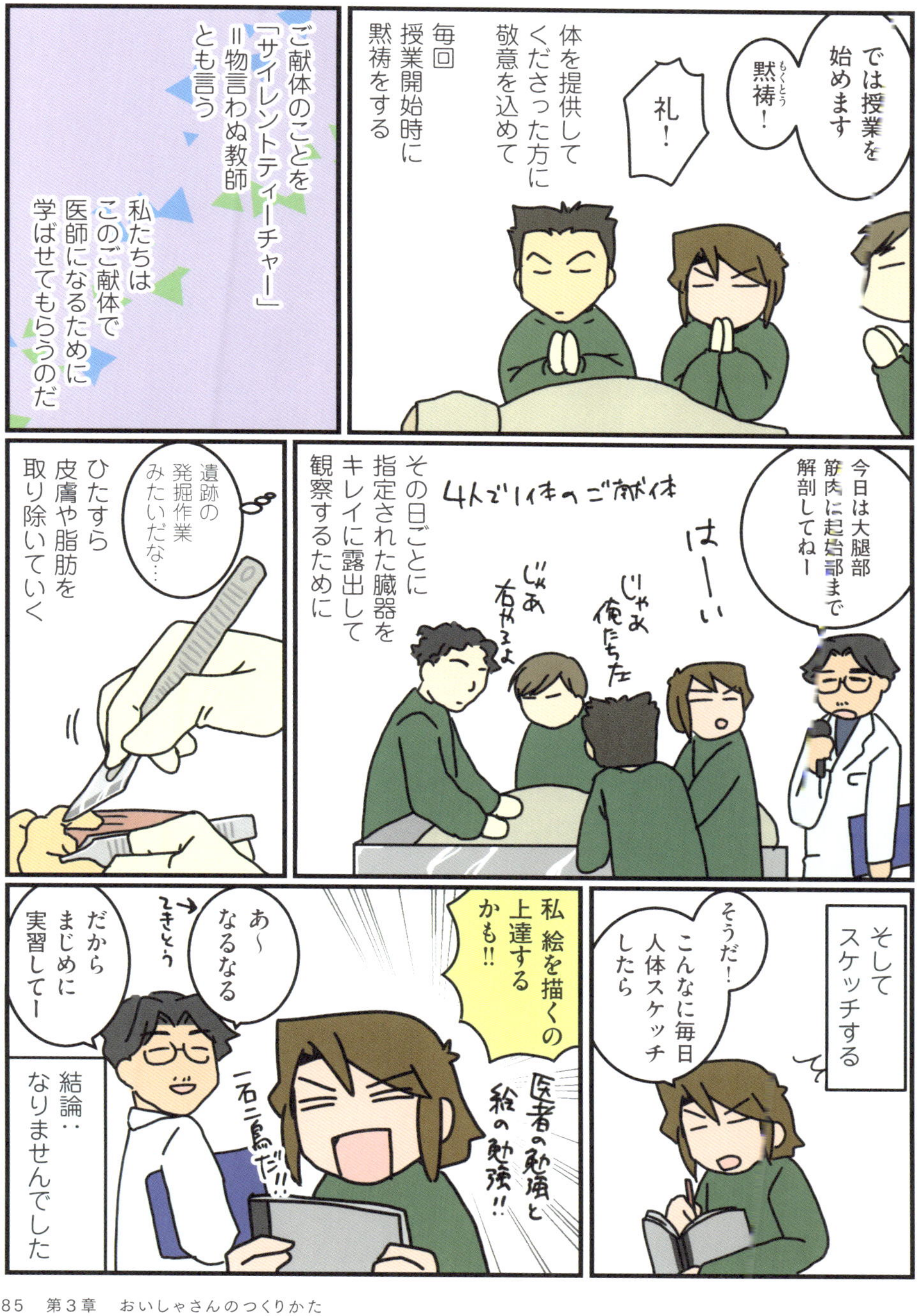
では授業を始めます
黙祷《もくとう》！
礼！
体を提供してくださった方に敬意を込めて
毎回授業開始時に黙祷をする
ご献体のことを「サイレントティーチャー」＝物言わぬ教師とも言う
私たちはこのご献体で医師になるために学ばせてもらうのだ
今日は大腿部筋肉に起始部まで解剖してねー
はーい
じゃあ俺たち左
じゃあ右やるよ
4人で1体のご献体
その日ごとに指定された臓器をキレイに露出して観察するために
遺跡の発掘作業みたいだな…
ひたすら皮膚や脂肪を取り除いていく
そしてスケッチする
そうだ！こんなに毎日人体スケッチしたら
私 絵を描くの上達するかも!!
医者の勉強と絵の勉強!!
一石二鳥だ!!
あ～なるなる
てきとう→
だからまじめに実習してー
結論：なりませんでした

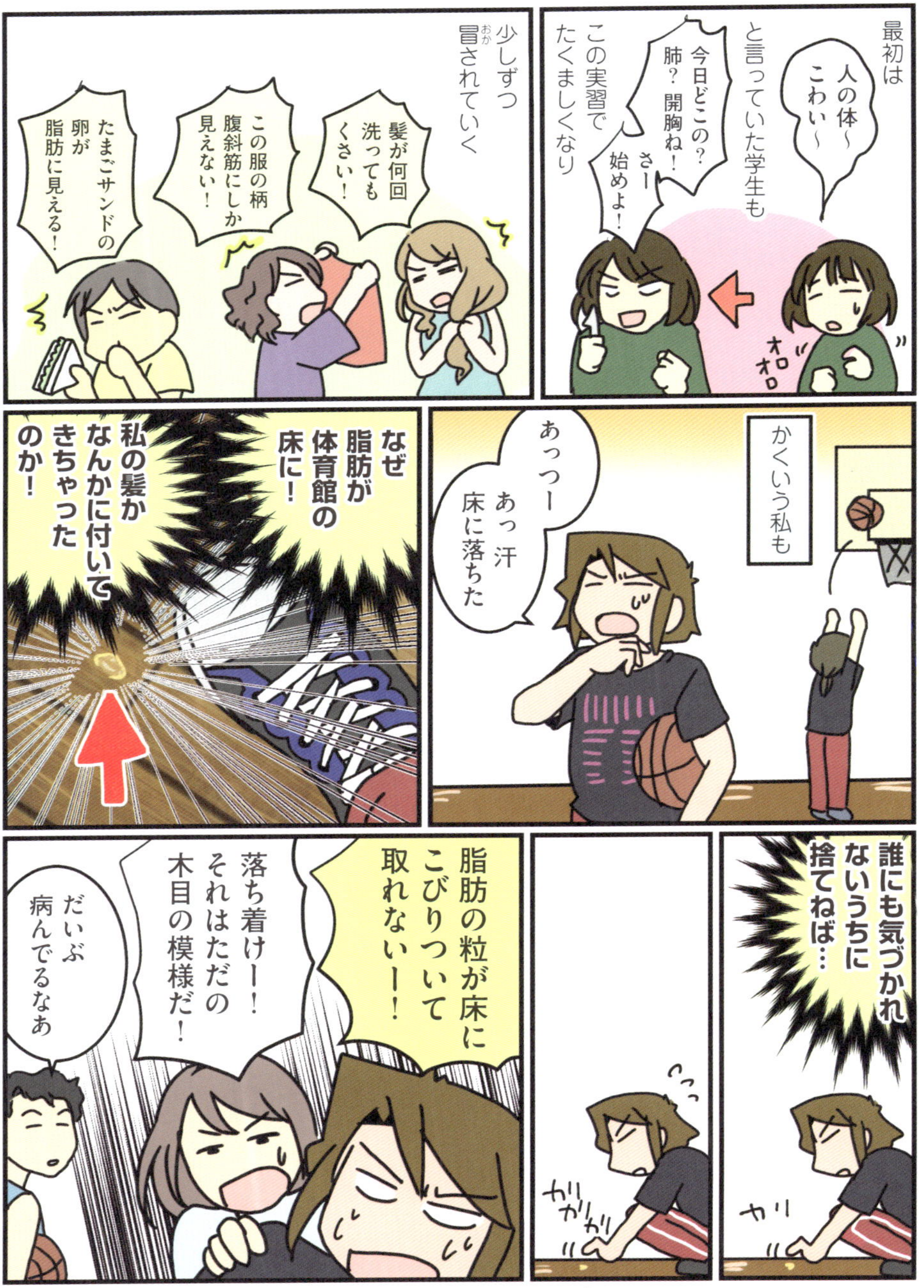
最初は
人の体〜こわい〜
と言っていた学生も
今日どこの？肺？開胸ね！
さー始めよ！
この実習でたくましくなり
オロオロ
少しずつ冒《おか》されていく
髪が何回洗ってもくさい！
この服の柄腹斜筋にしか見えない！
たまごサンドの卵が脂肪に見える！
かくいう私も
あっつー
あっ汗床に落ちた
なぜ脂肪が体育館の床に！
私の髪かなんかに付いてきちゃったのか！
誰にも気づかれないうちに捨てねば…
カリ
カリカリカリ
脂肪の粒が床にこびりついて取れないーー！
落ち着けーー！それはただの木目の模様だ！
だいぶ病んでるなあ

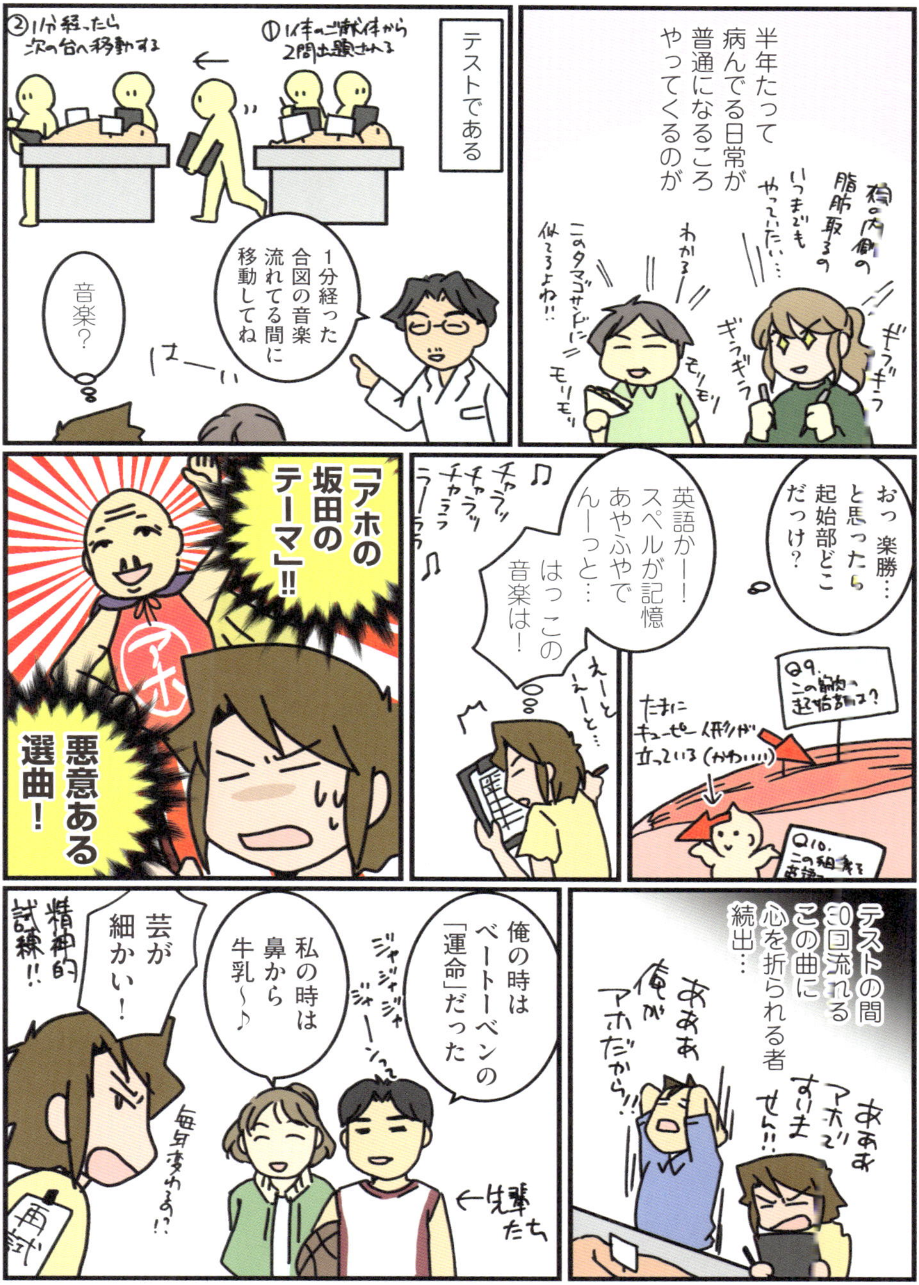

半年たって病んでる日常が普通になるころやってくるのが
筋の内側の脂肪取るのいつまでもやっていたい…
ギラギラ
ギラギラ
わかるー
このタマゴサンドに似てるよね!!
モリモリ
モリモリ
テストである
①1体のご献体から2問出題される
②1分経ったら次の台へ移動する
1分経った合図の音楽流れてる間に移動してね
はーい
音楽?
おっ楽勝…と思ったら起始部どこだっけ?
Q9. この筋肉の起始部は?
たまにキューピー人形が立っている(かわいい)
Q10.
英語かー!スペルが記憶あやふやでんーっと…はっこの音楽は!
えーとえーと…
チャラッチャラッチャラッチャララ
ラーララ
「アホの坂田のテーマ」!!
悪意ある選曲!
テストの間30回流れるこの曲に心を折られる者続出…
ああああアホですいません!!
ああああ俺がアホだから!!
俺の時はベートーベンの「運命」だった
ジャジャジャジャーン
私の時は鼻から牛乳〜♪
←先輩たち
芸が細かい!
精神的試練!!
毎年変わるの!?
再試

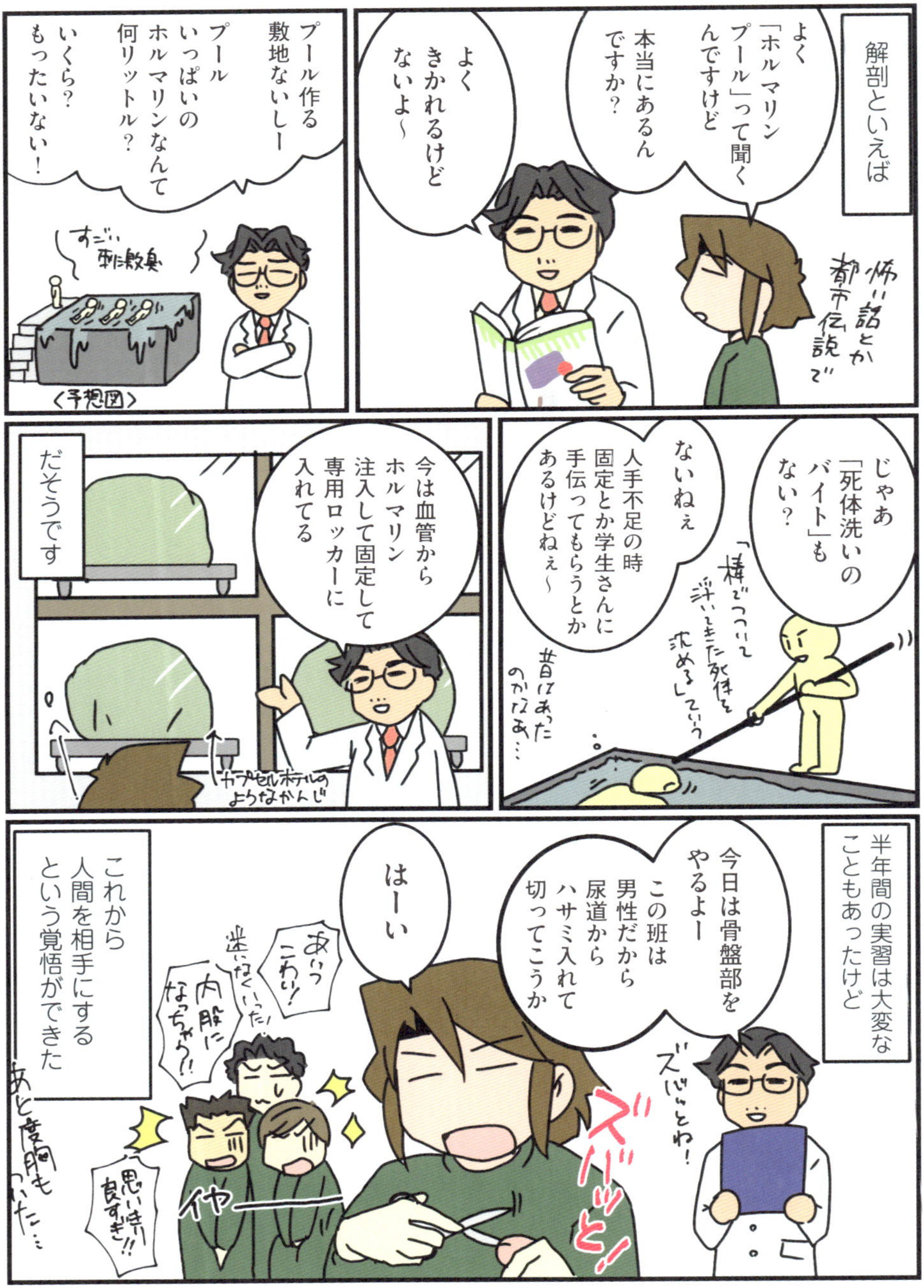
解剖といえば
よく「ホルマリンプール」って聞くんですけど
本当にあるんですか？
怖い話とか都市伝説で
よくきかれるけどないよ〜
プール作る敷地ないしー
プールいっぱいのホルマリンなんて何リットル？
いくら？もったいない！
すごい死敗臭
〈予想図〉
じゃあ「死体洗いのバイト」もない？
ないねぇ
人手不足の時固定とか学生さんに手伝ってもらうとかあるけどねぇ〜
「棒でつついて浮いてきた死体を沈める」っていう
昔はあったのかなあ…
今は血管からホルマリン注入して固定して専用ロッカーに入れてる
カプセルホテルのようなかんじ
だそうです
半年間の実習は大変なこともあったけど
今日は骨盤部をやるよー
この班は男性だから尿道からハサミ入れて切ってこうか
ズバッとね！
はーい
ズバッと！！
あいつこわい！
迷いなくいった！
内股になっちゃう？！
思い切り良すぎ！！
イヤー
これから人間を相手にするという覚悟ができた
あと度胸もついた…

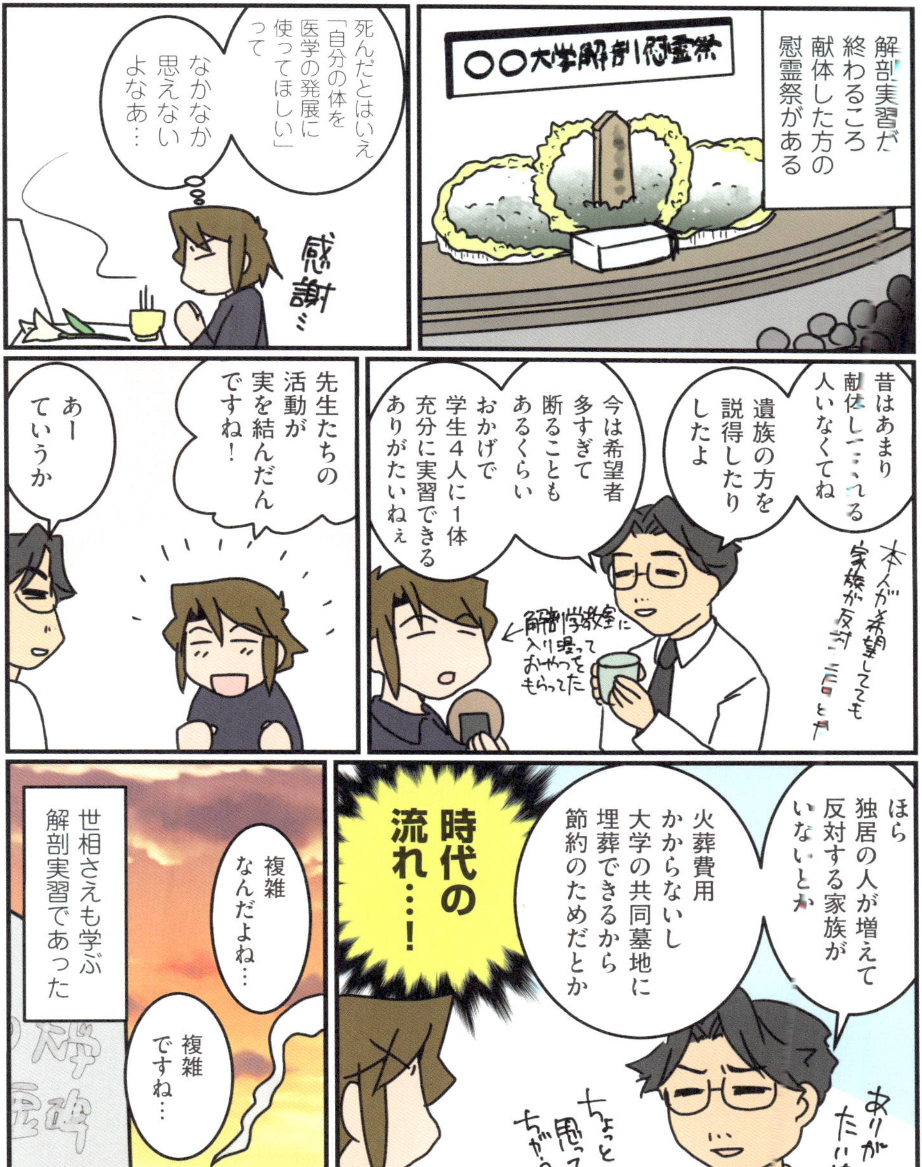
解剖実習が終わるころ献体した方の慰霊祭がある
○○大学解剖慰霊祭
死んだとはいえ「自分の体を医学の発展に使ってほしい」って
なかなか思えないよなあ…
感謝ミ
昔はあまり献体してくれる人いなくてね
遺族の方を説得したりしたよ
本人が希望してても家族が反対
今は希望者多すぎて断ることもあるくらい おかげで学生4人に1体充分に実習できるありがたいねぇ
解剖学教室に入り浸っておやつをもらってた
先生たちの活動が実を結んだんですね!
あー ていうか
ほら独居の人が増えて反対する家族がいないとか
火葬費用かからないし大学の共同墓地に埋葬できるから節約のためだとか
時代の流れ…!
ありがたいけど
ちょっと思ってた方向とちがうかんじ…
複雑なんだよね…
複雑ですね…
世相さえも学ぶ解剖実習であった

3、4年生

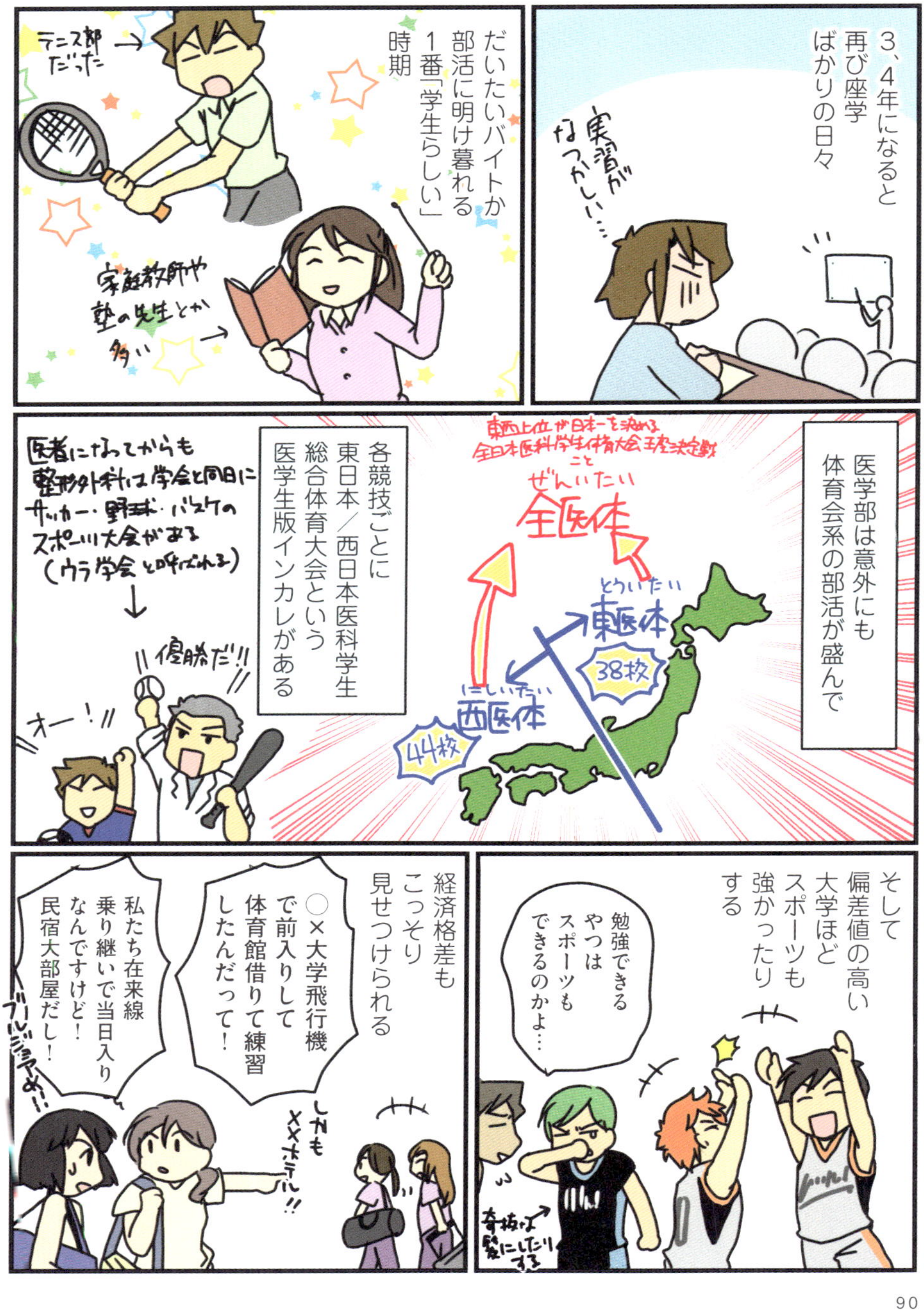

3、4年になると再び座学ばかりの日々
実習がなつかしい…
だいたいバイトか部活に明け暮れる1番「学生らしい」時期
テニス部だった →
家庭教師や塾の先生とか多い →
医学部は意外にも体育会系の部活が盛んで
東西上位が日本一を決める全日本医科学生体育大会王座決定戦
こと
全医体《ぜんいたい》
東医体《とういたい》
38校
西医体《にしいたい》
44校
各競技ごとに東日本／西日本医科学生総合体育大会という医学生版インカレがある
医者になってからも整形外科は学会と同日にサッカー・野球・バスケのスポーツ大会がある（ウラ学会と呼ばれる）
↓
優勝だ!!
オー!
そして偏差値の高い大学ほどスポーツも強かったりする
勉強できるやつはスポーツもできるのかよ…
奇抜な髪にしたりする
経済格差もこっそり見せつけられる
○×大学飛行機で前入りして体育館借りて練習したんだって!
私たち在来線乗り継いで当日入りなんですけど!民宿大部屋だし!
しかも××ホテル!!
ブルジョアめ!!

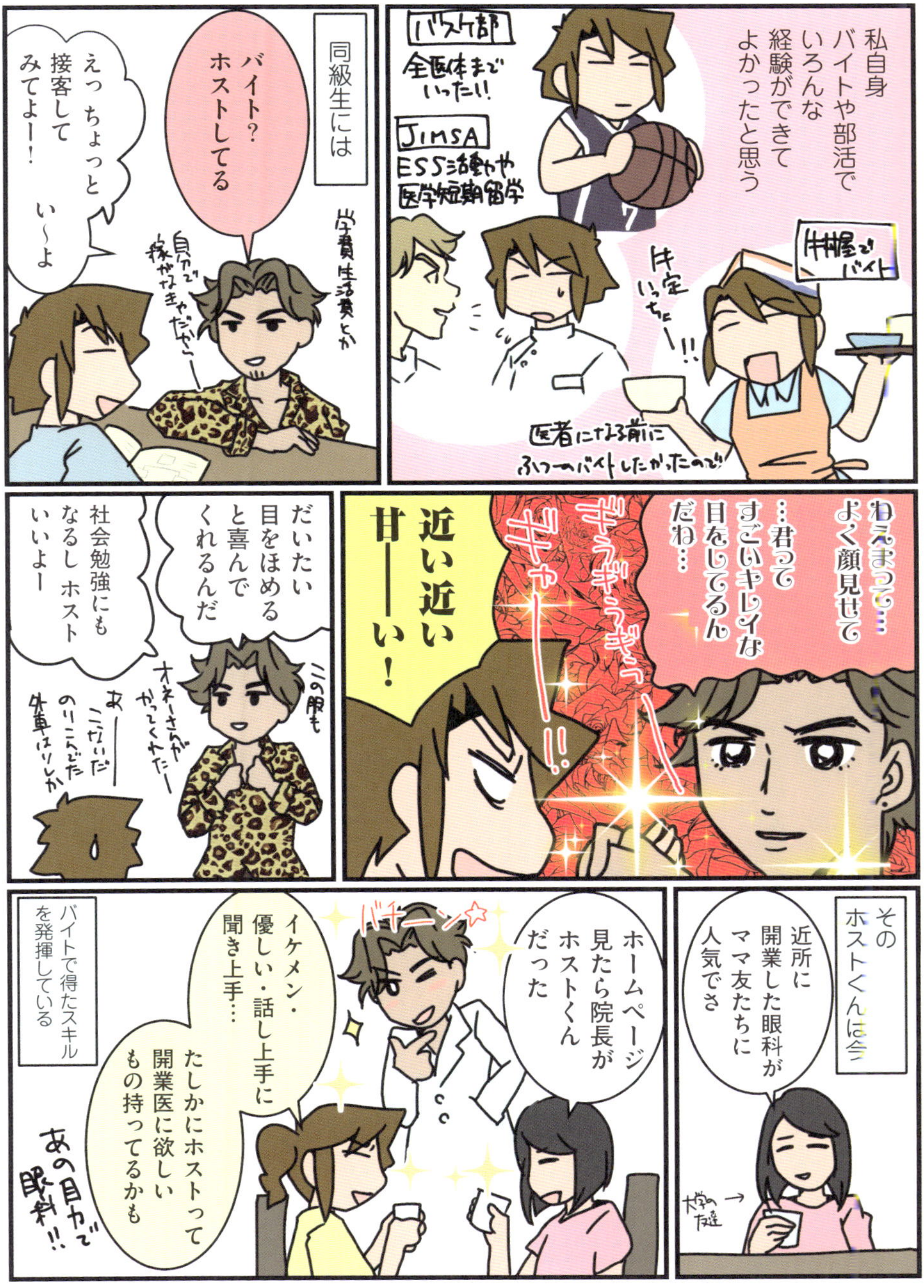
私自身
バイトや部活で
いろんな
経験ができて
よかったと思う
バスケ部
全医体までいった!!
JIMSA
ESS活動や
医学短期留学
牛丼屋でバイト
牛定いっちょー!!
医者になる前に
ふつーのバイトしたかったので
同級生には
バイト? ホストしてる
学費 生活費とか 自分で稼がなきゃだから〜
えっ ちょっと 接客して みてよー!
い〜よ
ねえまって… よく顔見せて
…君って すごいキレイな 目をしてるんだね…
ギラギラギラ
ギャーー!!
近い近い 甘ーーい!
だいたい 目をほめる と喜んで くれるんだ
社会勉強にも なるし ホスト いいよー
この服も オネーさんが かってくれたー
あー こないだ のりこんでた 外車はソレか
その ホストくんは今
近所に 開業した眼科が ママ友たちに 人気でさ
大学の友達 →
ホームページ 見たら院長が ホストくんだった
バチーン☆
イケメン・ 優しい・話し上手に 聞き上手…
たしかにホストって 開業医に欲しい もの持ってるかも
あの目力で 眼科!!
バイトで得たスキル を発揮している

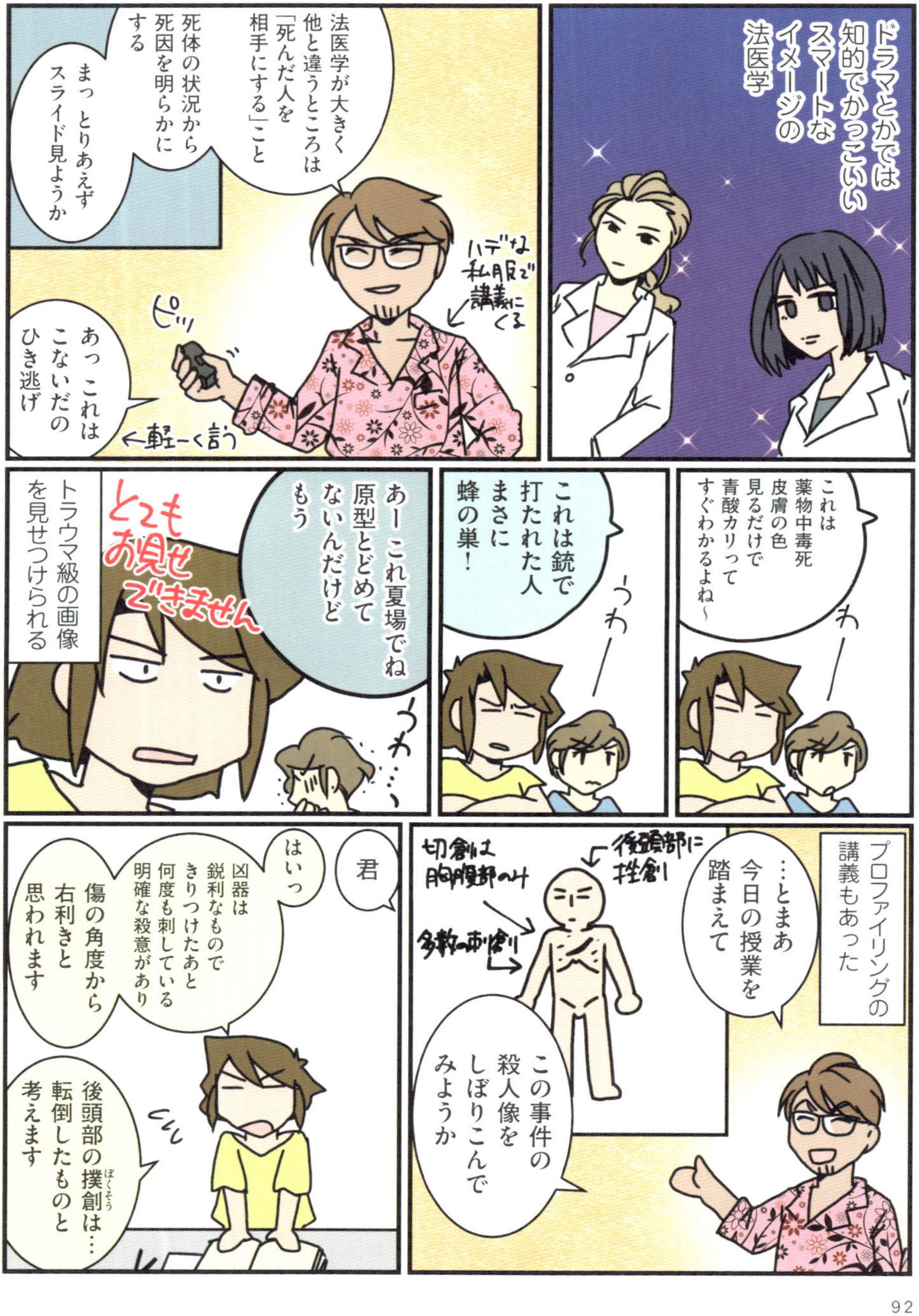
ドラマとかでは知的でかっこいいスマートなイメージの法医学
法医学が大きく他と違うところは「死んだ人を相手にする」こと
死体の状況から死因を明らかにする
まっとりあえずスライド見ようか
ハデな私服で講義にくる
ピッ
あっこれはこないだのひき逃げ
←軽ーく言う
これは薬物中毒死 皮膚の色見るだけで青酸カリってすぐわかるよね～
わー
これは銃で打たれた人まさに蜂の巣！
うわー
あーこれ夏場でね原型とどめてないいんだけどもう
トラウマ級の画像を見せつけられる
とてもお見せできません
うわ…
プロファイリングの講義もあった
…とまあ今日の授業を踏まえて
この事件の殺人像をしぼりこんでみようか
切創は胸腹部のみ
後頭部に挫創
多数の刺創
君
はいっ
凶器は鋭利なものできりつけたあと何度も刺している明確な殺意があり
傷の角度から右利きと思われます
後頭部の撲創《ぼくそう》は…転倒したものと考えます

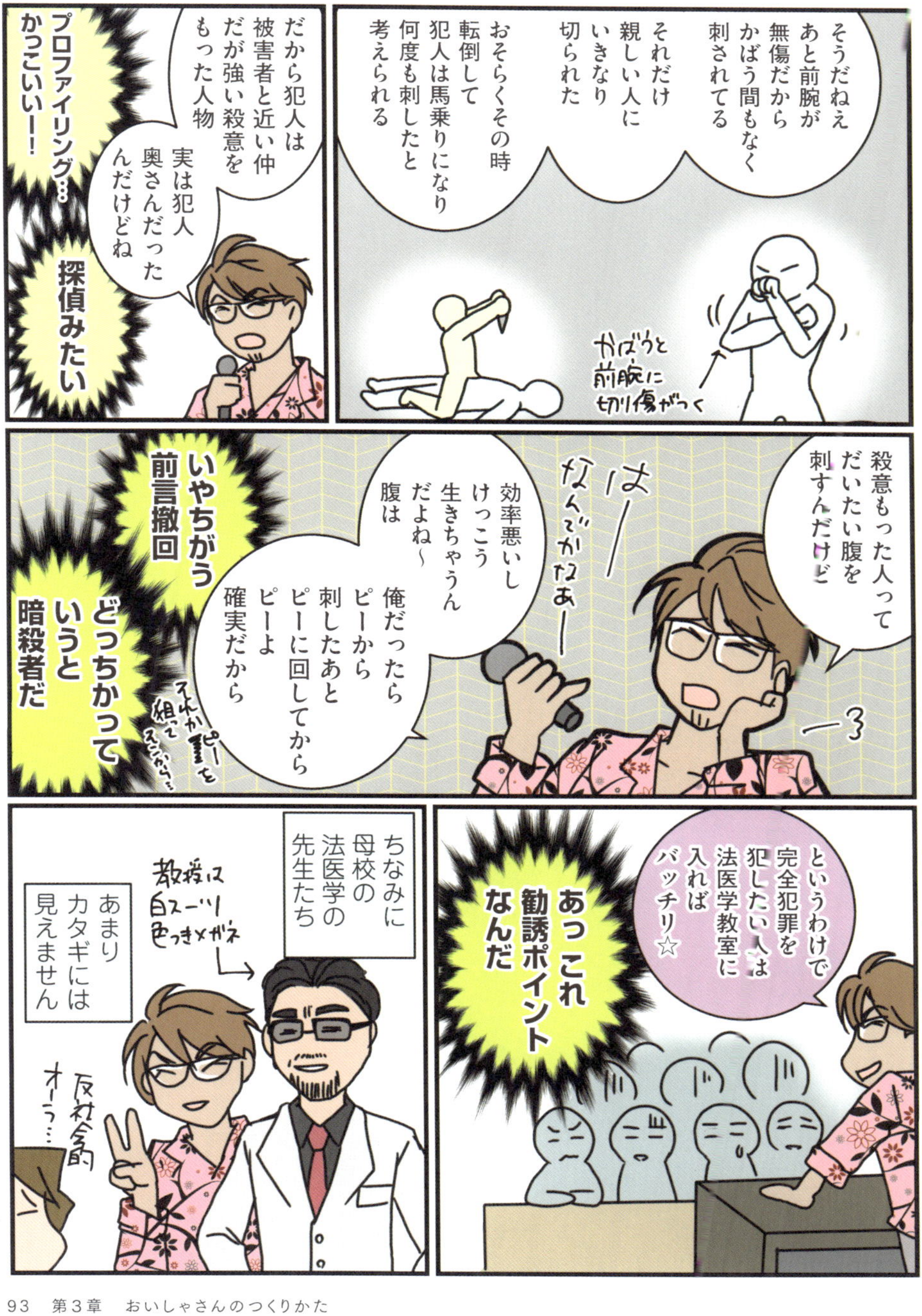
そうだねえ あと前腕が 無傷だから かばう間もなく 刺されてる
それだけ 親しい人に いきなり 切られた
おそらくその時 転倒して 犯人は馬乗りになり 何度も刺したと 考えられる
かばうと 前腕に 切り傷がつく
だから犯人は 被害者と近い仲 だが強い殺意を もった人物
実は犯人 奥さんだった んだけどね
プロファイリング… かっこいいー!
探偵みたい
殺意もった人って だいたい腹を 刺すんだけど
はー なんでかなあー
効率悪いし けっこう 生きちゃうん だよね〜 腹は
俺だったら ピーから 刺したあと ピーに回してから ピーよ 確実だから
いやちがう 前言撤回
どっちかって いうと 暗殺者だ
それかピー[redacted]を 狙って えぐから…
というわけで 完全犯罪を 犯したい人は 法医学教室に 入れば バッチリ☆
あっ これ 勧誘ポイント なんだ
ちなみに 母校の 法医学の 先生たち
教授は 白スーツ 色つきメガネ
あまり カタギには 見えません
反社会的 オーラ…

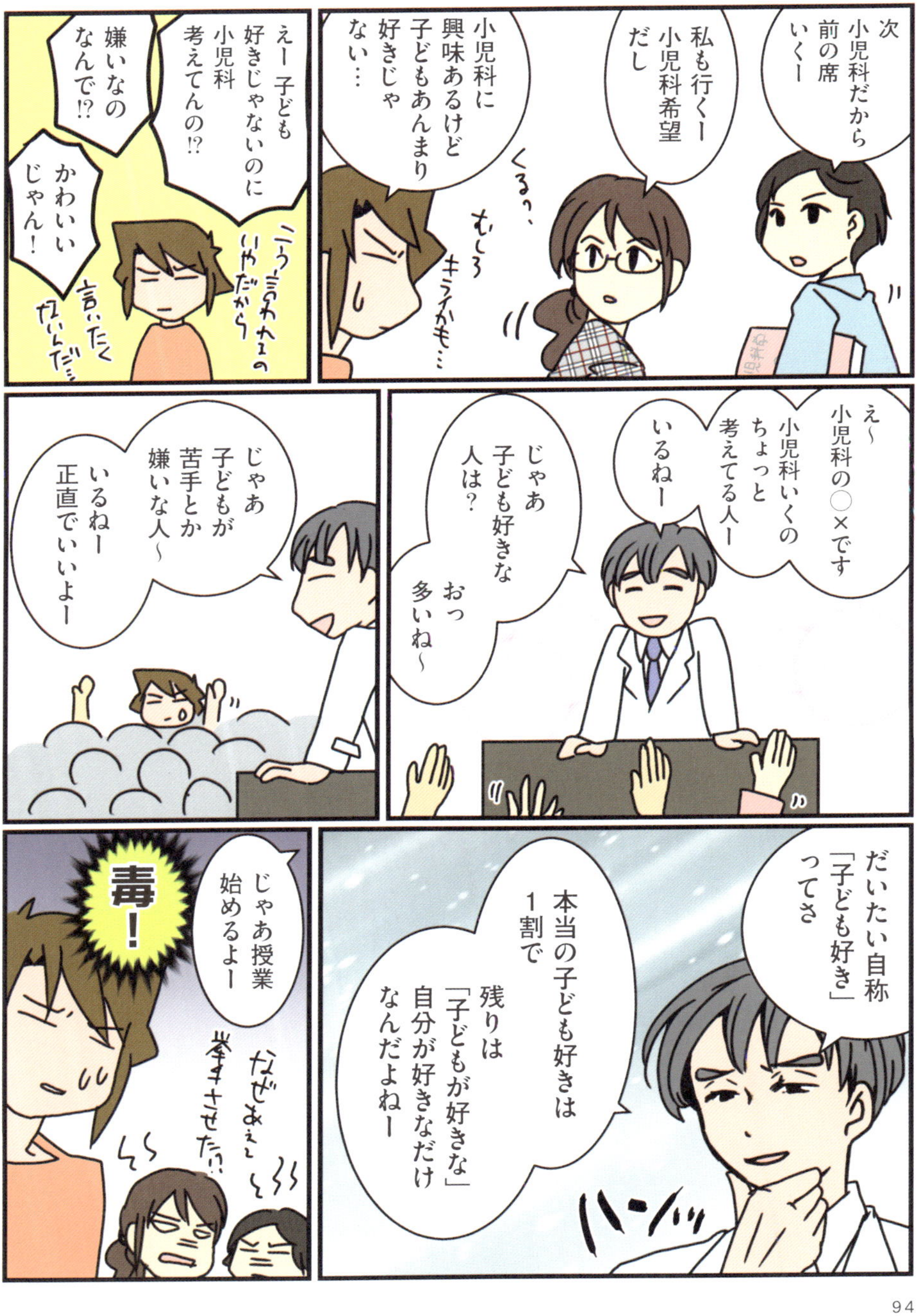
次 小児科だから 前の席 いくー
私も行くー 小児科希望 だし
小児科に 興味あるけど 子どもあんまり 好きじゃ ない…
くるっ
むしろ キライかも…
えー 子ども好きじゃないのに 小児科 考えてんの!?
嫌いなの なんで!?
かわいい じゃん!
こう言われるの いやだから 言いたく ないんだ…
え〜 小児科の○×です
小児科いくの ちょっと 考えてる人ー
いるねー
じゃあ 子ども好きな 人は?
おっ 多いね〜
じゃあ 子どもが 苦手とか 嫌いな人〜
いるねー 正直でいいよー
だいたい自称 「子ども好き」 ってさ
本当の子ども好きは 1割で 残りは 「子どもが好きな」 自分が好きなだけ なんだよねー
ハンッ
毒!
じゃあ授業 始めるよー
なぜあえて 挙手させた!?

今の4年生

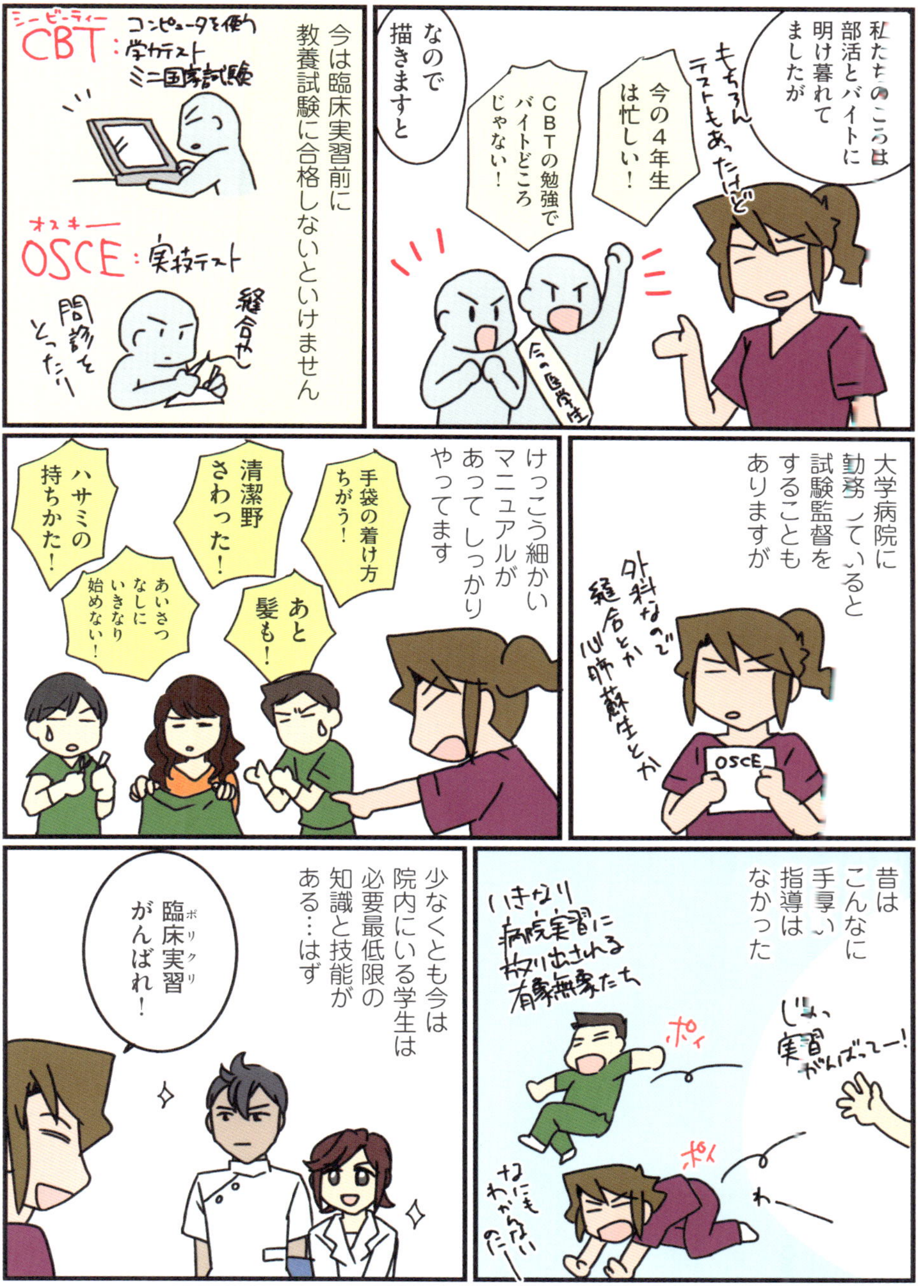

私たちのころは部活とバイトに明け暮れてましたが
もちろんテストもあったけど
今の4年生は忙しい！
CBTの勉強でバイトどころじゃない！
なので描きますと
今の医学生
今は臨床実習前に教養試験に合格しないといけません
CBT《シービーティー》：コンピュータを使う学力テスト
ミニ国家試験
OSCE《オスキー》：実技テスト
縫合したり
問診をとったり
大学病院に勤務していると試験監督をすることもありますが
外科なので縫合とか心肺蘇生とか
OSCE
けっこう細かいマニュアルがあってしっかりやってます
手袋の着け方ちがう！
清潔野さわった！
あと髪も！
あいさつなしにいきなり始めない！
ハサミの持ちかた！
昔はこんなに手厚い指導はなかった
いきなり病院実習に放り出される有象無象たち
じゃ、実習がんばってー！
ポイ
ポイ
わー
なにもわからないのにー
少なくとも今は院内にいる学生は必要最低限の知識と技能がある…はず
臨床実習《ポリクリ》がんばれ！

臨床実習 ～5年生～

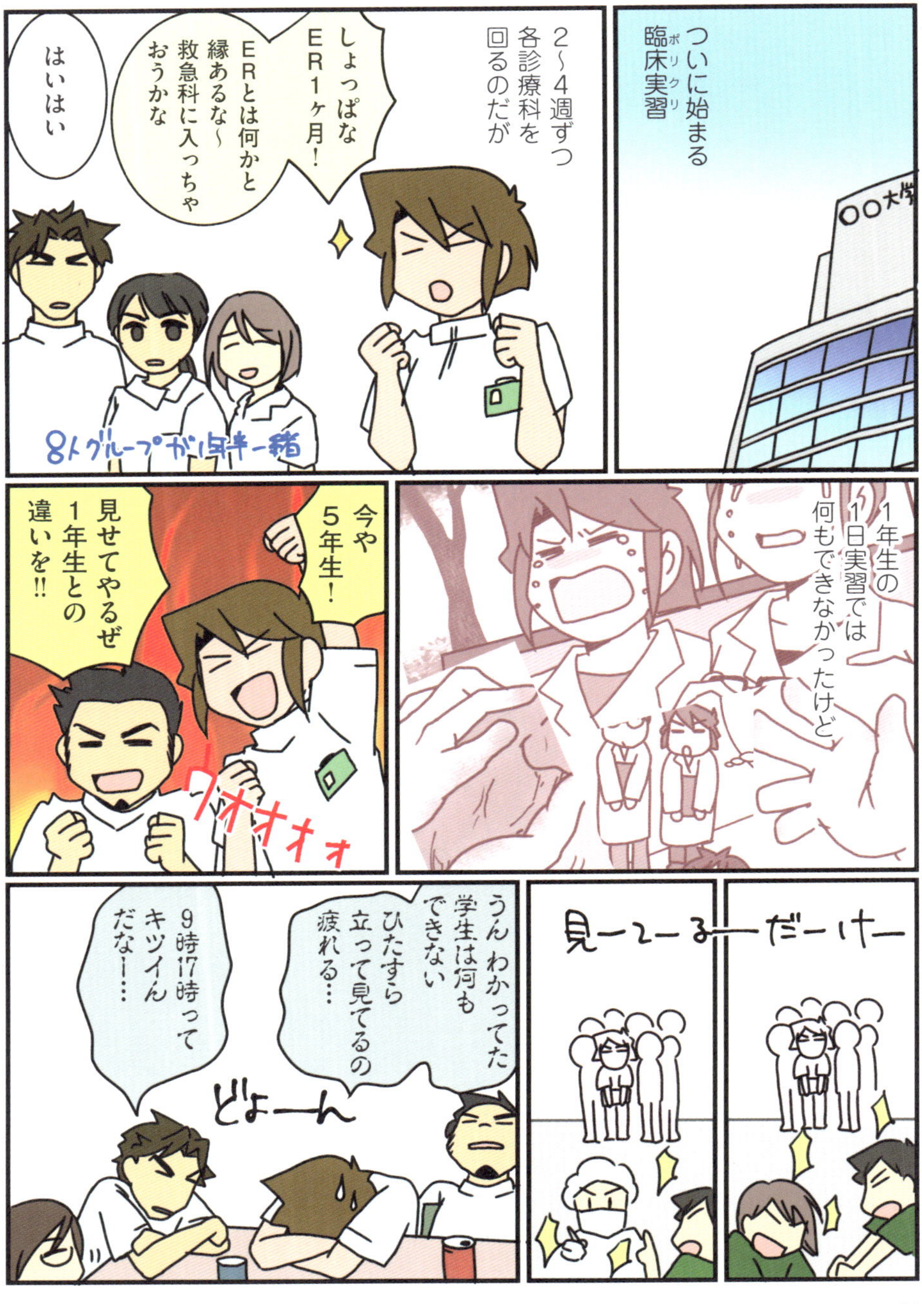
ついに始まる臨床実習《ポリクリ》
2～4週ずつ各診療科を回るのだが
しょっぱなER1ヶ月!
ERとは何かと縁あるな～救急科に入っちゃおうかな
はいはい
8人グループが1年中一緒
1年生の1日実習では何もできなかったけど
今や5年生!
見せてやるぜ1年生との違いを!!
ウオオオオォ
見ーてーるーだーけー
うんわかってた学生は何もできない
ひたすら立って見てるの疲れる…
9時17時ってキツイんだな!…
どよーん

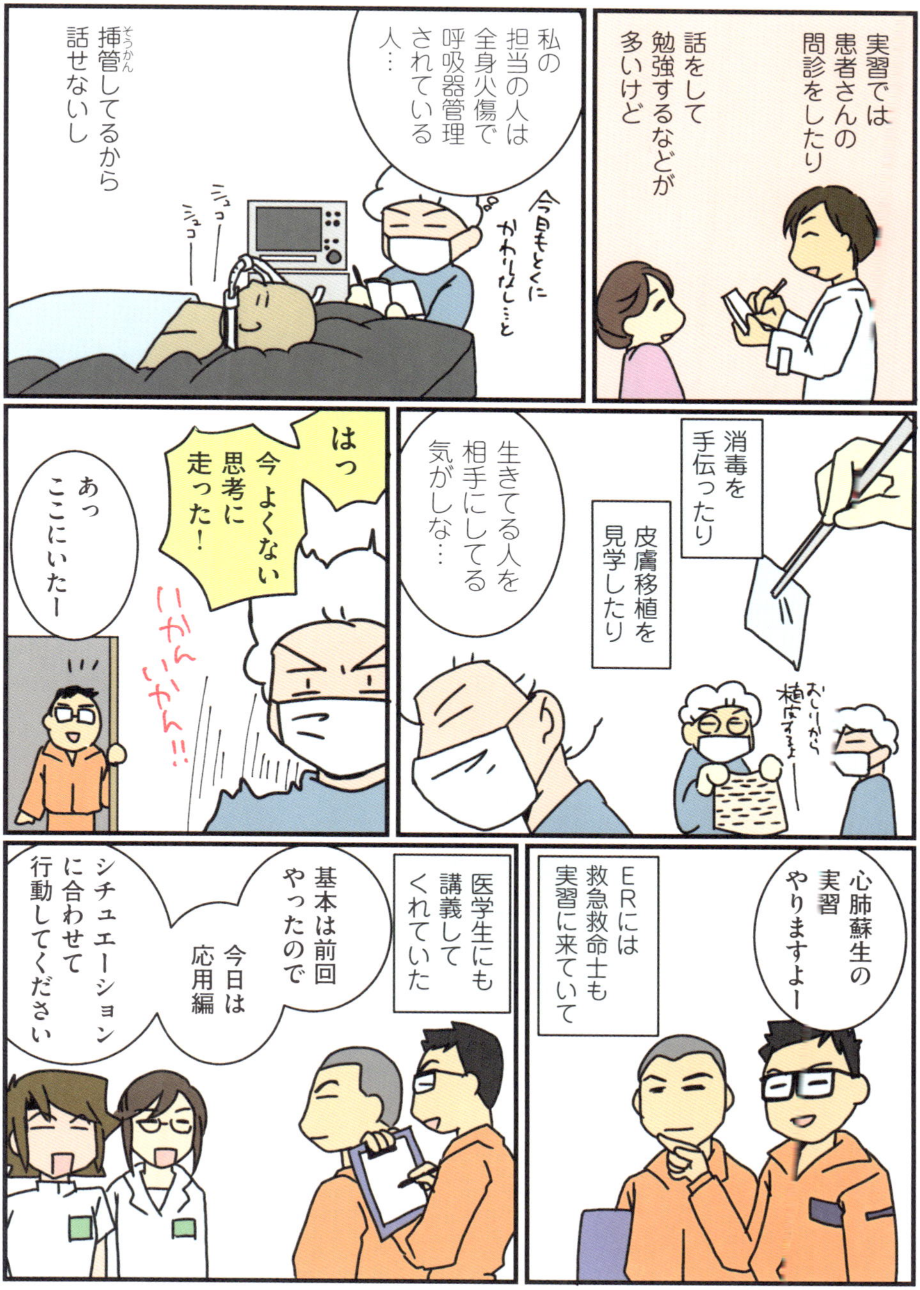
実習では患者さんの問診をしたり
話をして勉強するなどが多いけど
私の担当の人は全身火傷で呼吸器管理されている人…
今日もとくにかわりなし…と
シュコー
シュコー
挿管《そうかん》してるから話せないし
消毒を手伝ったり
皮膚移植を見学したり
おしりから植皮するよー
生きてる人を相手にしてる気がしな…
はっ
今よくない思考に走った!
いかんいかん!!
あっここにいたー
心肺蘇生の実習やりますよー
ERには救急救命士も実習に来ていて
医学生にも講義してくれていた
基本は前回やったので
今日は応用編
シチュエーションに合わせて行動してください

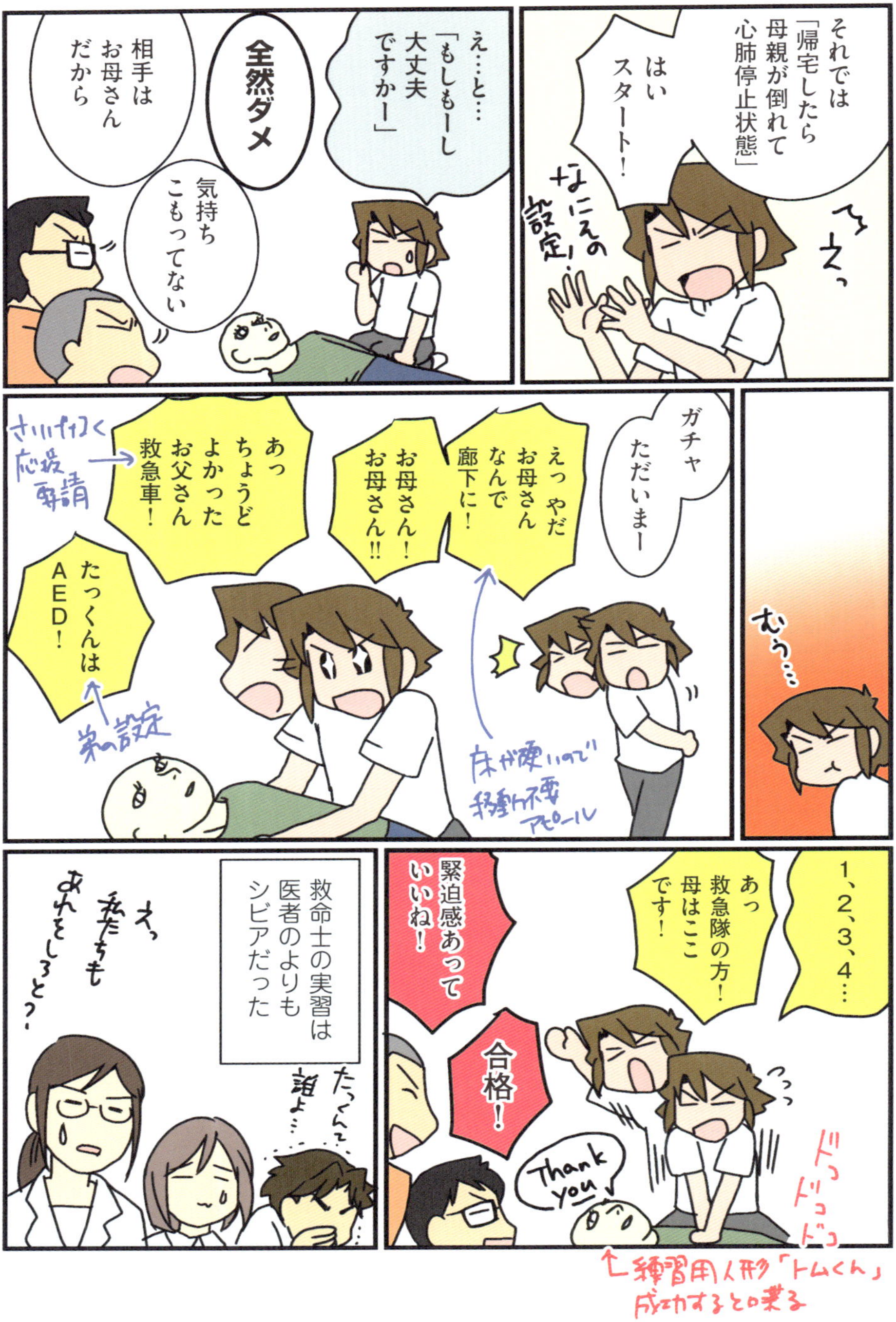

それでは「帰宅したら母親が倒れて心肺停止状態」
はい スタート!
えっ
なにその設定!
え…と…「もしもーし大丈夫ですかー」
全然ダメ
相手はお母さんだから
気持ちこもってない
むう…
ガチャ
ただいまー
えっやだ お母さん なんで廊下に!
お母さん! お母さん!!
床が硬いので移動不要アピール
あっ ちょうどよかった お父さん 救急車!
さりげなく応援要請
たっくんは AED!
弟の設定
1、2、3、4…
あっ 救急隊の方! 母はここです!
緊迫感あっていいね!
合格!
Thank you
ドッドッドッ
練習用人形「トムくん」成功すると喋る
救命士の実習は医者のよりもシビアだった
えっ 私たちもあれをしろと?
たっくんて誰よ…

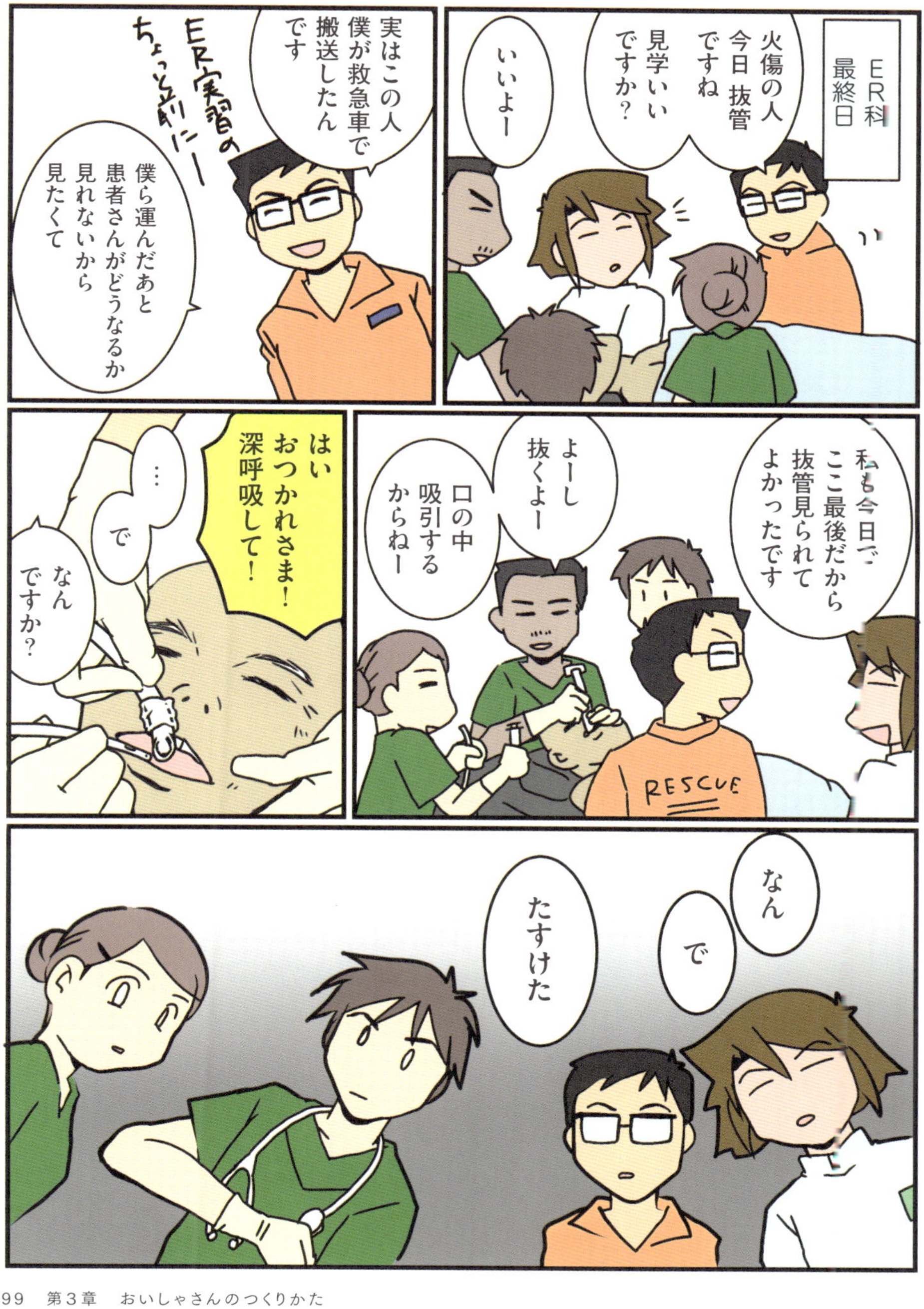
ER科最終日
火傷の人今日 抜管ですね
見学いいですか？
いいよー
実はこの人僕が救急車で搬送したんです
ER実習のちょっと前にー
僕ら運んだあと患者さんがどうなるか見れないから見たくて
私も今日でここ最後だから抜管見られてよかったです
よーし抜くよー
口の中吸引するからねー
RESCUE
はい おつかれさま！深呼吸して！
…で
なんですか？
なん
で
たすけた

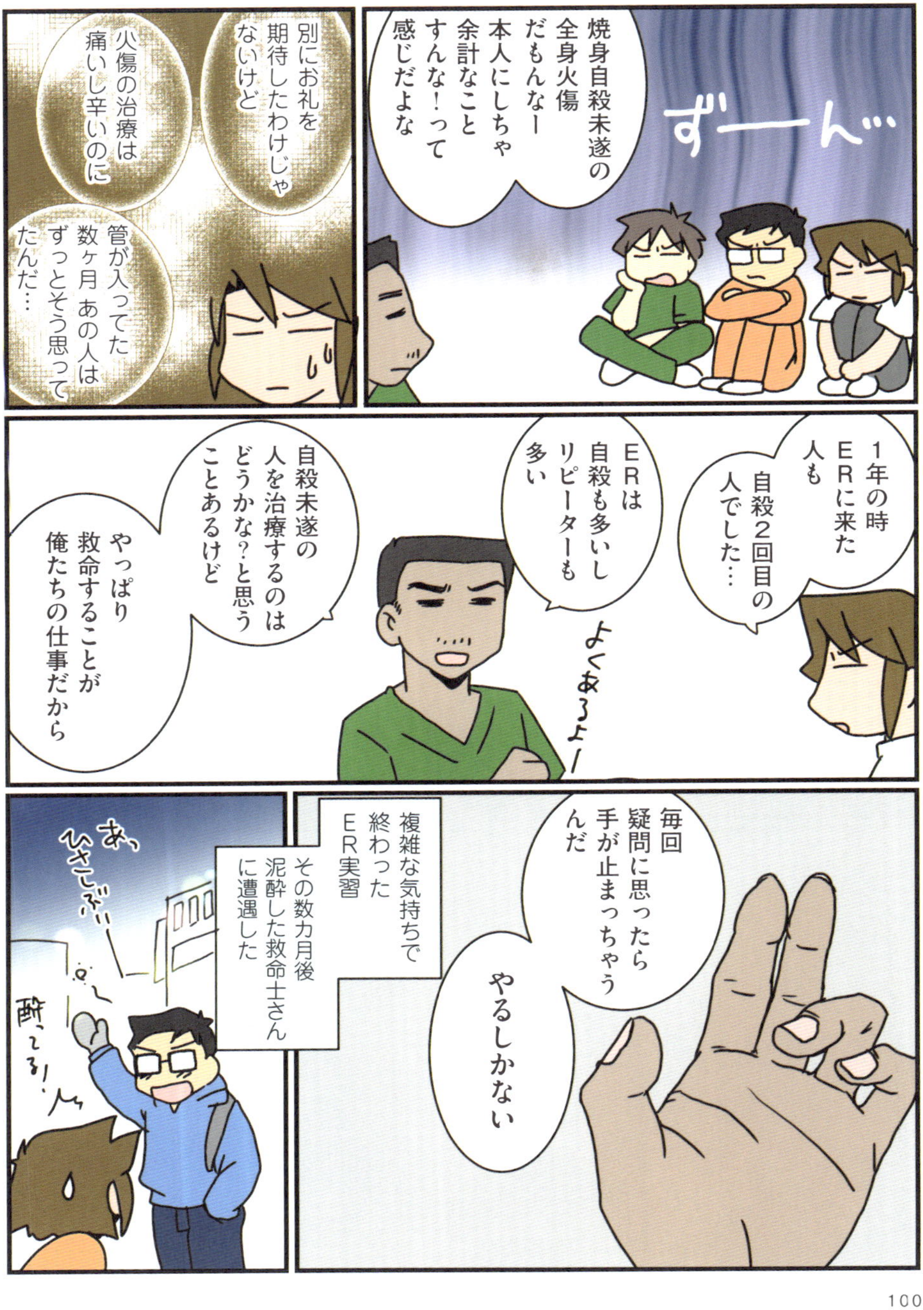
焼身自殺未遂の全身火傷だもんなー本人にしちゃ余計なことすんな！って感じだよな
ずーーん…
別にお礼を期待したわけじゃないけど
火傷の治療は痛いし辛いのに
管が入ってた数ヶ月 あの人はずっとそう思ってたんだ…
1年の時ERに来た人も
自殺2回目の人でした…
ERは自殺も多いしリピーターも多い
よくあるよー
自殺未遂の人を治療するのはどうかな？と思うことあるけど
やっぱり救命することが俺たちの仕事だから
毎回疑問に思ったら手が止まっちゃうんだ
やるしかない
複雑な気持ちで終わったER実習
その数カ月後泥酔した救命士さんに遭遇した
あ、ひさしぶりー
酔ってる！

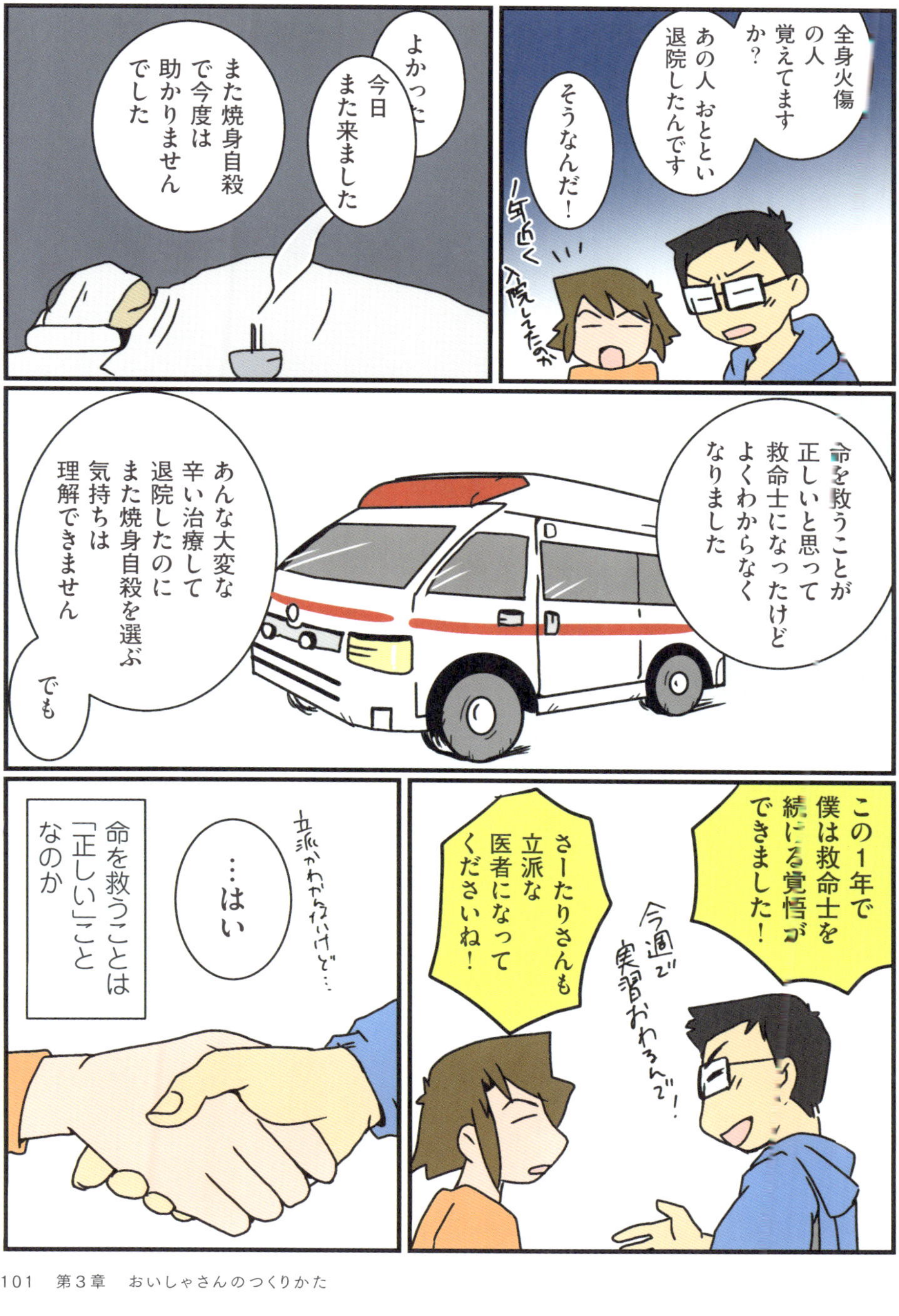
全身火傷の人 覚えてますか？
あの人 おととい退院したんです
そうなんだ！
1年近く入院してたのか
よかった
今日 また来ました
また焼身自殺で今度は助かりませんでした
命を救うことが正しいと思って救命士になったけど よくわからなくなりました
あんな大変な辛い治療して退院したのに また焼身自殺を選ぶ気持ちは理解できません
でも
この1年で僕は救命士を続ける覚悟ができました！
今週で実習おわるんで！
さーたりさんも立派な医者になってくださいね！
立派かわからないけど…
…はい
命を救うことは「正しい」ことなのか

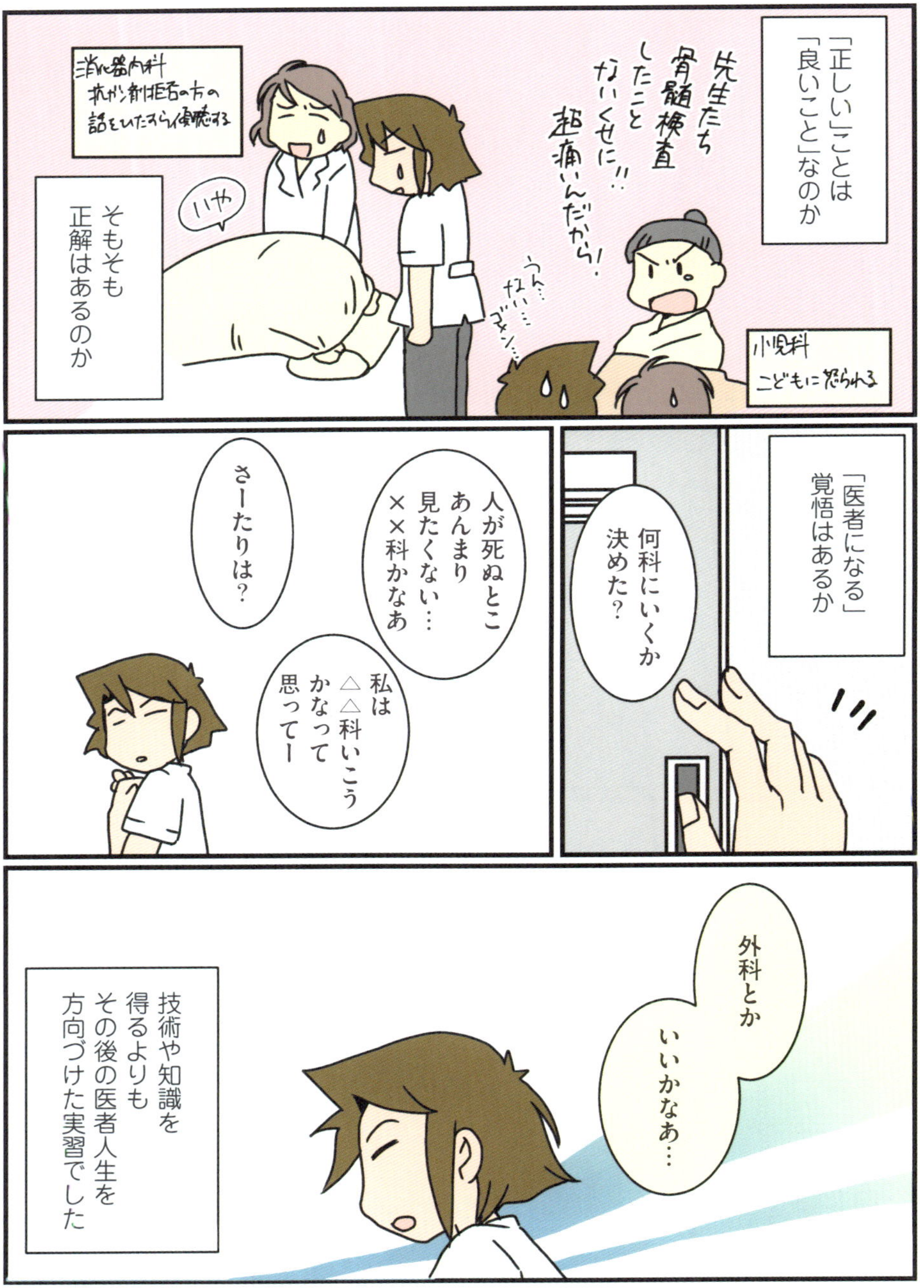
「正しい」ことは「良いこと」なのか
先生たち骨髄検査したことないくせに!! 超痛いんだから!
うん… ない… ゴメン…
小児科 こどもに怒られる
消化器内科 抗ガン剤拒否の方の話をひたすら傾聴する
いや
そもそも正解はあるのか
「医者になる」覚悟はあるか
何科にいくか決めた?
人が死ぬとこあんまり見たくない…××科かなあ
私は△△科いこうかなって思ってー
さーたりは?
外科とか
いいかなあ…
技術や知識を得るよりもその後の医者人生を方向づけた実習でした

校風

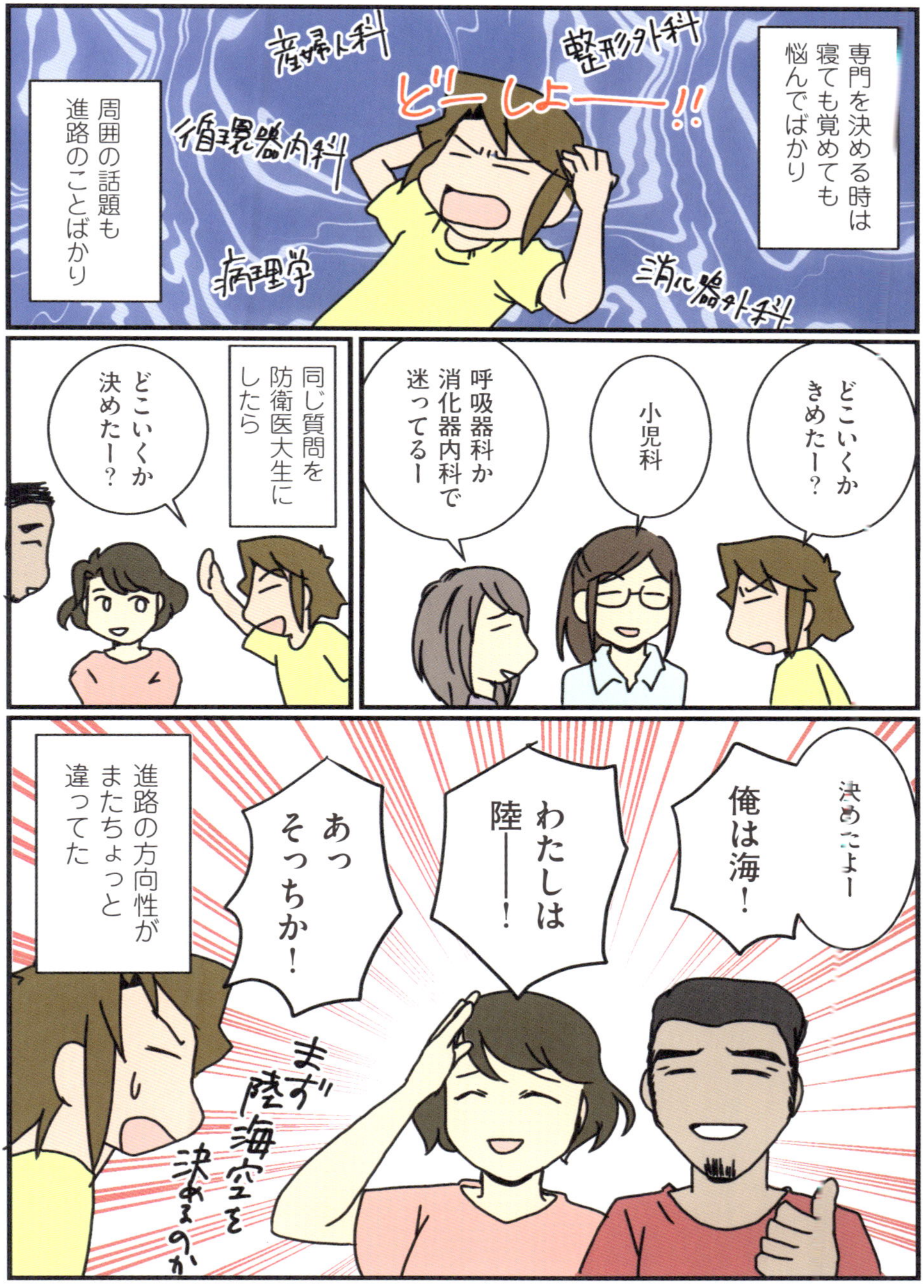

専門を決める時は寝ても覚めても悩んでばかり
どーしよーー!!
整形外科
産婦人科
循環器内科
消化器外科
病理学
周囲の話題も進路のことばかり
どこいくかきめたー?
小児科
呼吸器科か消化器内科で迷ってるー
同じ質問を防衛医大生にしたら
どこいくか決めたー?
決めたよー
俺は海!
わたしは陸ーー!
あっそっちか!
進路の方向性がまたちょっと違ってた
まず陸海空を決めるのか

国家試験 ～6年生～

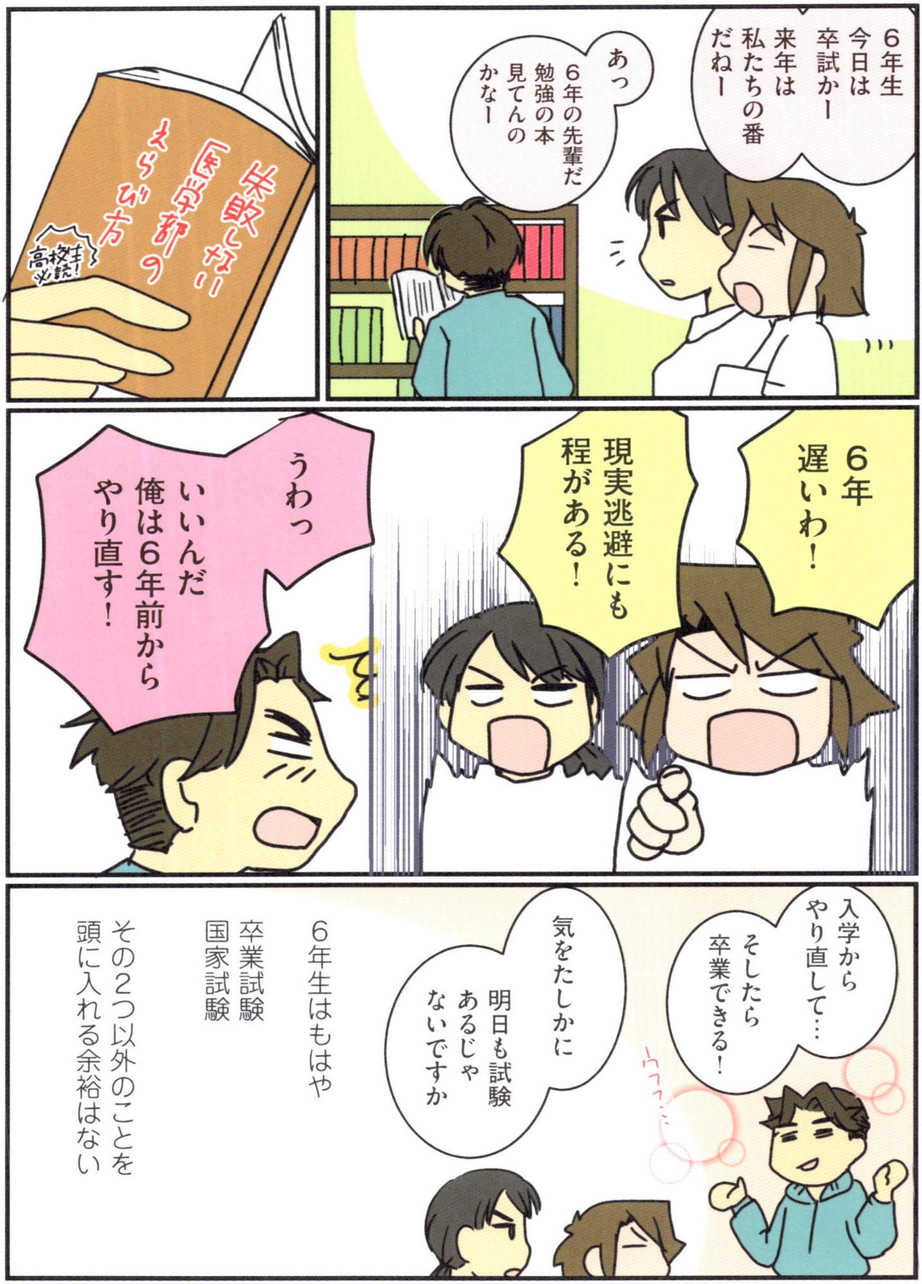
6年生 今日は卒試かー 来年は私たちの番だねー
あっ 6年の先輩だ 勉強の本見てんのかなー
失敗しない医学部のえらび方
高校生必読!
6年 遅いわ!
現実逃避にも程がある!
うわっ
いいんだ 俺は6年前からやり直す!
入学からやり直して… そしたら卒業できる!
気をたしかに 明日も試験あるじゃないですか
ウフフ…
6年生はもはや
卒業試験
国家試験
その2つ以外のことを頭に入れる余裕はない

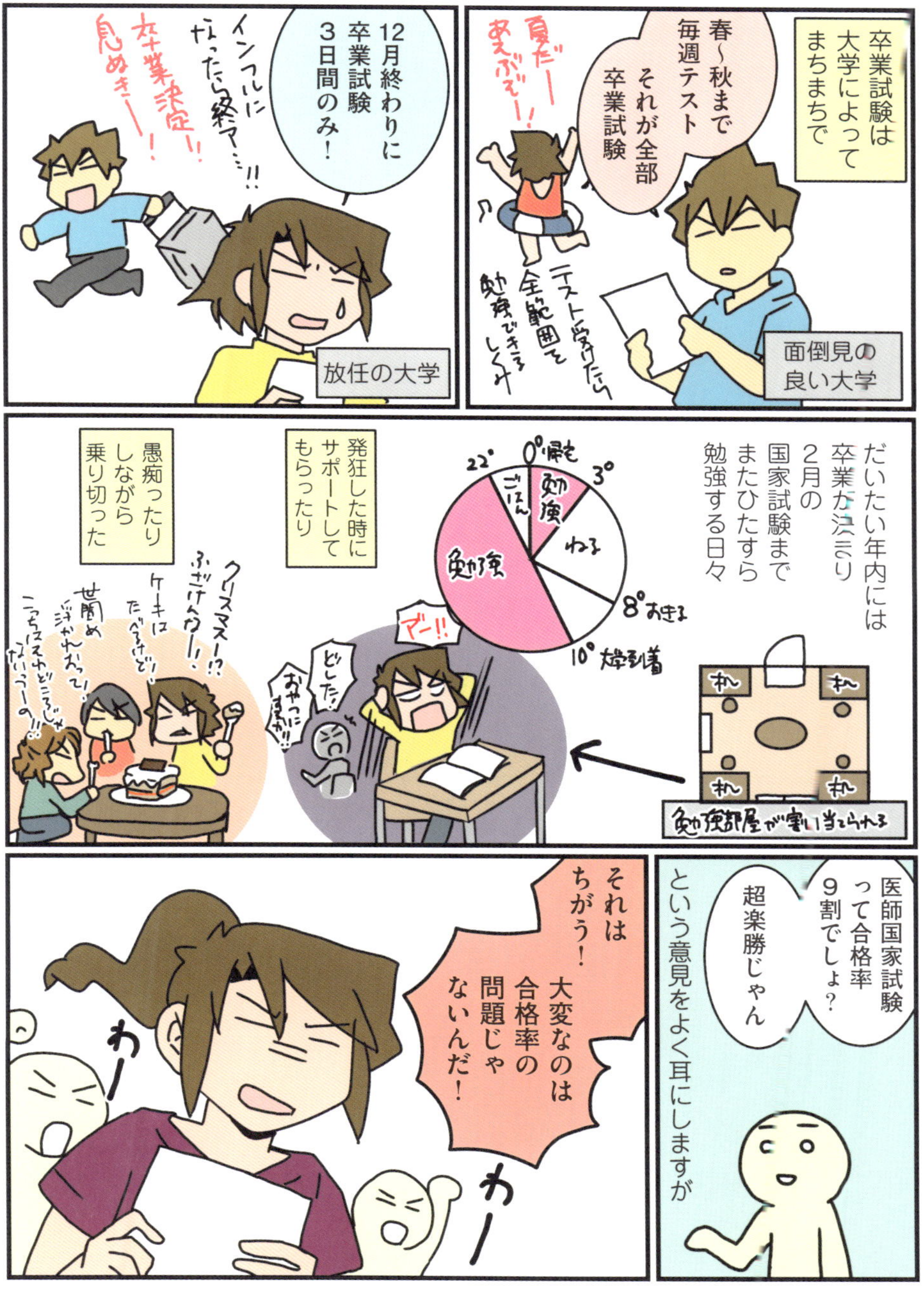

卒業試験は大学によってまちまちで
春〜秋まで毎週テスト
それが全部卒業試験
夏だーあそぶぞー!!
テスト受けたら全範囲を勉強できるしくみ
面倒見の良い大学
12月終わりに卒業試験3日間のみ!
インフルになったら終了…!!
卒業決定!!
息ぬきー!!
放任の大学
だいたい年内には卒業が決まり2月の国家試験までまたひたすら勉強する日々
0° 帰宅
3°
勉強
ねる
8° おきる
10° 大学到着
勉強
22°
ごはん
勉強部屋が割り当てられる
アー!!
どした!
おやつにするか!!
発狂した時にサポートしてもらったり
愚痴ったりしながら乗り切った
クリスマス!?ふざけんなー!!
ケーキはたべるけど!!
世間め浮かれおって!
こっちはそれどころじゃないっつーの!!
医師国家試験って合格率9割でしょ?
超楽勝じゃん
という意見をよく耳にしますが
それはちがう!
大変なのは合格率の問題じゃないんだ!
わー
わー

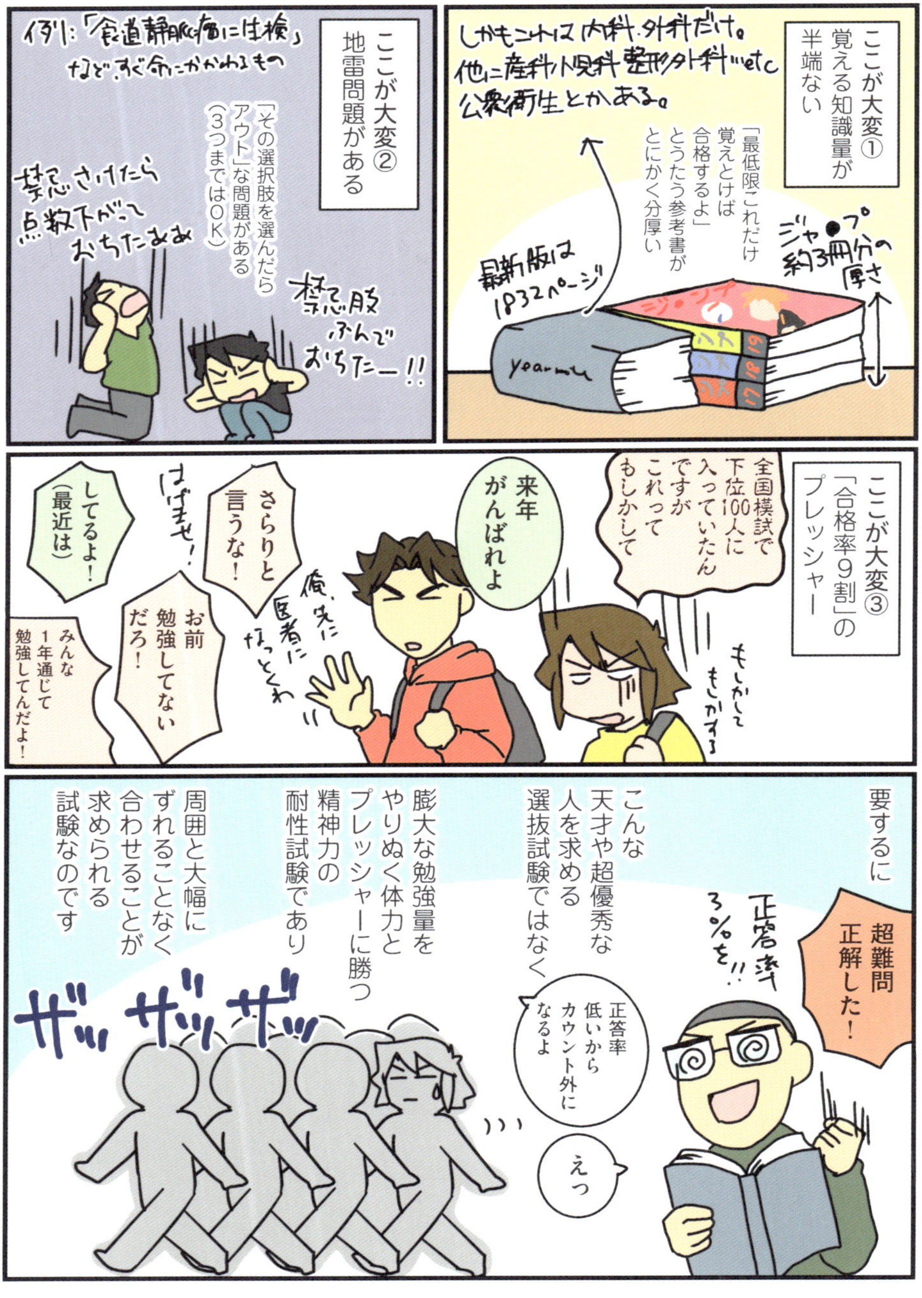
ここが大変①
覚える知識量が半端ない
「最低限これだけ覚えとけば合格するよ」とうたう参考書がとにかく分厚い
しかもこれは内科・外科だけ。他に産科小児科整形外科etc 公衆衛生とかある。
最新版は1832ページ
ジャ●プ約3冊分の厚さ
ここが大変②
地雷問題がある
「その選択肢を選んだらアウト」な問題がある（3つまではOK）
例：「食道静脈瘤に生検」など、すぐ命にかかわるもの
禁忌さけたら点数下がっておちたぁぁ
禁忌肢ふんでおちたー!!
ここが大変③
「合格率9割」のプレッシャー
全国模試で下位100人に入っていたんですがこれってもしかして
もしかしてもしかする
来年がんばれよ
俺、先に医者になっとくわ
さらりと言うな!
はげませ!
お前勉強してないだろ!
してるよ!（最近は）
みんな1年通じて勉強してんだよ!
要するに
こんな天才や超優秀な人を求める選抜試験ではなく
膨大な勉強量をやりぬく体力とプレッシャーに勝つ精神力の耐性試験であり
周囲と大幅にずれることなく合わせることが求められる試験なのです
超難問正解した!
正答率3%を!!
正答率低いからカウント外になるよ
えっ
ザッザッザッ

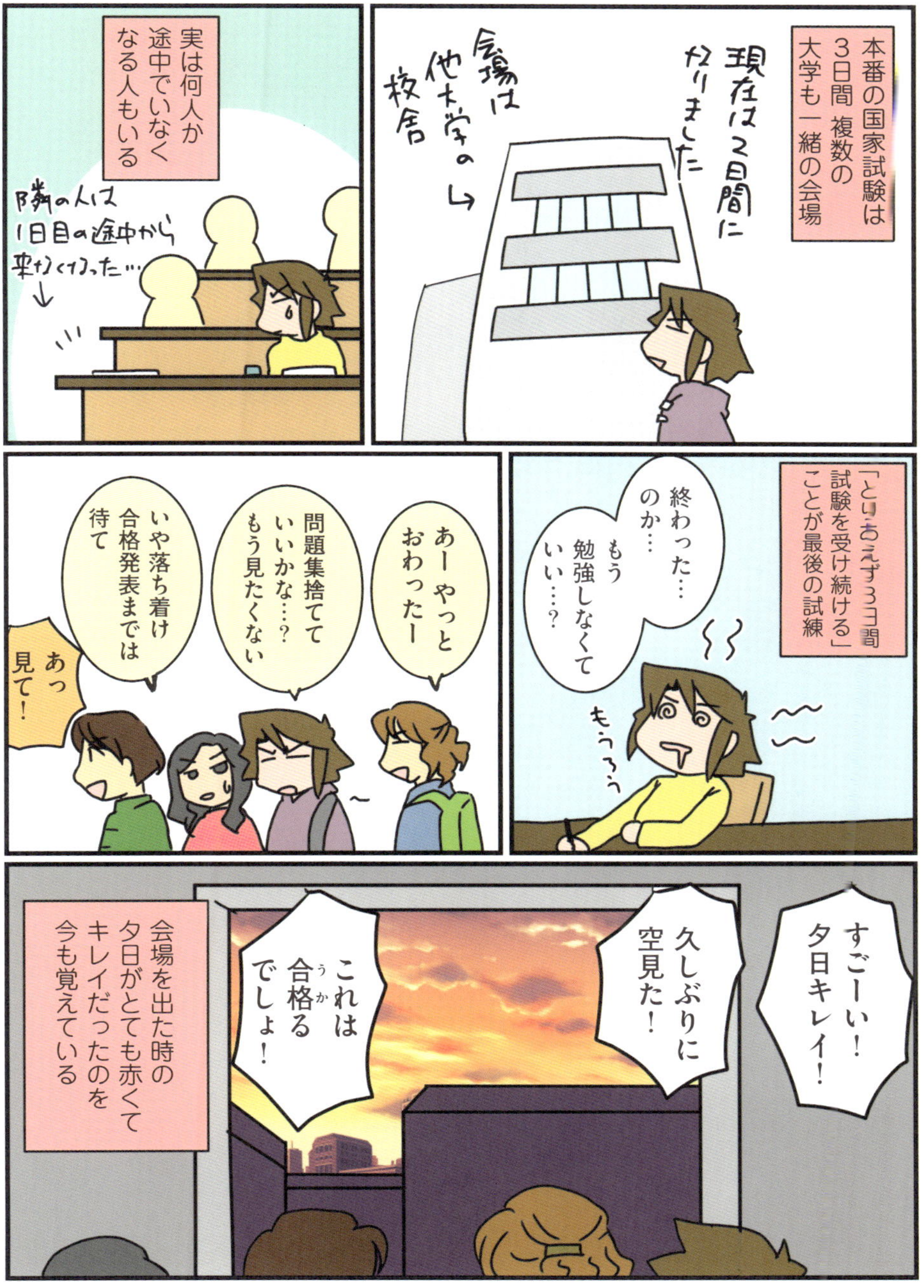
本番の国家試験は3日間 複数の大学も一緒の会場
現在は2日間になりました
会場は他大学の校舎
実は何人か途中でいなくなる人もいる
隣の人は1日目の途中から来なくなった…
「とりあえず3日間試験を受け続ける」ことが最後の試練
終わった…のか…
もう勉強しなくていい…？
もうろう
あーやっとおわったー
問題集捨てていいかな…？もう見たくない
いや落ち着け合格発表までは待て
あっ見て！
すごーい！夕日キレイ！
久しぶりに空見た！
これは合格《うか》るでしょ！
会場を出た時の夕日がとても赤くてキレイだったのを今も覚えている

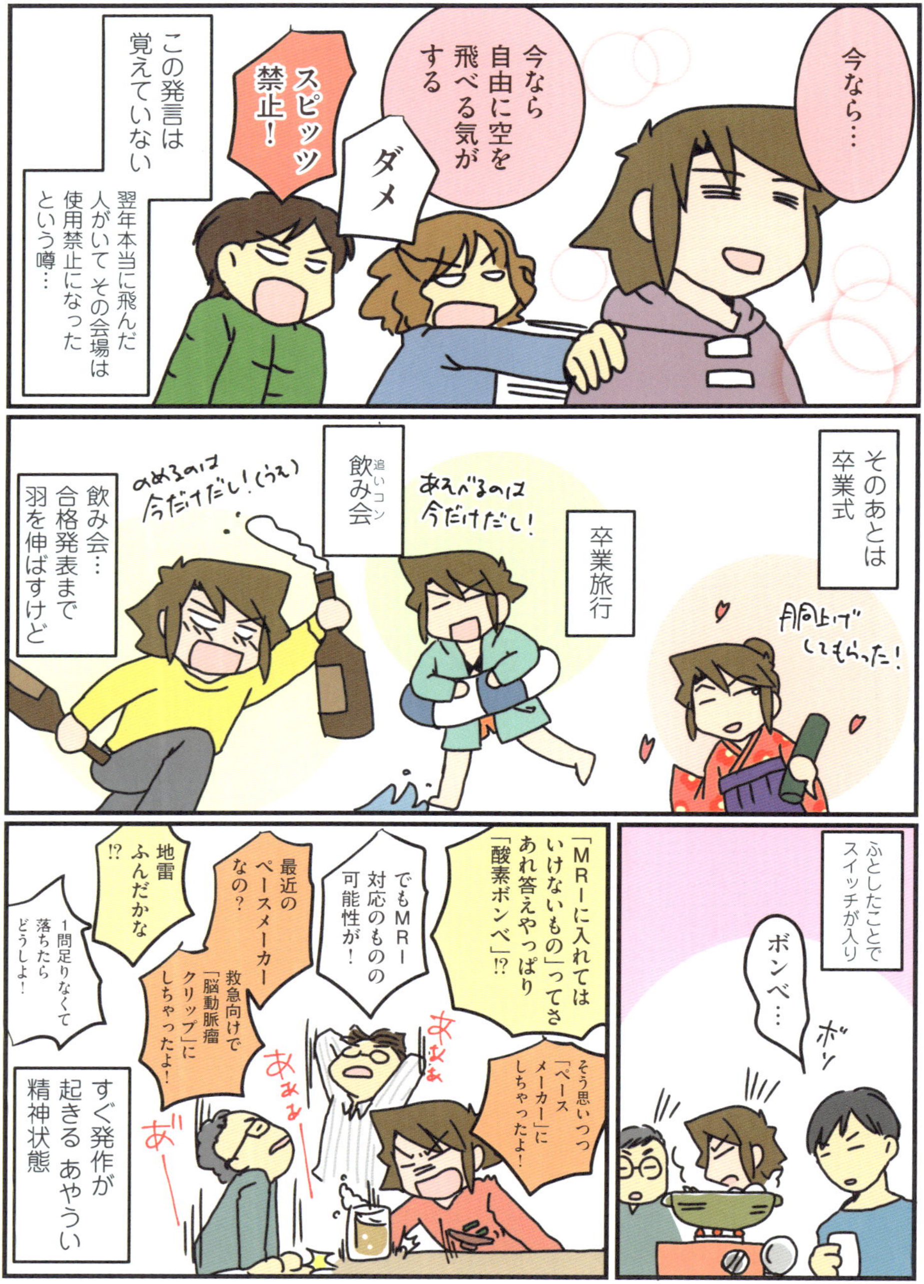

今なら…
今なら自由に空を飛べる気がする
ダメ
スピッツ禁止！
この発言は覚えていない
翌年本当に飛んだ人がいてその会場は使用禁止になったという噂…
そのあとは卒業式
胴上げしてもらった！
卒業旅行
あそべるのは今だけだし！
飲み会《追いコン》
のめるのは今だけだし！（うえ）
飲み会…合格発表まで羽を伸ばすけど
ふとしたことでスイッチが入り
ボンベ…
ボッ
「MRIに入れてはいけないもの」ってさあれ答えやっぱり「酸素ボンベ」!?
でもMRI対応のものの可能性が！
最近のペースメーカーなの？
地雷ふんだかな
!?
1問足りなくて落ちたらどうしよ！
救急向けで「脳動脈瘤クリップ」にしちゃったよ！
そう思いつつ「ペースメーカー」にしちゃったよ！
あああ
あああ
あ゛ー
すぐ発作が起きる あやうい精神状態

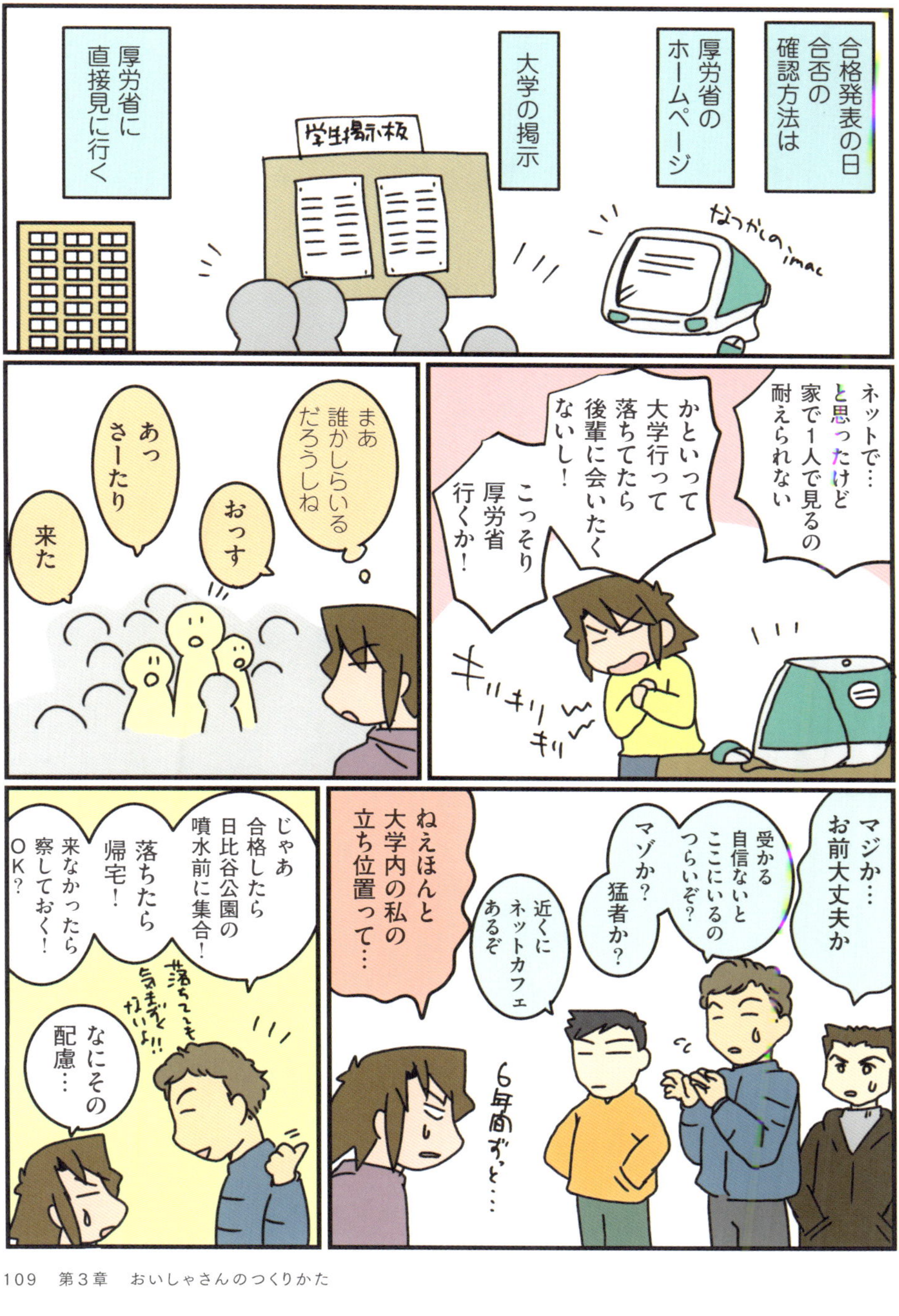
合格発表の日合否の確認方法は
厚労省のホームページ
なつかしのimac
大学の掲示
学生掲示板
厚労省に直接見に行く
ネットで…と思ったけど家で1人で見るの耐えられない
かといって大学行って落ちてたら後輩に会いたくないし！
こっそり厚労省行くか！
キリキリキリ
まあ誰かしらいるだろうしね
おっす
あっさーたり
来た
マジか…お前大丈夫か
受かる自信ないとここにいるのつらいぞ？
マゾか？猛者か？
近くにネットカフェあるぞ
ねえほんと大学内の私の立ち位置って…
6年間ずっと…
じゃあ合格したら日比谷公園の噴水前に集合！落ちたら帰宅！来なかったら察しておく！OK？
落ちてても気まずくないよ!!
なにその配慮…

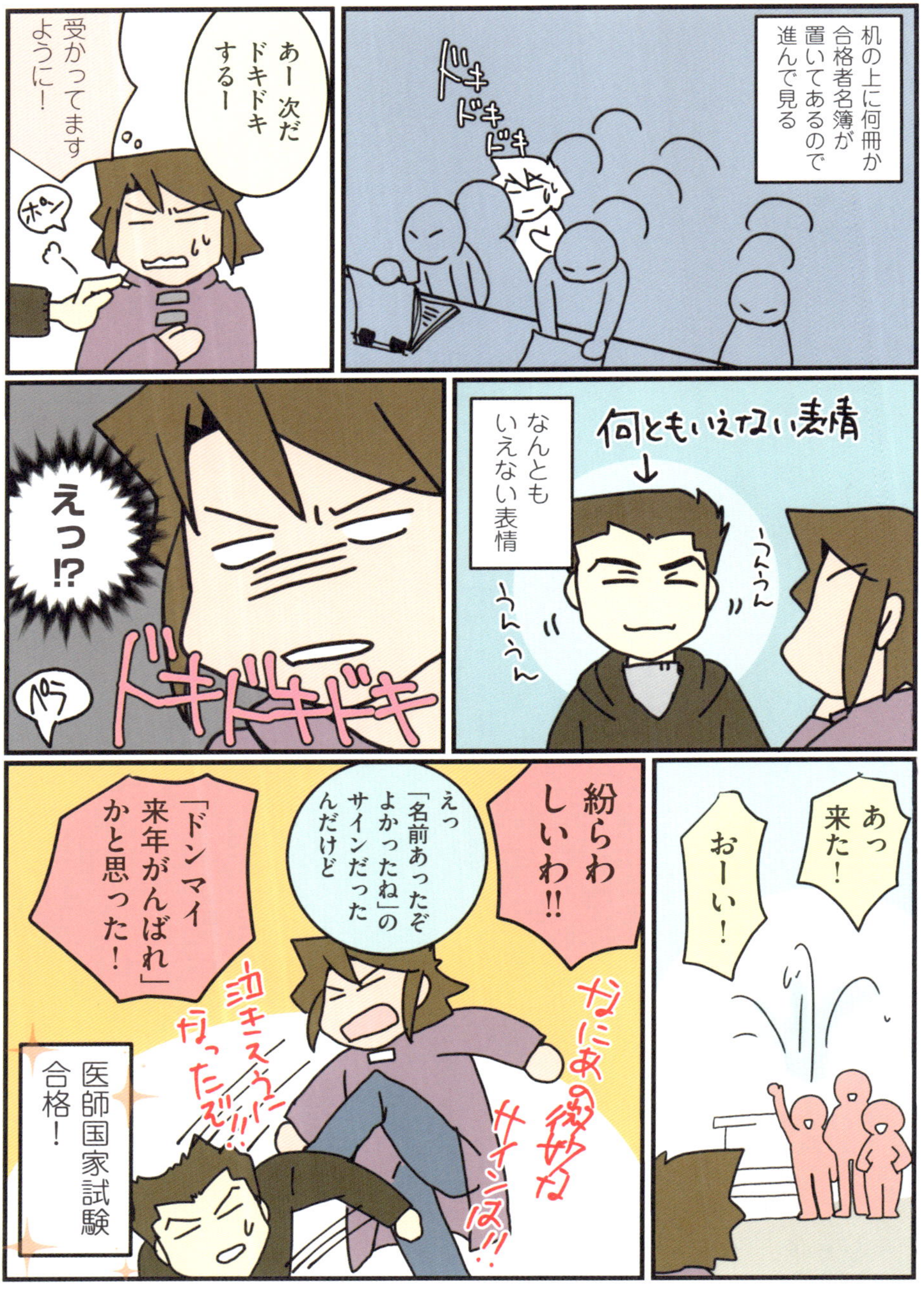
机の上に何冊か合格者名簿が置いてあるので進んで見る
ドキドキドキ
あー 次だ ドキドキするー
受かってますように!
ポン
なんとも いえない表情
何ともいえない表情
うんうん
うんうん
えっ!?
ペラ
ドキドキドキ
あっ来た!
おーい!
紛らわしいわ!!
えっ「名前あったぞ よかったね」のサインだったんだけど
「ドンマイ 来年がんばれ」かと思った!
なにあの微妙なサインは!!
泣きそうになったぞ!!!
医師国家試験合格!

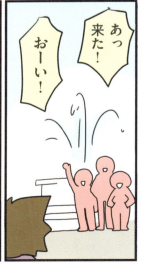

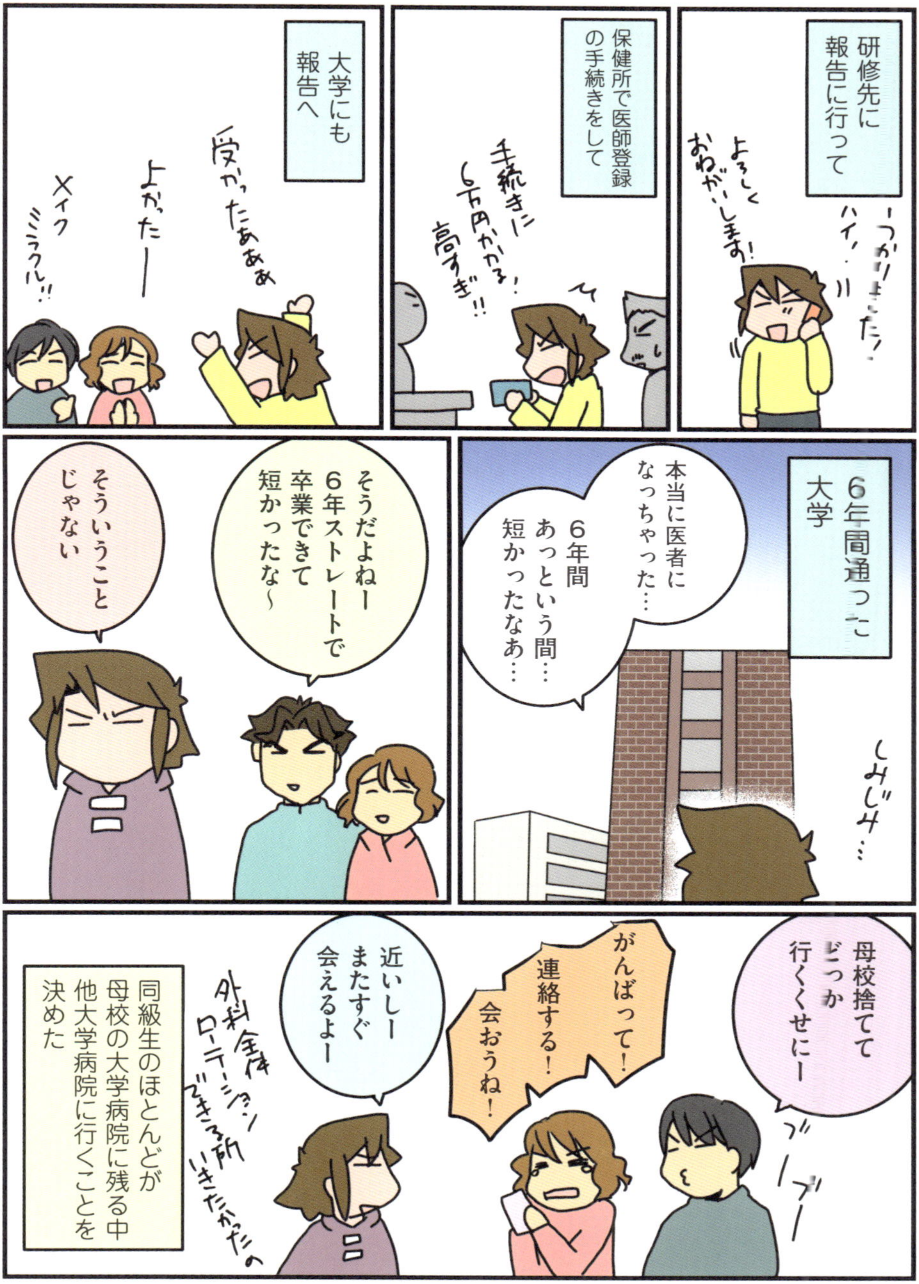
研修先に報告に行って
よろしくおねがいします!
ハイ!!
わかりました!
保健所で医師登録の手続きをして
手続きに6万円かかる!高すぎ!!
大学にも報告へ
受かったあああ
よかったー
メイクミラクル!!
6年間通った大学
本当になっちゃった… 6年間あっという間… 短かったなあ…
しみじみ…
そうだよねー6年ストレートで卒業できて短かったな～
そういうことじゃない
母校捨ててどっか行くくせにー
ブーブー
がんばって!連絡する!会おうね!
近いしーまたすぐ会えるよー
外科全体ローテーションできる所いきたかったの
同級生のほとんどが母校の大学病院に残る中他大学病院に行くことを決めた

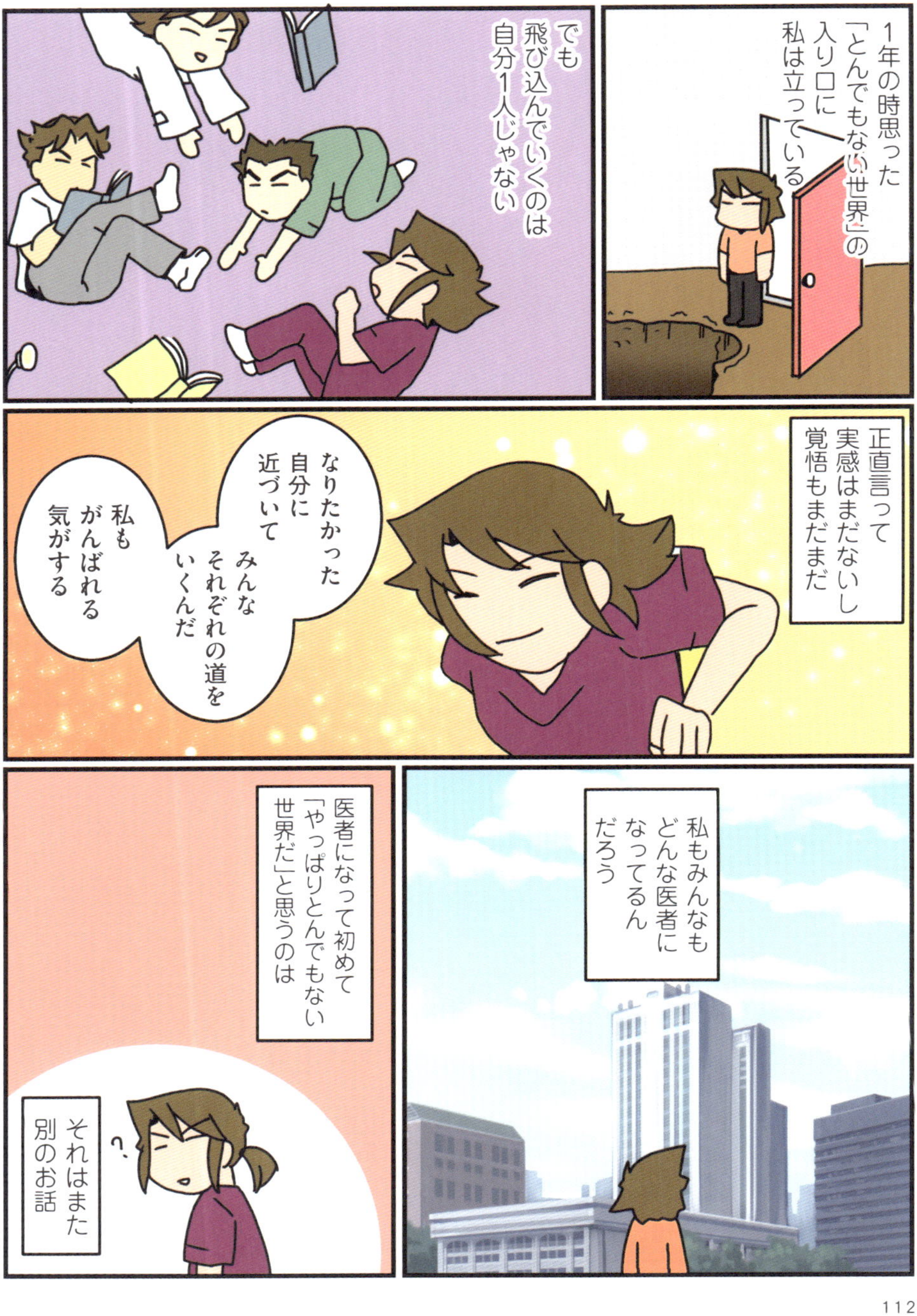
1年の時思った「とんでもない世界」の入り口に私は立っている
でも飛び込んでいくのは自分1人じゃない
正直言って実感はまだないし覚悟もまだまだ
なりたかった自分に近づいてみんなそれぞれの道をいくんだ
私もがんばれる気がする
私もみんなもどんな医者になってるんだろう
医者になって初めて「やっぱりとんでもない世界だ」と思うのは
それはまた別のお話

Column.3 大学時代回顧録

「医学部って大学6年間ひたすら勉強しかしないでしょ?」
と時々聞かれるので、早足ではありますが私の大学6年間を描きました。6年間、勉強や実習がメインではありますが、部活にバイトに趣味にと皆充実していました。青春…!
入試で男女比をつける大学が多い中、私の母校はクリーンな入試を売りにしている大学で同級生の半数は女子でしたし、現役生は全体の2割以下という環境でしたので在学中に性差を感じることはありませんでした。それどころか他学部を卒業してからの学士入学や就職後に再入学した人も結構いたり、高校を中退し働きながら大検をとった人、シングルマザー、定年目前にして医学を志してきた人…様々な人がいてクセの強い人たちに囲まれた6年間は今思うととても貴重でした。
ただし個性的すぎるせいか学年全体のまとまりはいまいちで、実はまともな同窓会はまだ開かれていません。すでに音信不通の人もいるしきっと一生会うことのない人もいるだろうな…。定期的に同窓会が開かれている夫の大学をうらやましいと思いつつ、友人たちは今どんな医者になっただろうかと想像しています。

腐女医の
医者道！
FUJOY'S DOCTOR ROAD!

Episode.4

私も子どもも成長期！

FUJOY'S DOCTOR ROAD!

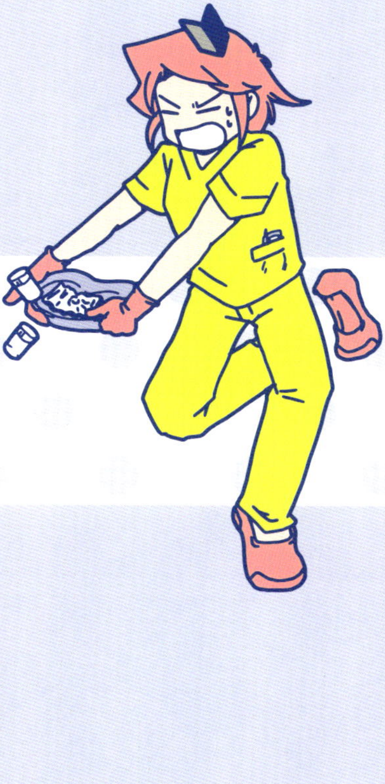

いのちをだいじに

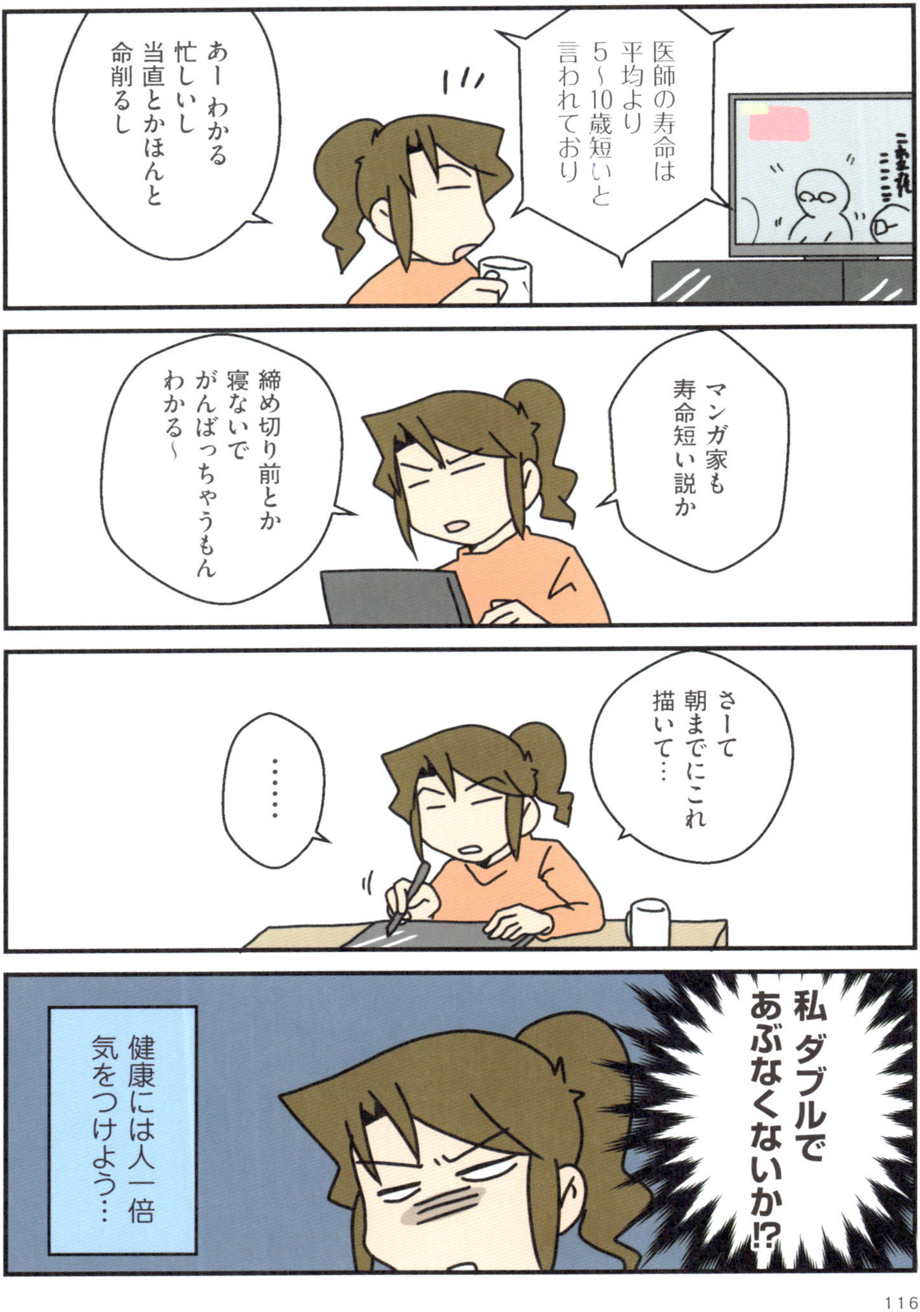
医師の寿命は平均より5～10歳短いと言われており
あー わかる 忙しいし 当直とかほんと命削るし
マンガ家も寿命短い説か
締め切り前とか寝ないでがんばっちゃうもん わかる～
さーて 朝までにこれ描いて…
……
私ダブルであぶなくないか⁉
健康には人一倍気をつけよう…

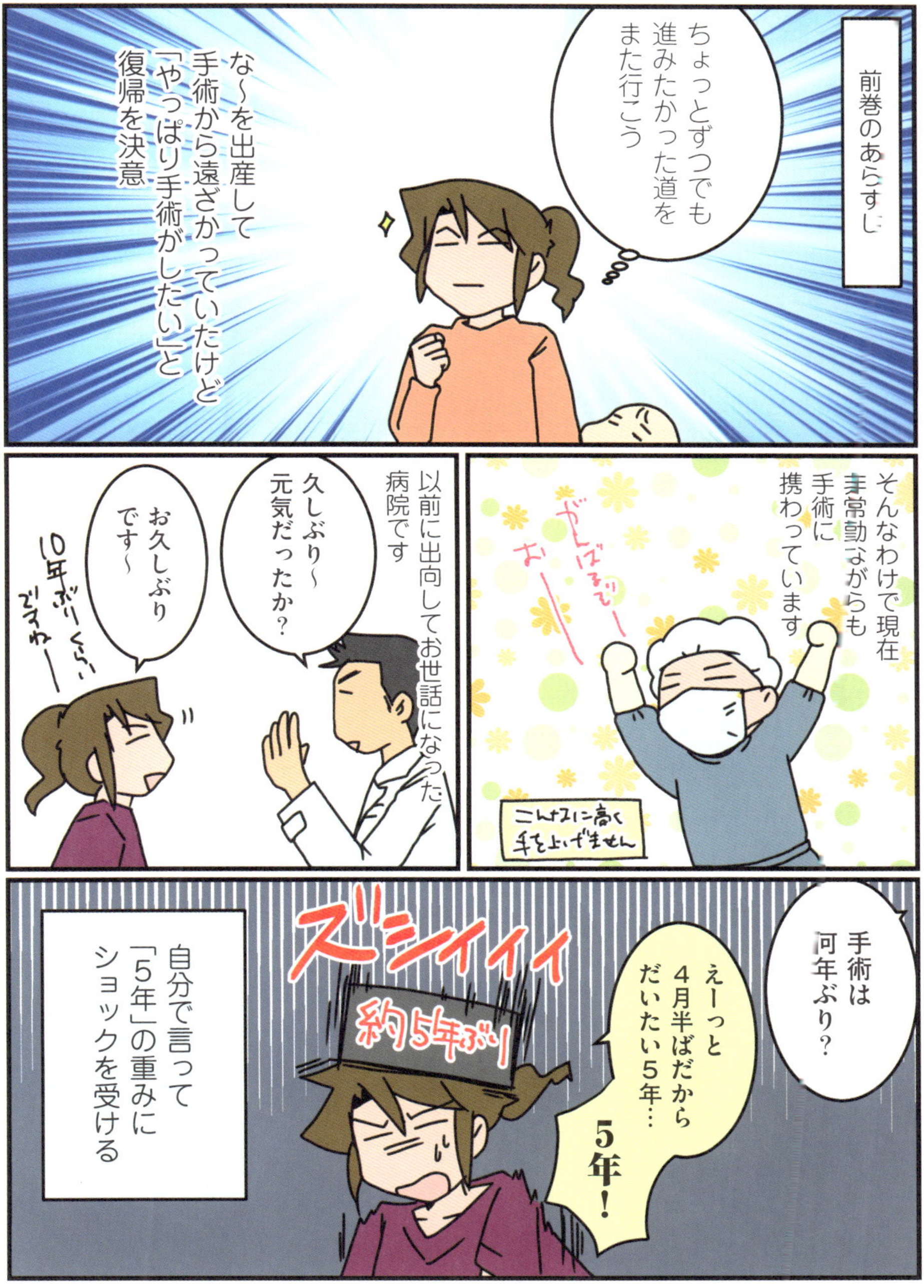
前巻のあらすじ
ちょっとずつでも進みたかった道をまた行こう
な〜を出産して手術から遠ざかっていたけど「やっぱり手術がしたい」と復帰を決意
そんなわけで現在非常勤ながらも手術に携わっています
がんばるぞーー
おーー
こんなに高く手を上げません
以前に出向してお世話になった病院です
久しぶり〜元気だったか？
お久しぶりです〜
10年ぶりくらいですねーー
手術は何年ぶり？
えーっと4月半ばだからだいたい5年…
5年！
ズシイイイイ
約5年ぶり
自分で言って「5年」の重みにショックを受ける

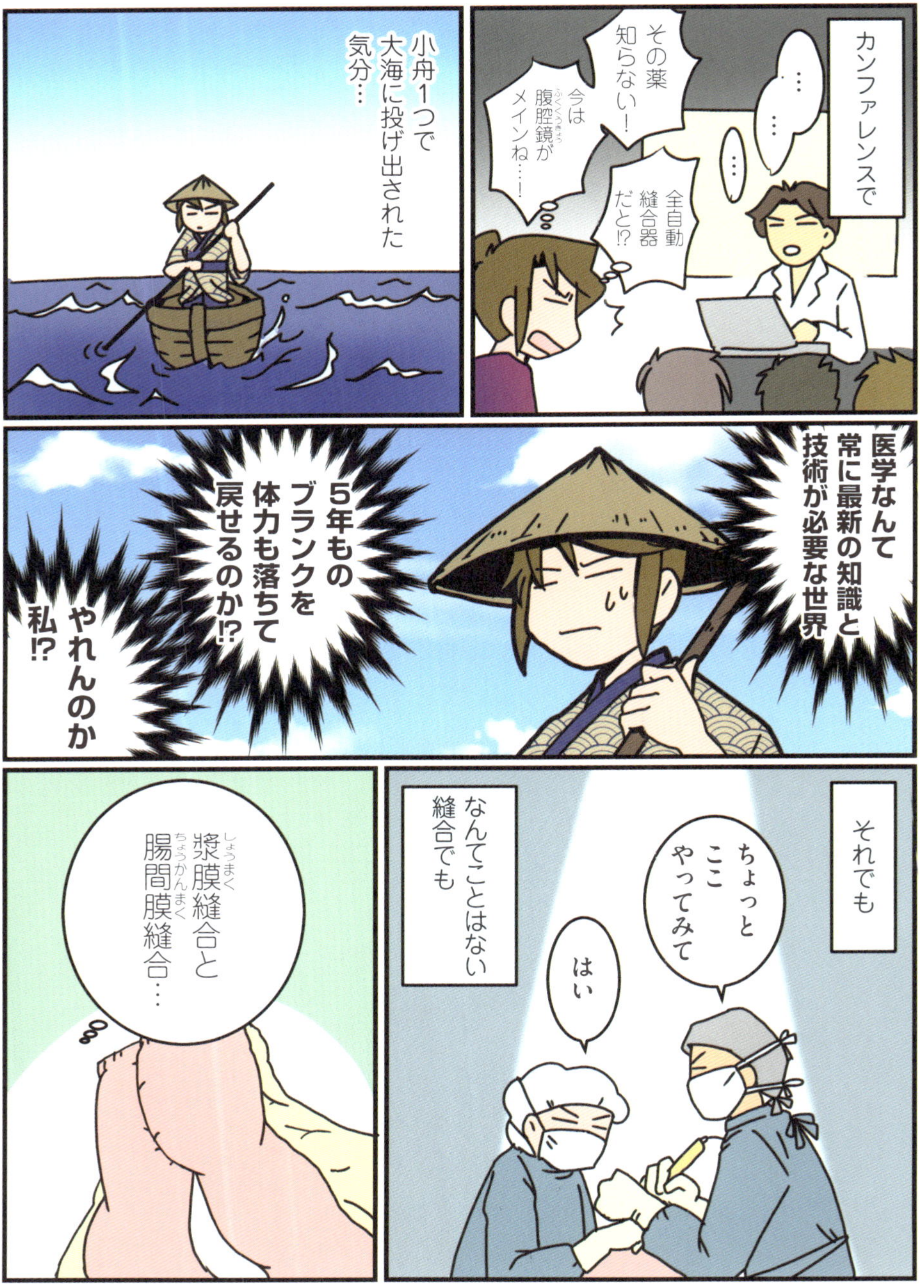
カンファレンスで
…
…
…
その薬知らない！
今は腹腔鏡《ふくくうきょう》がメインね…！
全自動縫合器だと⁉
小舟1つで大海に投げ出された気分…
医学なんて常に最新の知識と技術が必要な世界
5年ものブランクを体力も落ちて戻せるのか⁉
やれんのか私⁉
それでも
ちょっとここやってみて
はい
なんてことはない縫合でも
漿膜《しょうまく》縫合と腸間膜《ちょうかんまく》縫合…

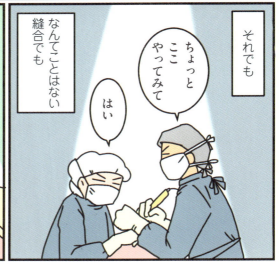

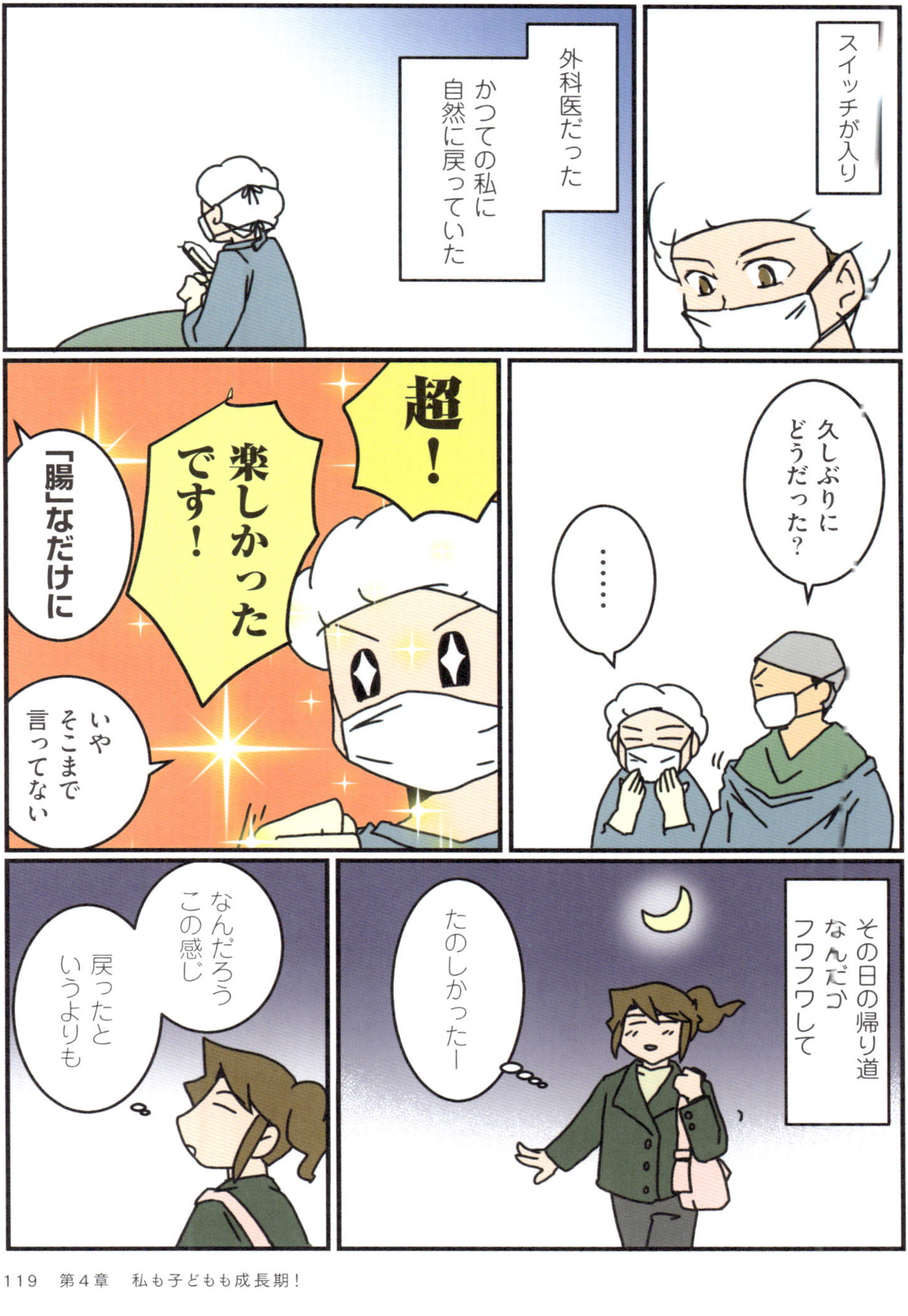
スイッチが入り
外科医だった
かつての私に
自然に戻っていた
久しぶりに
どうだった?
……
超!
楽しかった
です!
「腸」なだけに
いや
そこまで
言ってない
その日の帰り道
なんだか
フワフワして
たのしかったー
なんだろう
この感じ
戻ったと
いうよりも

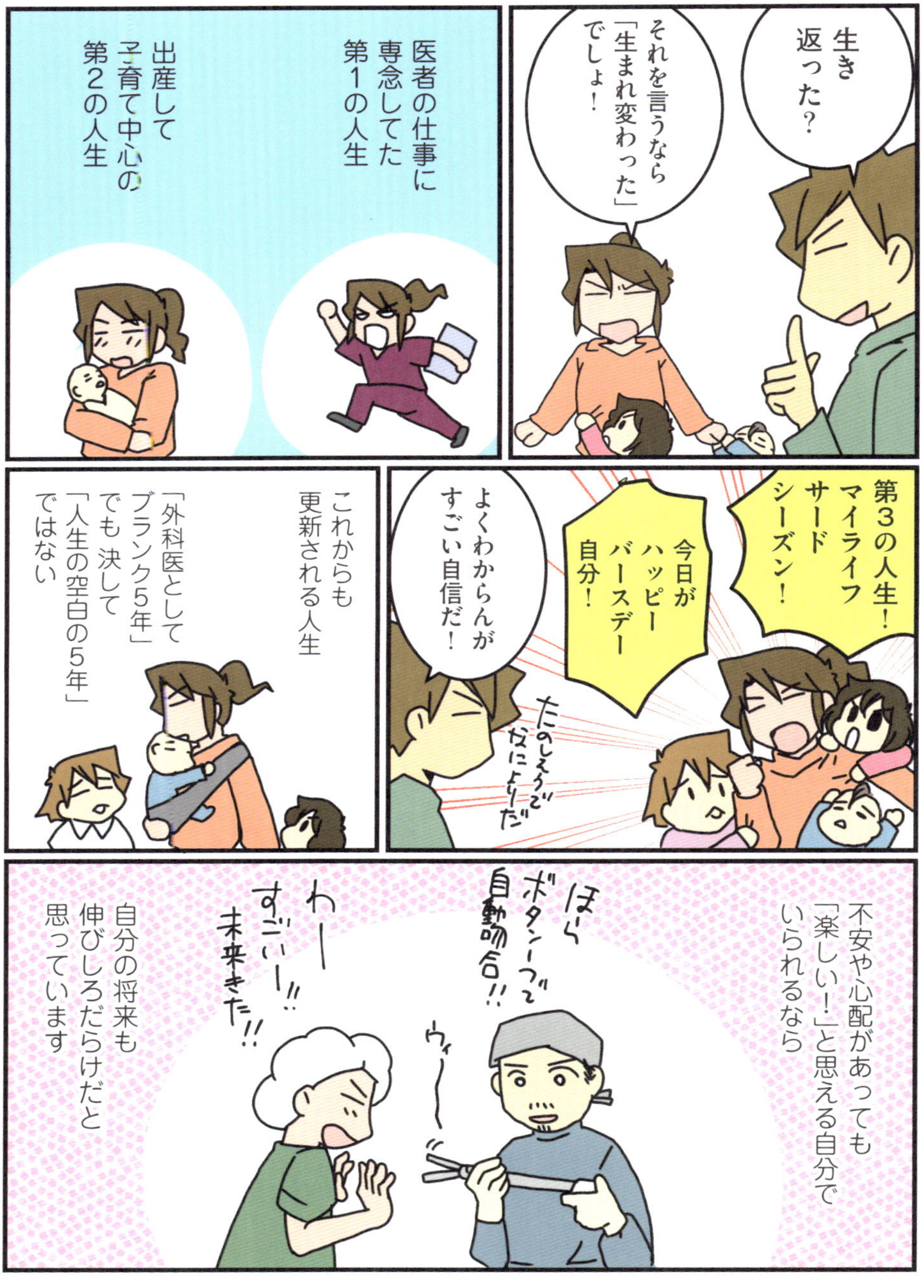
生き返った？
それを言うなら「生まれ変わった」でしょ！
医者の仕事に専念してた第1の人生
出産して子育て中心の第2の人生
第3の人生！マイライフサードシーズン！
今日がハッピーバースデー自分！
よくわからんがすごい自信だ！
たのしそうでなによりだ
これからも更新される人生
「外科医としてブランク5年」でも 決して「人生の空白の5年」ではない
不安や心配があっても「楽しい！」と思える自分でいられるなら
ほらボタン一つで自動吻合!!
ウィーー
わー すごいー!! 未来きた!!
自分の将来も伸びしろだらけだと思っています

不安と悩み

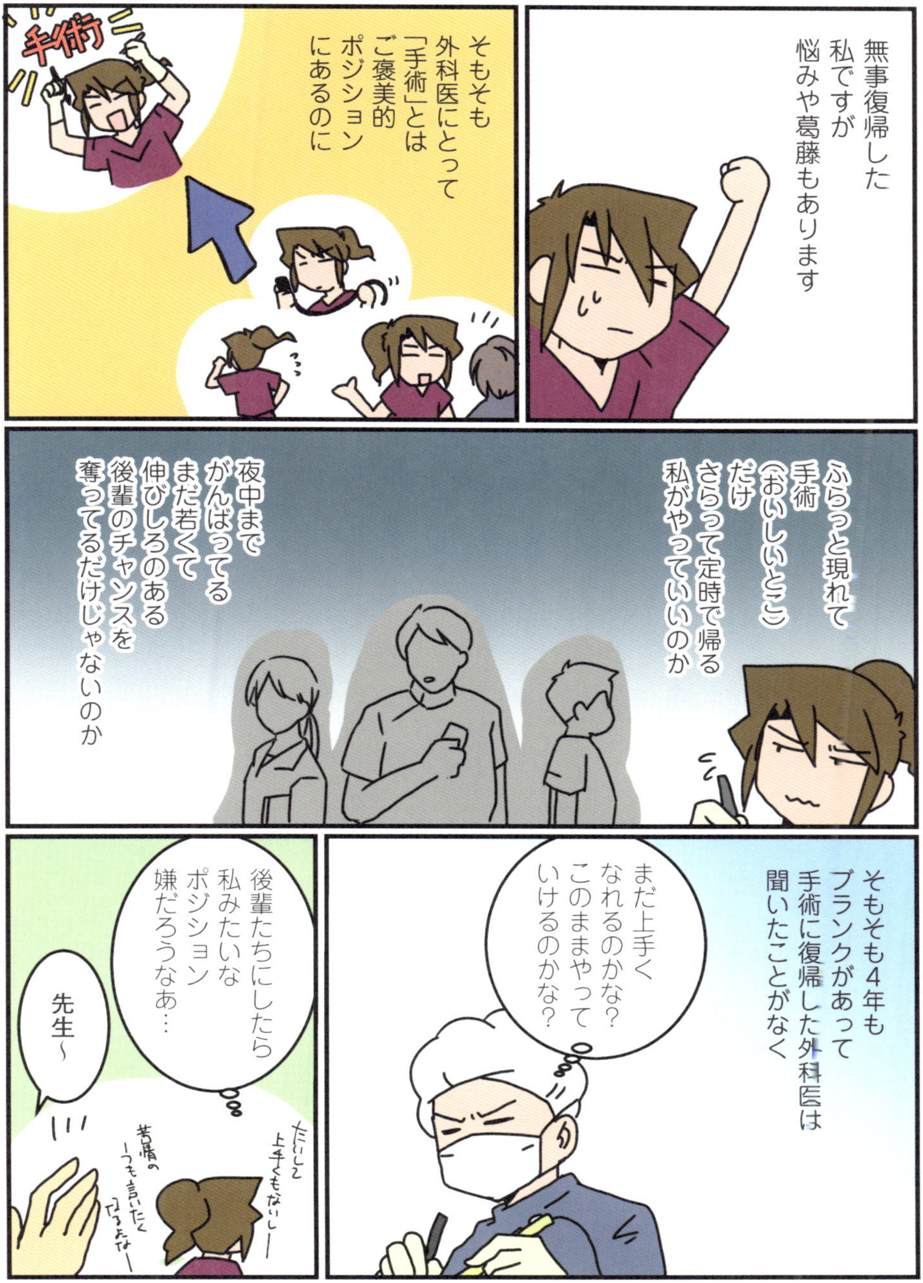
無事復帰した
私ですが
悩みや葛藤もあります
そもそも
外科医にとって
「手術」とは
ご褒美的
ポジション
にあるのに
手術
ふらっと現れて
手術
(おいしいとこ)
だけ
さらって定時で帰る
私がやっていいのか
夜中まで
がんばってる
まだ若くて
伸びしろのある
後輩のチャンスを
奪ってるだけじゃないのか
そもそも4年も
ブランクがあって
手術に復帰した外科医は
聞いたことがなく
まだ上手く
なれるのかな?
このままやって
いけるのかな?
後輩たちにしたら
私みたいな
ポジション
嫌だろうなあ…
先生～
たいして
上手くもないし―
苦情の
一つも言いたく
なるよなー

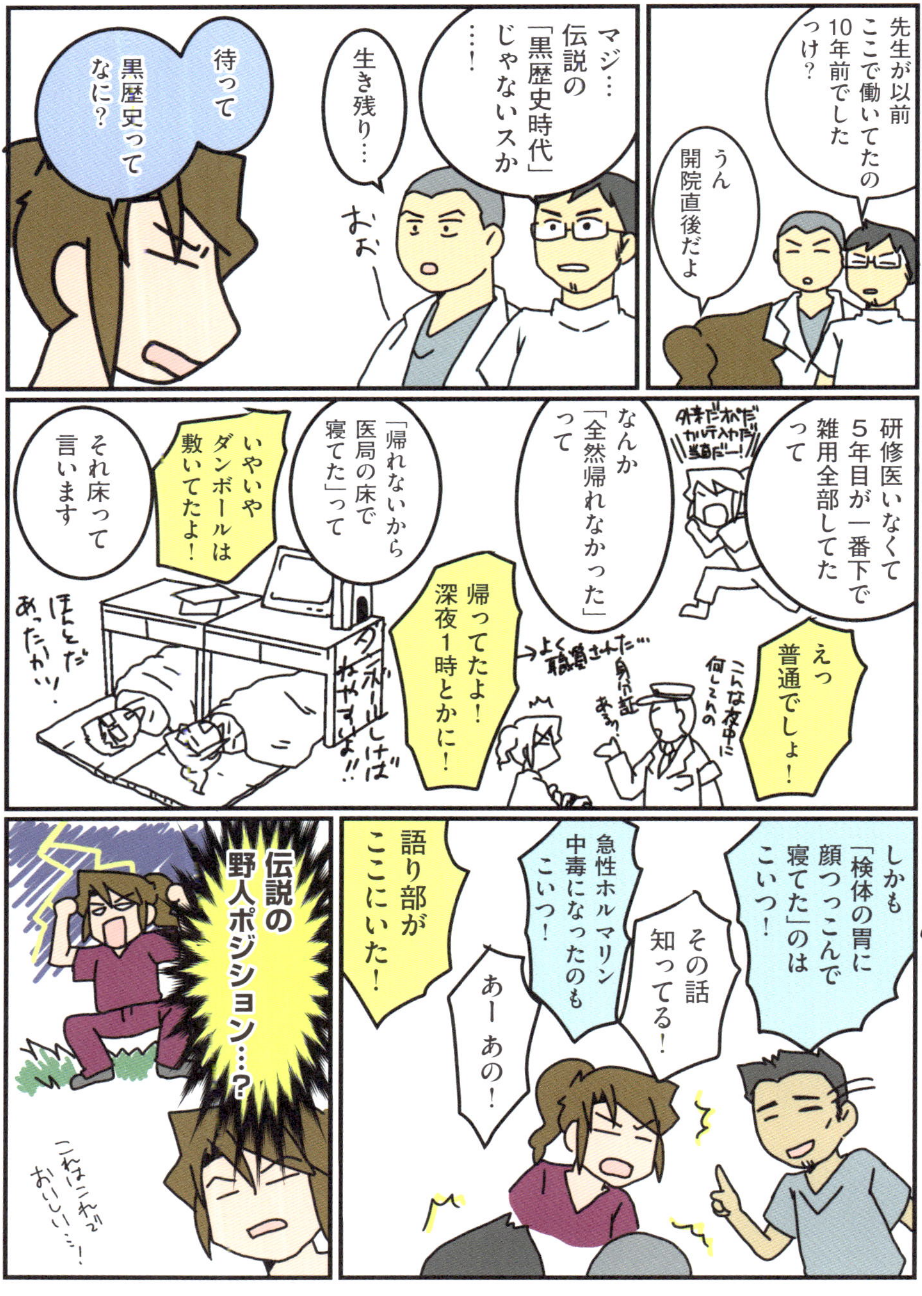
先生が以前ここで働いてたの10年前でしたっけ？
うん開院直後だよ
マジ…伝説の「黒歴史時代」じゃないスか…！
生き残り…
おぉ
待って黒歴史ってなに？
研修医いなくて5年目が一番下で雑用全部してたって
外来だオペだカルテ入力だ当直だー！
えっ普通でしょ！
なんか「全然帰れなかった」って
こんな夜中に何してんの
身分証あるっ？
よく職質された…
帰ってたよ！深夜1時とかに！
「帰れないから医局の床で寝てた」って
ダンボールしけばねやすいよ!!
いやいやダンボールは敷いてたよ！
それ床って言います
ほんとだあったかいッ！
しかも「検体の胃に顔つっこんで寝てた」のはこいつ！
←第1巻参照
その話知ってる！
急性ホルマリン中毒になったのもこいつ！
あーあの！
語り部がここにいた！
伝説の野人ポジション…？
これはこれでおいしい…！

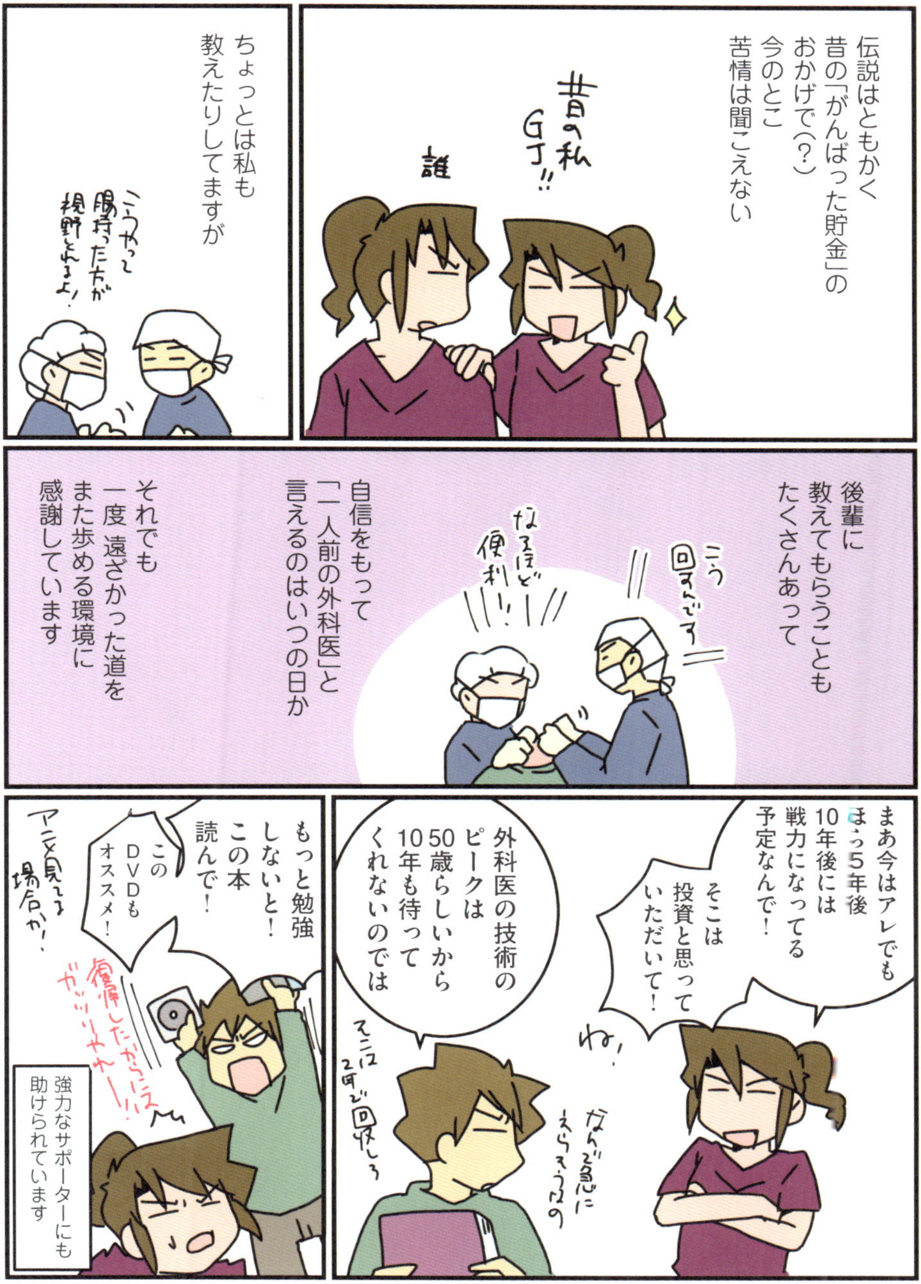
伝説はともかく
昔の「がんばった貯金」の
おかげで（？）
今のとこ
苦情は聞こえない
昔の私GJ!!
誰
ちょっとは私も
教えたりしてますが
こうやって腸持った方が視野とれるよ！
後輩に
教えてもらうことも
たくさんあって
こう回すんです
なるほど便利！！
自信をもって
「一人前の外科医」と
言えるのはいつの日か
それでも
一度 遠ざかった道を
また歩める環境に
感謝しています
まあ今はアレでも
ほら5年後
10年後には
戦力になってる
予定なんで！
そこは
投資と思って
いただいて！
ね！
外科医の技術の
ピークは
50歳らしいから
10年も待って
くれないのでは
そこは2年で回収しろ
なんで急にえらそうなの
もっと勉強
しないと！
この本
読んで！
この
DVDも
オススメ！
アニメ見てる場合か！
復帰したからにはガッツリやれー！！
強力なサポーターにも
助けられています

急性ホルマリン中毒事件

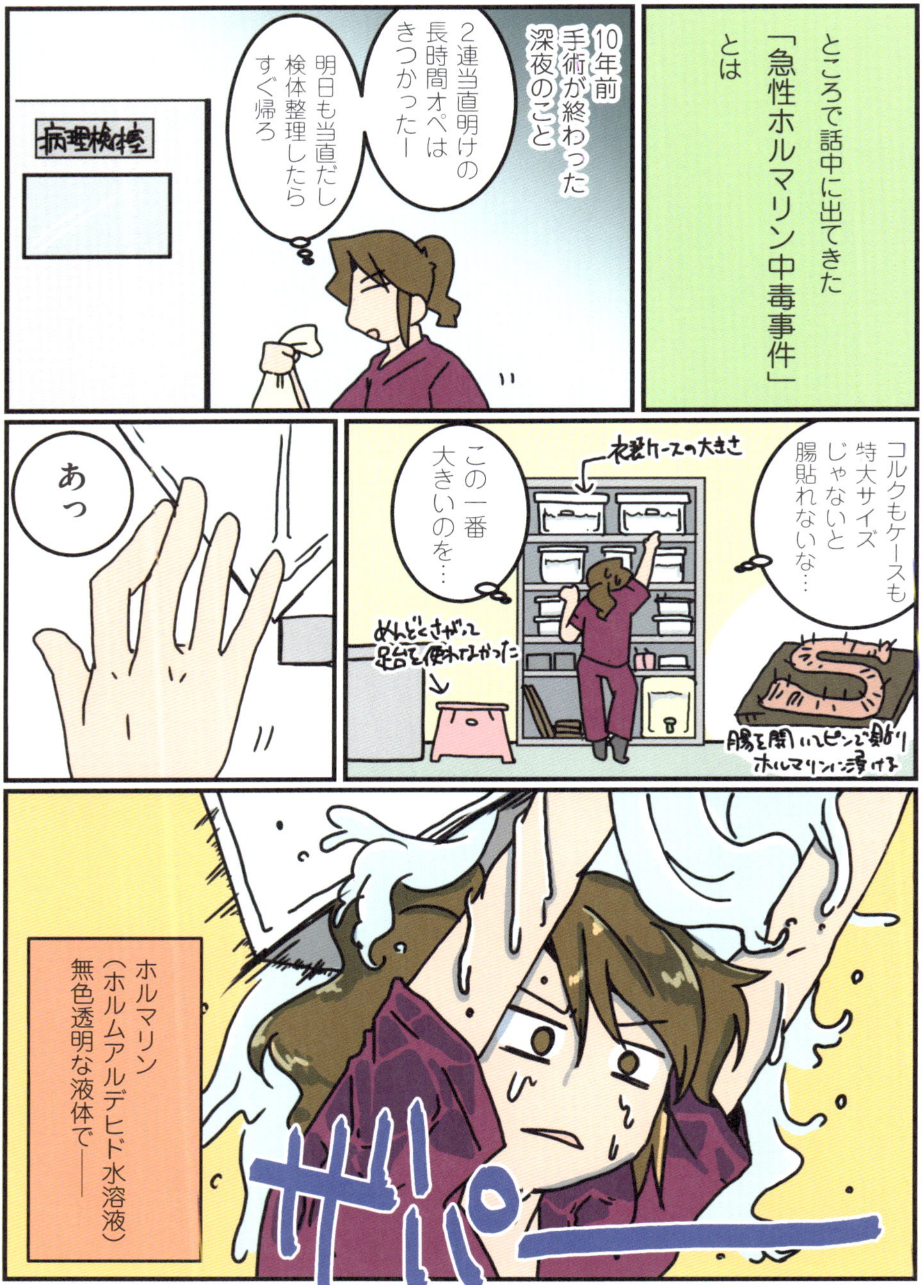

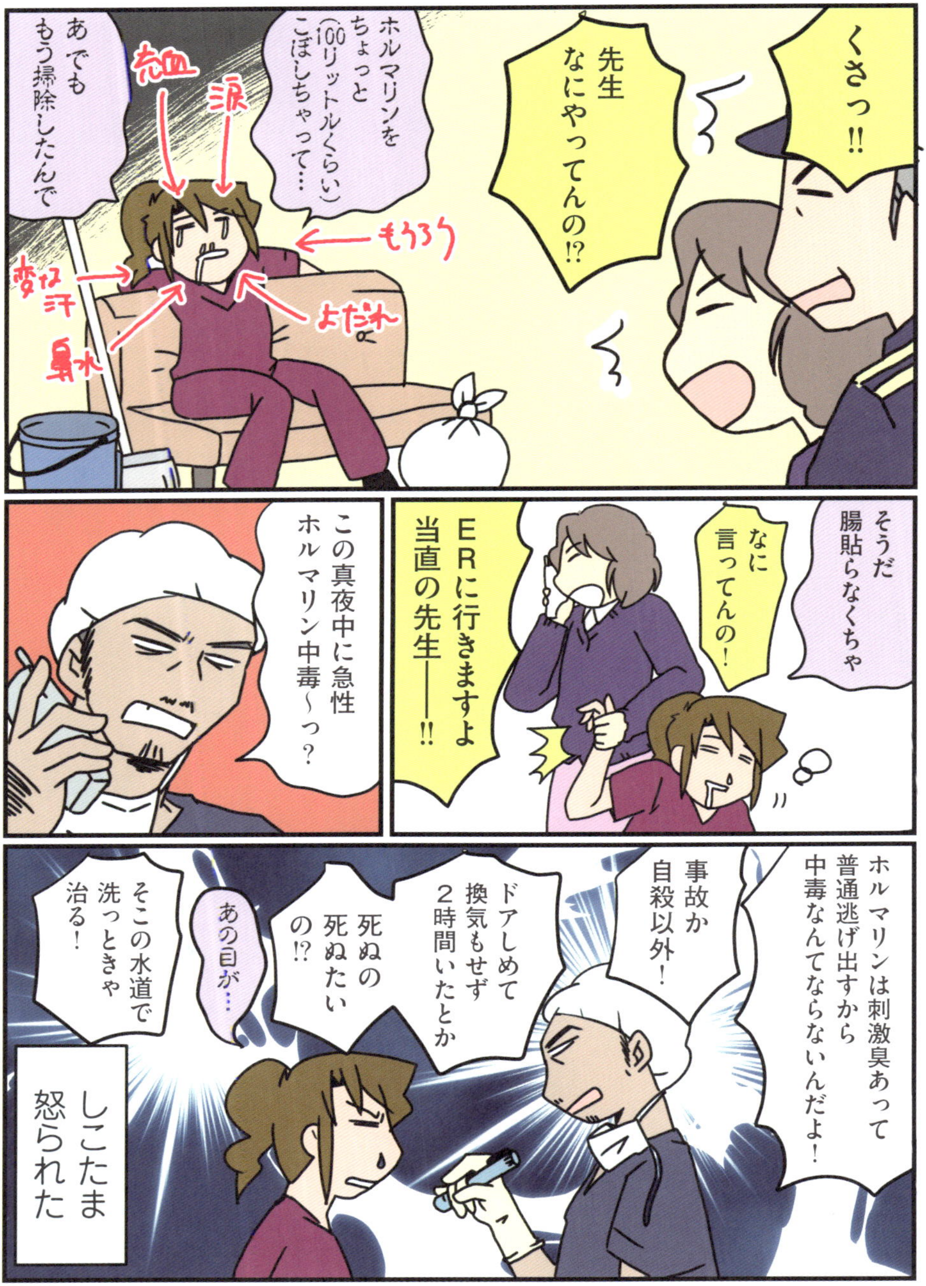
くさっ!!
先生
なにやってんの!?
ホルマリンを
ちょっと
(100リットルくらい)
こぼしちゃって…
あでも
もう掃除したんで
充血
涙
もうろう
変な汗
よだれ
鼻水
そうだ
腸貼らなくちゃ
なに
言ってんの!
ERに行きますよ
当直の先生――!!
この真夜中に急性
ホルマリン中毒～っ?
ホルマリンは刺激臭あって
普通逃げ出すから
中毒なんてならないんだよ!
事故か
自殺以外!
ドアしめて
換気もせず
2時間いたとか
死ぬの
死ぬたい
の!?
あの目が…
そこの水道で
洗っときゃ
治る!
しこたま
怒られた

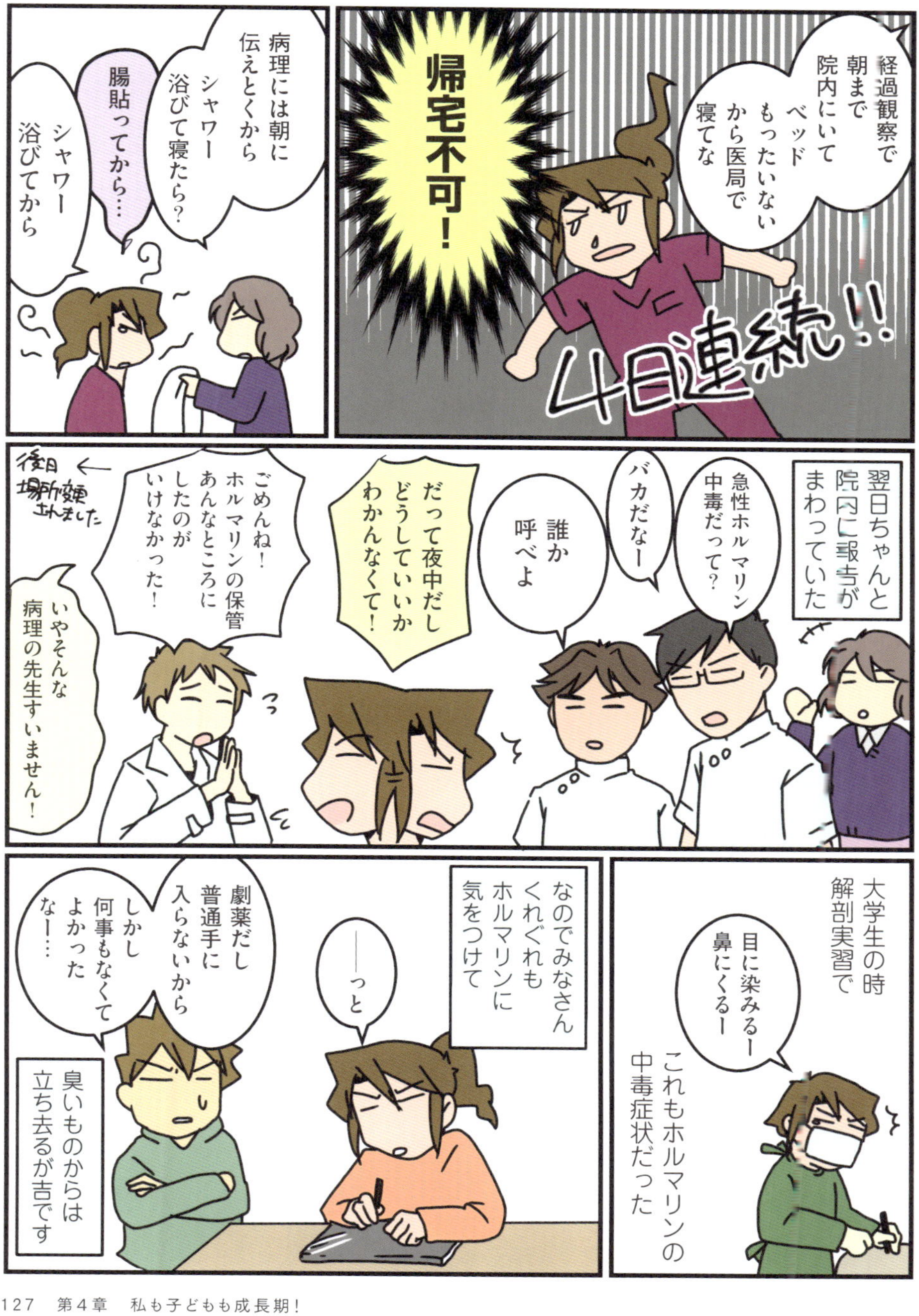
経過観察で朝まで院内にいてベッドもったいないから医局で寝てな
帰宅不可!
4日連続!!
病理には朝に伝えとくからシャワー浴びて寝たら?
腸貼ってから…
シャワー浴びてから
翌日ちゃんと院内に報告がまわっていた
急性ホルマリン中毒だって?
バカだなー
誰か呼べよ
だって夜中だしどうしていいかわかんなくて!
ごめんね!ホルマリンの保管あんなところにしたのがいけなかった!
後日 ← 場所変更されました
いやそんな病理の先生すいません!
大学生の時解剖実習で
目に染みるー鼻にくるー
これもホルマリンの中毒症状だった
なのでみなさんくれぐれもホルマリンに気をつけて
——っと
劇薬だし普通手に入らないから
しかし何事もなくてよかったなー…
臭いものからは立ち去るが吉です

Column.4　復帰していま思うこと

大学の外科に復帰して半年がたちました。まずは週2回定時上がりの当直なし、という大変恵まれたというかぬるいというか微妙な立ち位置で働いていますが、再び手術の現場に携わることができるようになったことはやっぱりうれしいです。手術の手技などが好きなのはもちろんですが、患者さんを診察して検査して診断して、手術して実際に見て触って、病理の結果や術後の経過をまた次の患者さんの診察にフィードバックする…という外科一連の流れが好きなんだなあと最近わかってきました。

手術の場にいなかった4年半のブランクをやっぱり少しは後悔はしています。もっと早く復帰すればよかったとか、ふんばって続けていれば違う景色が見えたのかな、と思わないことはないです。でもこの期間があったからこそ、医療現場の問題点や労働環境などを俯瞰して見ることができるようになったと思いますし、生存競争勝ち残り組が多い大学病院に私のような「途中下車して再乗車」もいることに多少の価値はある気もします。なにより自分の中に外科医のセンスをちょっとは見出しているので、自分に失望するまでは頑張ろうと思っている次第です。

✚ 褒めちぎり作戦

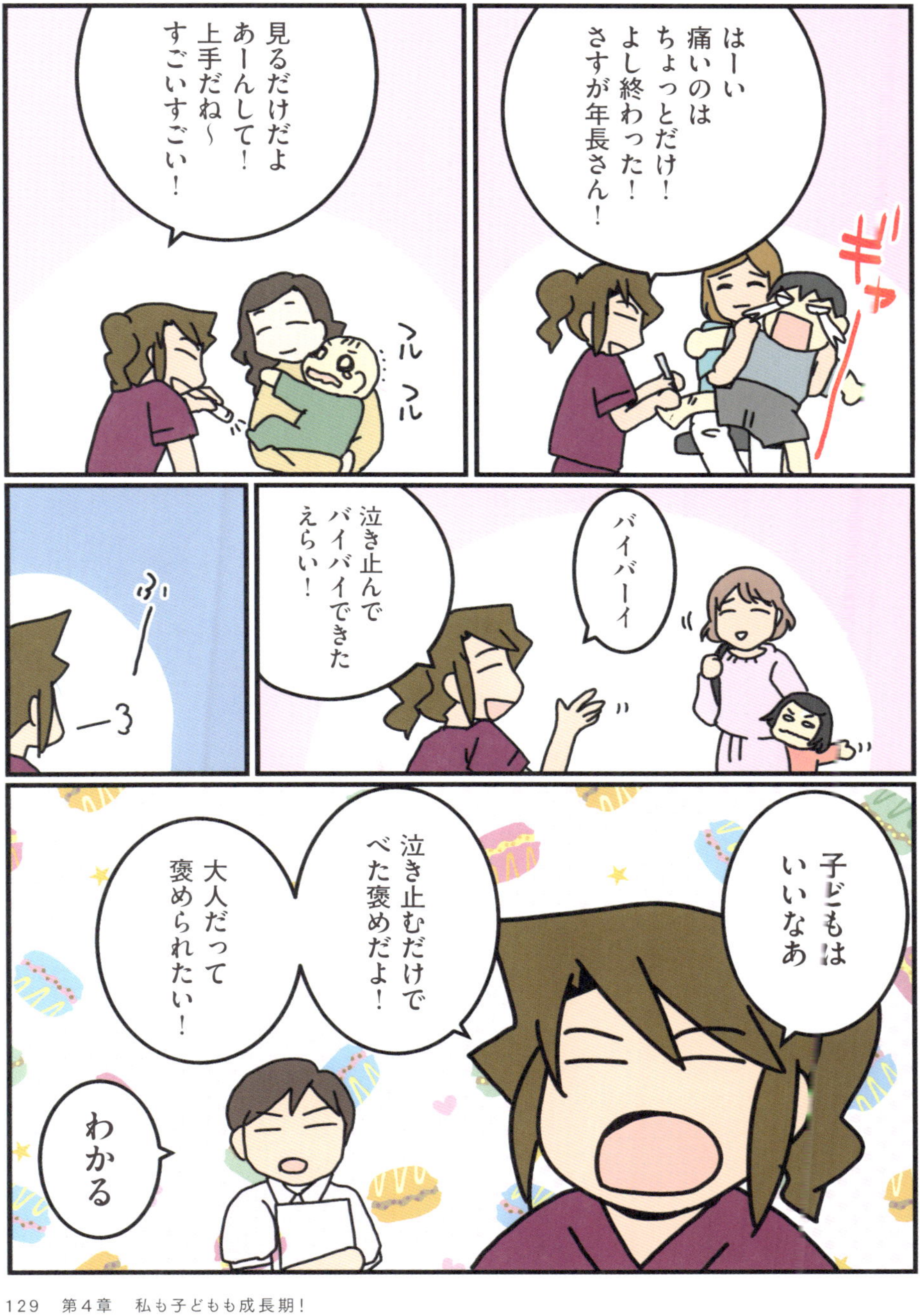
はーい 痛いのは ちょっとだけ！ よし終わった！ さすが年長さん！
ギャー
見るだけだよ あーんして！ 上手だね～ すごいすごい！
フル フル
バイバーイ
泣き止んで バイバイできた えらい！
ふー
子どもは いいなあ
泣き止むだけで べた褒めだよ！
大人だって 褒められたい！
わかる

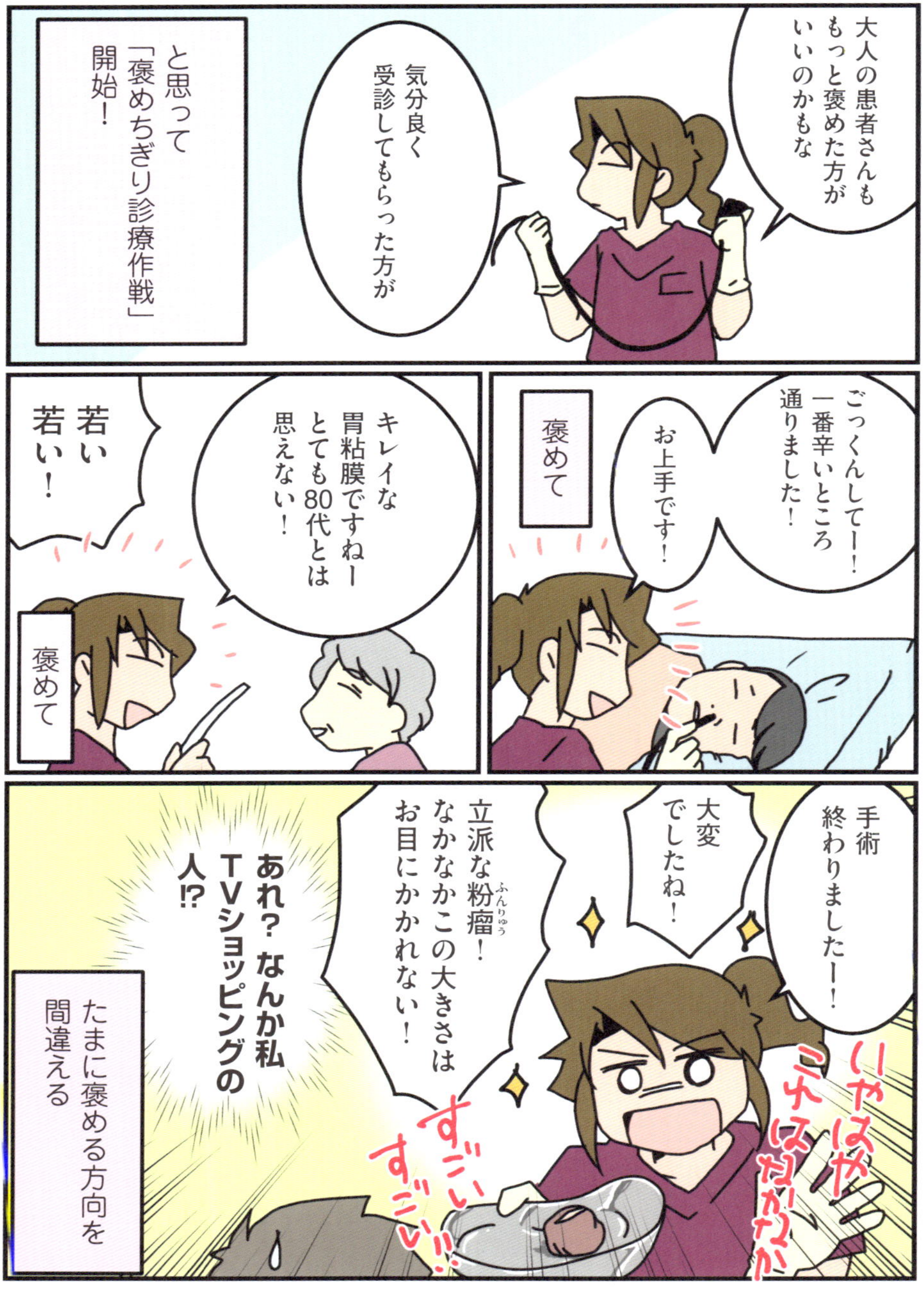
大人の患者さんも もっと褒めた方が いいのかもな
気分良く 受診してもらった方が
と思って「褒めちぎり診療作戦」開始！
ごっくんしてー！ 一番辛いところ 通りました！
お上手です！
褒めて
キレイな 胃粘膜ですねー とても80代とは 思えない！
若い 若い！
褒めて
手術 終わりましたー！
大変 でしたね！
立派な粉瘤《ふんりゅう》！ なかなかこの大きさは お目にかかれない！
いやはや これはなかなか
すごい すごい!!
あれ？ なんか私 TVショッピングの 人!?
たまに褒める方向を 間違える

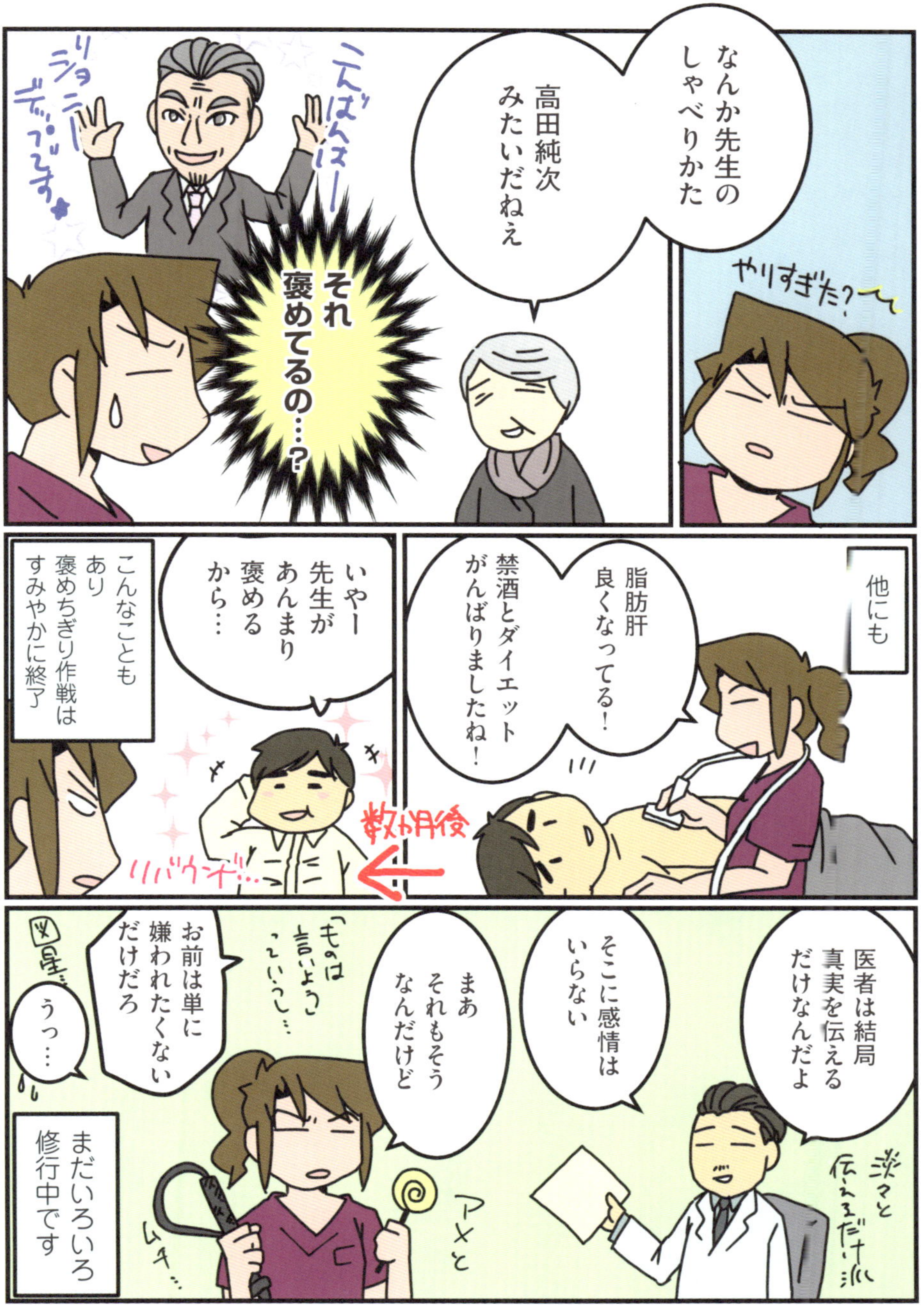
やりすぎた?
なんか先生のしゃべりかた
高田純次みたいだねえ
こんばんはー
リ
ジョニー
デップです☆
それ褒めてるの…?
他にも
脂肪肝良くなってる!
禁酒とダイエットがんばりましたね!
数か月後
いやー先生があんまり褒めるから…
キ
キ
リバウンド…
こんなこともあり褒めちぎり作戦はすみやかに終了
医者は結局真実を伝えるだけなんだよ
淡々と伝えるだけ派
そこに感情はいらない
まあそれもそうなんだけど
「ものは言いよう」っていうし…
お前は単に嫌われたくないだけだろ
図星…
うっ…
アメと
ムチ…
まだいろいろ修行中です

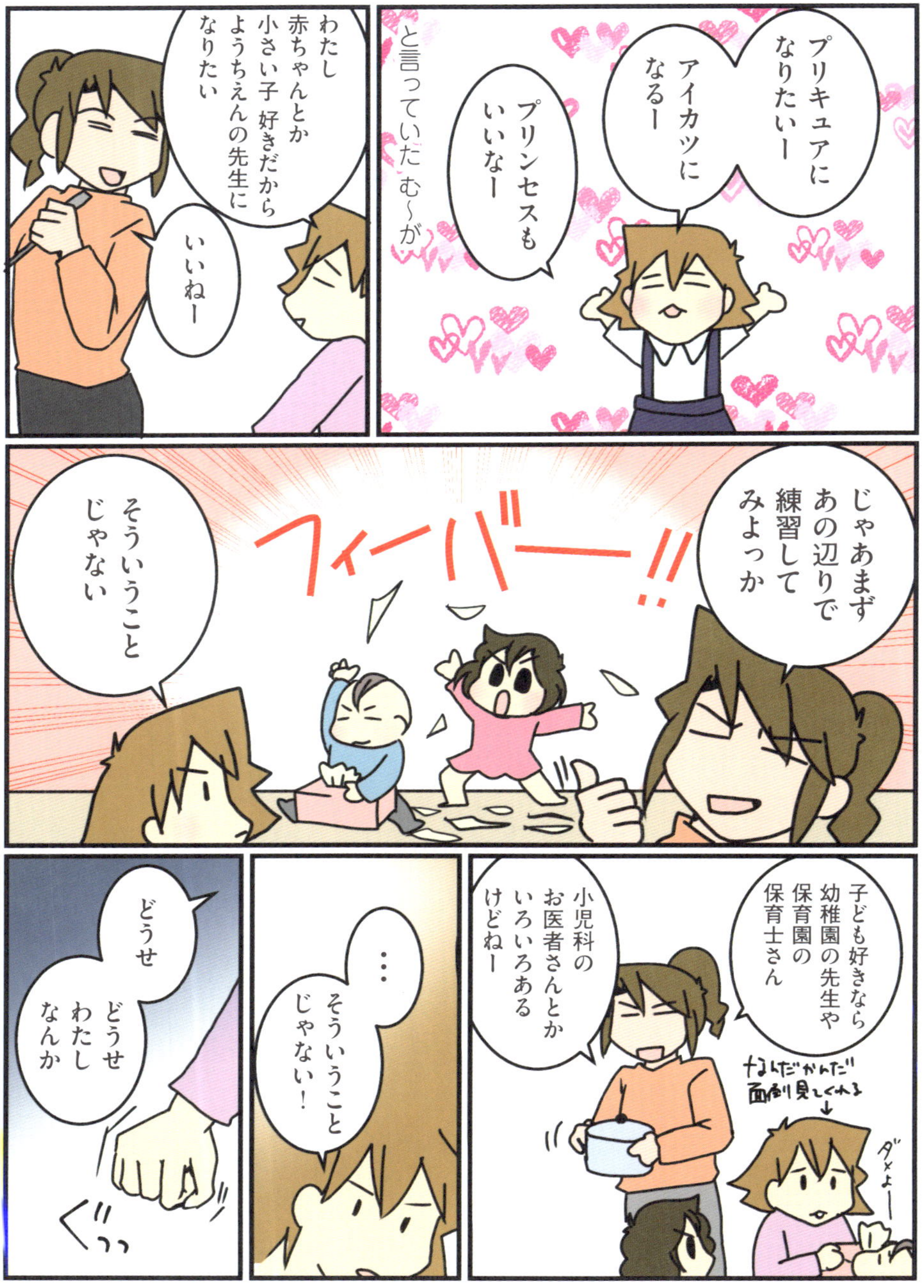
プリキュアになりたいー
アイカツになるー
プリンセスもいいなー
と言っていたむ～が
わたし赤ちゃんとか小さい子好きだからようちえんの先生になりたい
いいねー
じゃあまずあの辺りで練習してみよっか
フィーバー!!
そういうことじゃない
子ども好きなら幼稚園の先生や保育園の保育士さん
小児科のお医者さんとかいろいろあるけどねー
なんだかんだ面倒見てくれる
ダメよー
…
そういうことじゃない!
どうせ
どうせわたしなんか
ぐっ

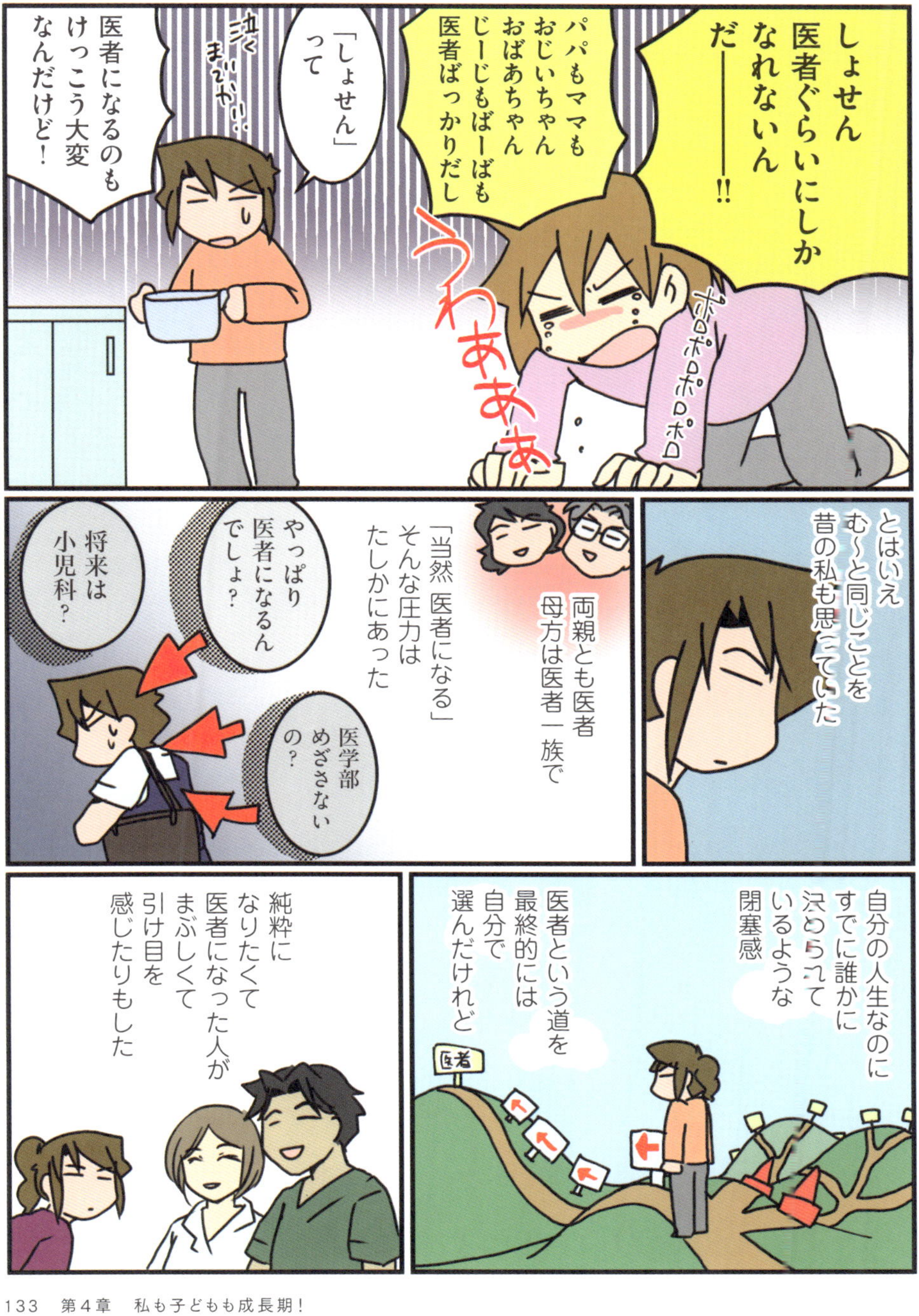
しょせん医者ぐらいにしかなれないんだーーー!!
パパもママもおじいちゃんおばあちゃんじーじもばーばも医者ばっかりだし
うわあああ
ポロポロポロポロ
「しょせん」って
泣く!!までか!!
医者になるのもけっこう大変なんだけど！
とはいえむ～と同じことを昔の私も思っていた
両親とも医者母方は医者一族で
「当然 医者になる」そんな圧力はたしかにあった
やっぱり医者になるんでしょ？
将来は小児科？
医学部めざさないの？
自分の人生なのにすでに誰かに決められているような閉塞感
医者という道を最終的には自分で選んだけれど
医者
純粋になりたくて医者になった人がまぶしくて引け目を感じたりもした

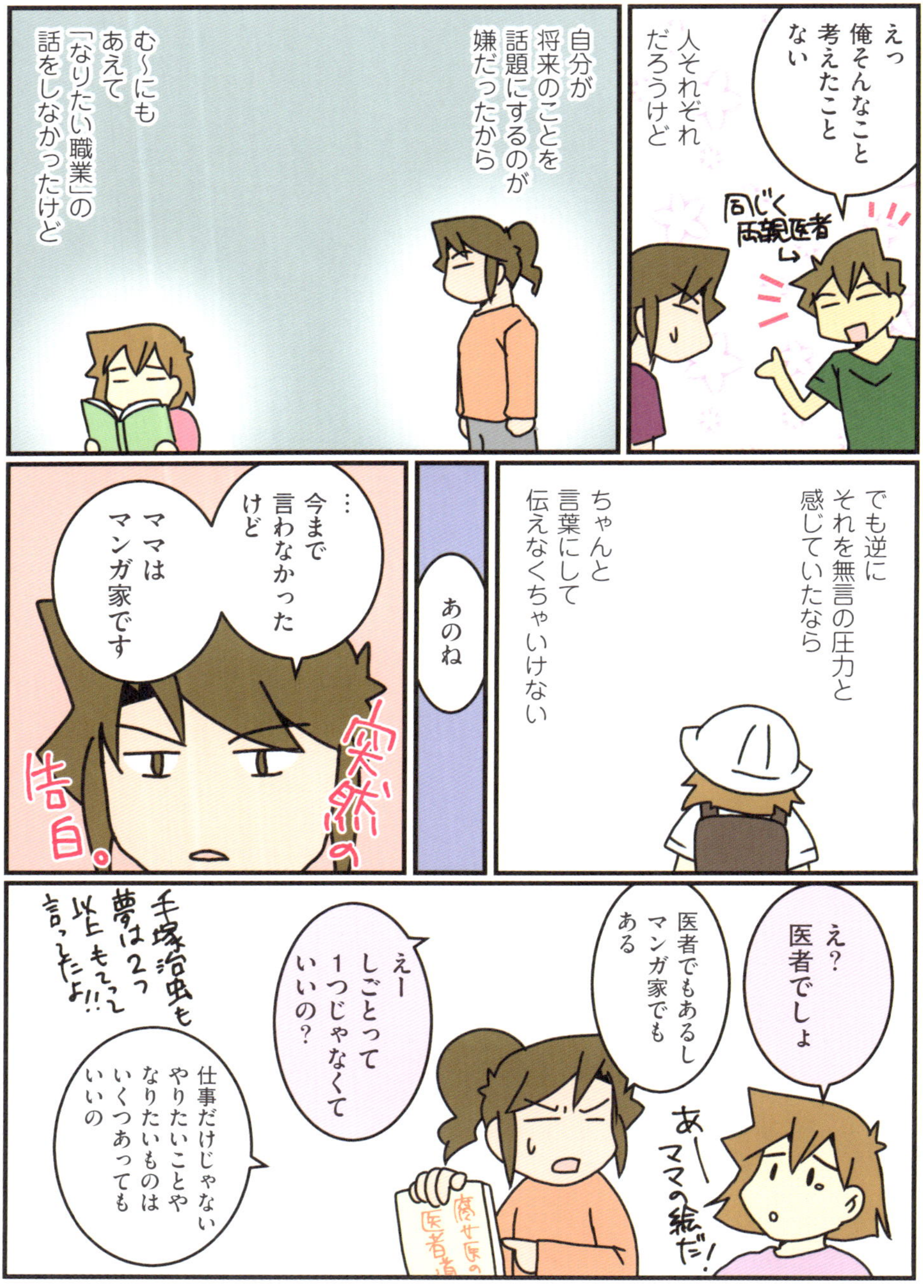
えっ 俺そんなこと考えたことない
同じく両親医者
人それぞれだろうけど
自分が将来のことを話題にするのが嫌だったから
む～にもあえて「なりたい職業」の話をしなかったけど
でも逆にそれを無言の圧力と感じていたなら
ちゃんと言葉にして伝えなくちゃいけない
あのね
…今まで言わなかったけど
ママはマンガ家です
突然の告白。
え？医者でしょ
医者でもあるしマンガ家でもある
あーママの絵だ！
えーしごとって1つじゃなくていいの？
仕事だけじゃないやりたいことやなりたいものはいくつあってもいいの
手塚治虫も夢は2つ以上もってたって言ってたよ!!

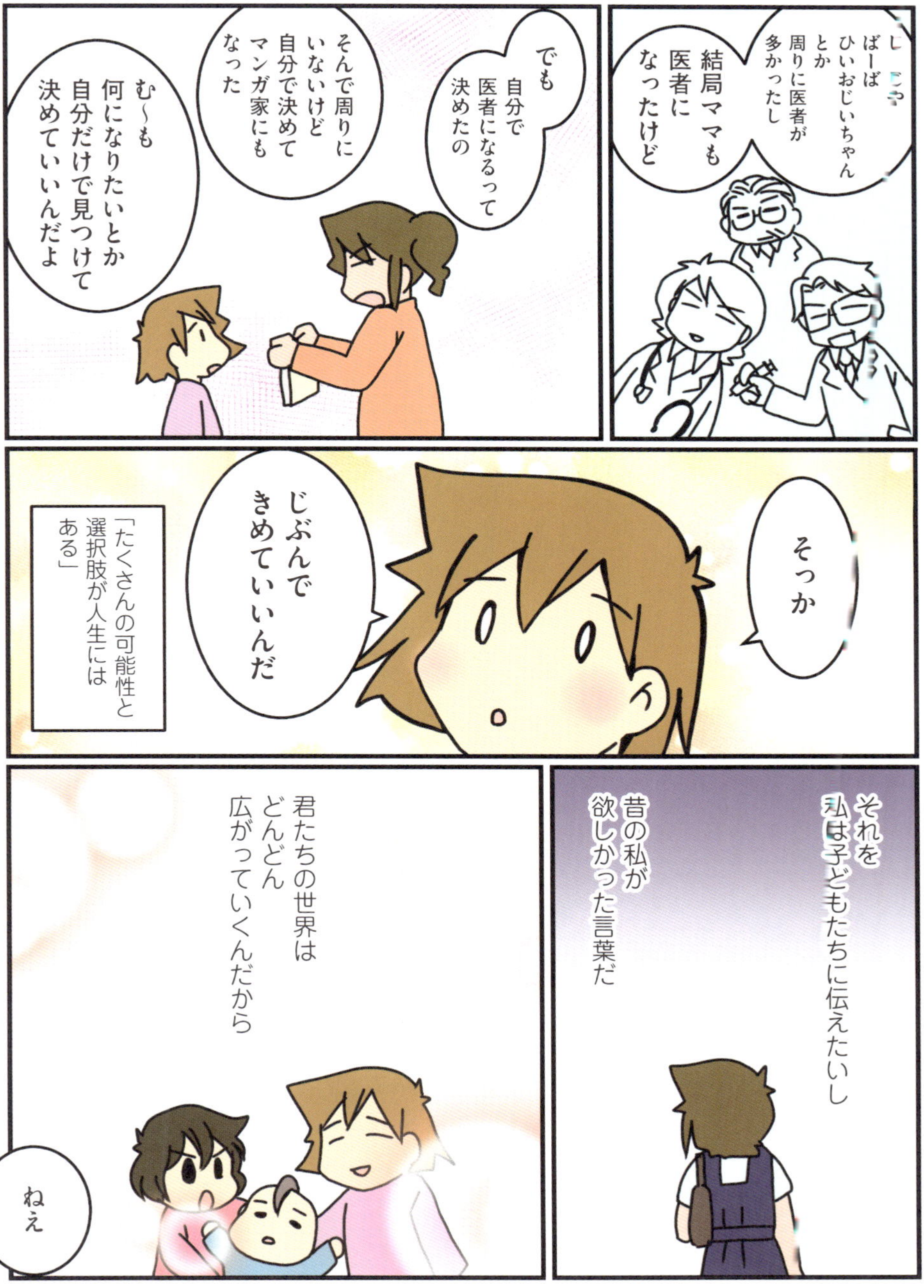
じーじやばーばひいおじいちゃんとか周りに医者が多かったし
結局ママも医者になったけど
でも自分で医者になるって決めたの
そんで周りにいないけど自分で決めてマンガ家にもなった
む～も何になりたいとか自分だけで見つけて決めていいんだよ
そっか
じぶんできめていいんだ
「たくさんの可能性と選択肢が人生にはある」
それを私は子どもたちに伝えたいし
昔の私が欲しかった言葉だ
君たちの世界はどんどん広がっていくんだから
ねえ

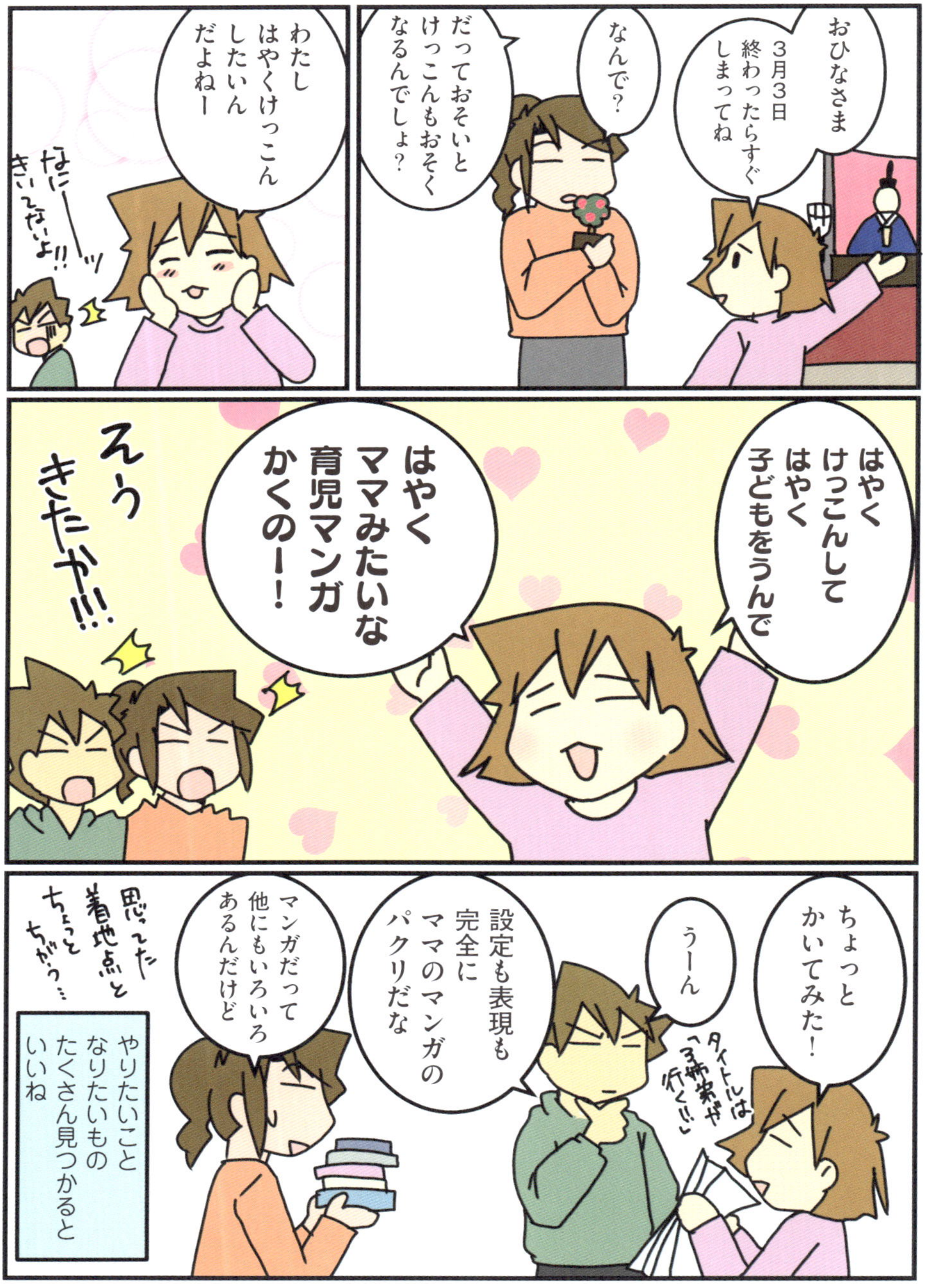

おひなさま 3月3日 終わったらすぐ しまってね
なんで?
だっておそいと けっこんもおそく なるんでしょ?
わたし はやくけっこん したいん だよねー
なにーーッ きいてないよ!!
はやく けっこんして はやく 子どもをうんで
はやく ママみたいな 育児マンガ かくのー!
えう きたか!!!
ちょっと かいてみた!
タイトルは「3姉弟が行く!!」
うーん
設定も表現も 完全に ママのマンガの パクリだな
マンガだって 他にもいろいろ あるんだけど
思ってた 着地点と ちょっと ちがう…
やりたいこと なりたいもの たくさん見つかると いいね

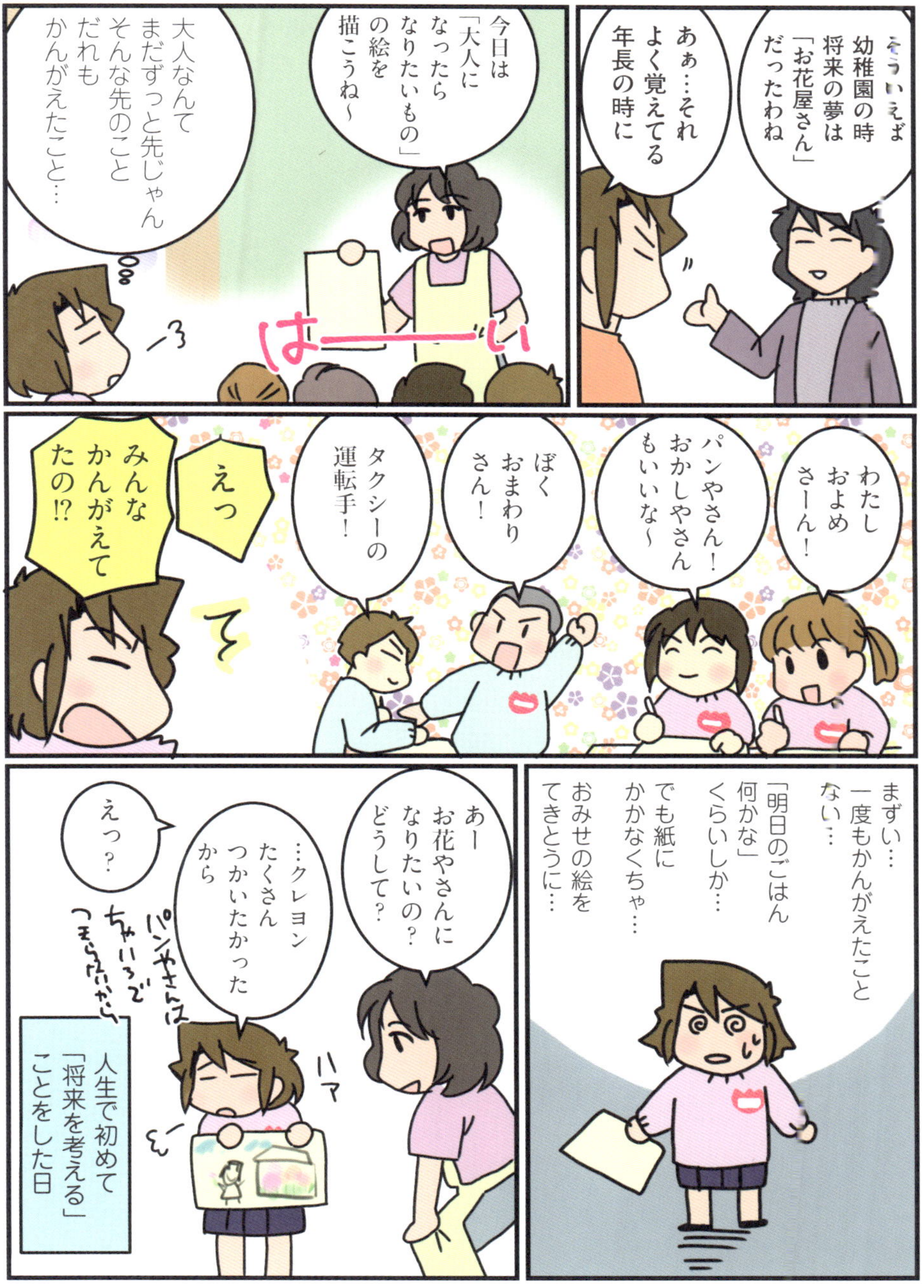

そういえば 幼稚園の時 将来の夢は「お花屋さん」だったわね
あぁ…それ よく覚えてる 年長の時に
今日は「大人になったらなりたいもの」の絵を描こうね〜
大人なんて まだずっと先じゃん そんな先のこと だれも かんがえたこと…
はーーい
わたし およめ さーん！
パンやさん！ おかしやさん もいいな〜
ぼく おまわり さん！
タクシーの 運転手！
えっ
みんな かんがえてたの!?
まずい… 一度もかんがえたこと ない…
「明日のごはん何かな」くらいしか…
でも紙に かかなくちゃ…
おみせの絵を てきとうに…
あー お花やさんに なりたいの？ どうして？
…クレヨン たくさん つかいたかった から
えっ？
パンやさんは ちゃいろで つまらないから
ハァ
人生で初めて「将来を考える」ことをした日

いつだって成長期

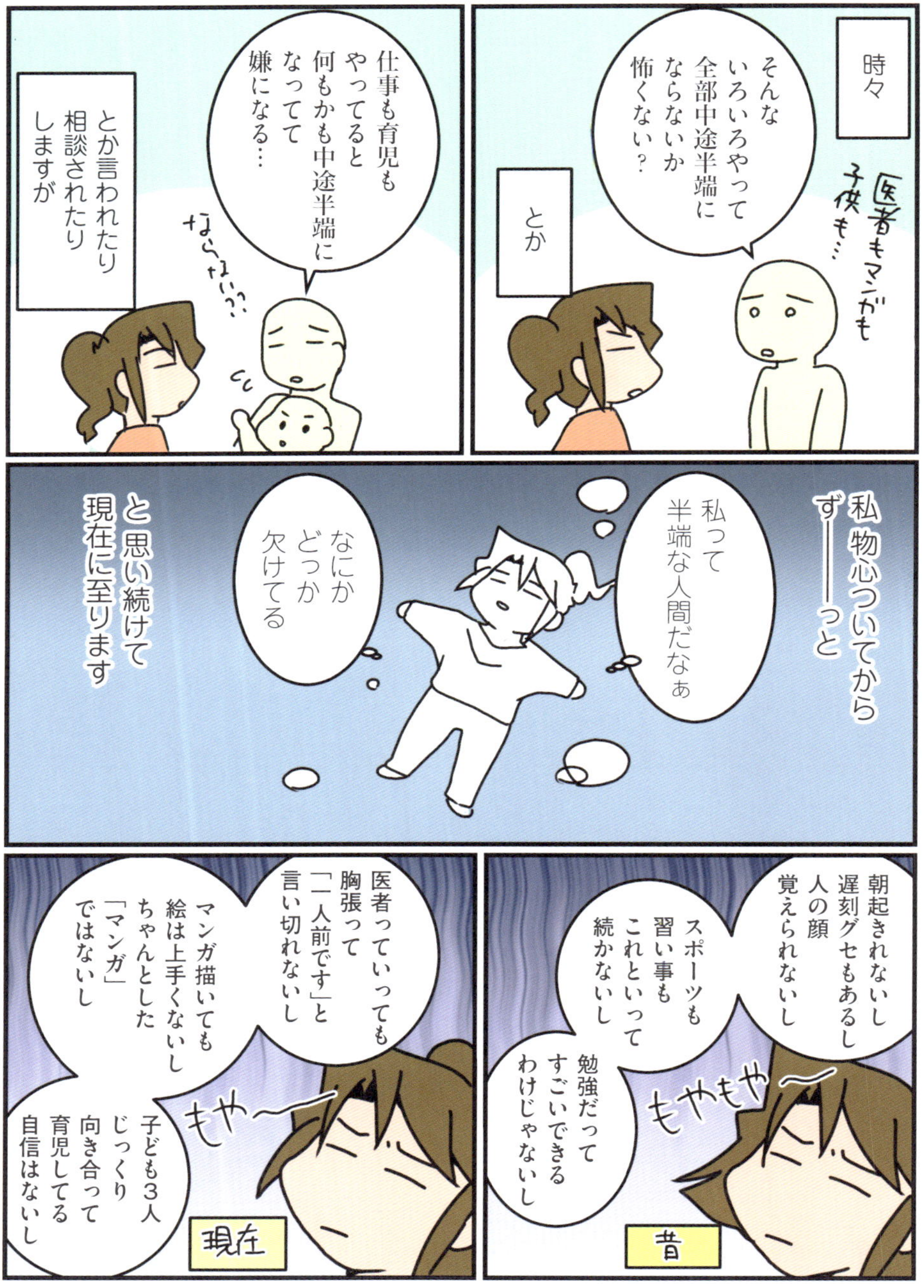
時々
そんないろいろやって全部中途半端にならないか怖くない？
医者もマンガも子供も…
とか
仕事も育児もやってると何もかも中途半端になってて嫌になる…
ならない??
とか言われたり相談されたりしますが
私物心ついてからず——っと
私って半端な人間だなぁ
なにかどっか欠けてる
と思い続けて現在に至ります
昔
朝起きれないし遅刻グセもあるし人の顔覚えられないし
スポーツも習い事もこれといって続かないし
勉強だってすごいできるわけじゃないし
もやもや〜
現在
医者っていっても胸張って「一人前です」と言い切れないし
マンガ描いてても絵は上手くないしちゃんとした「マンガ」ではないし
子ども3人じっくり向き合って育児してる自信はないし
もや〜

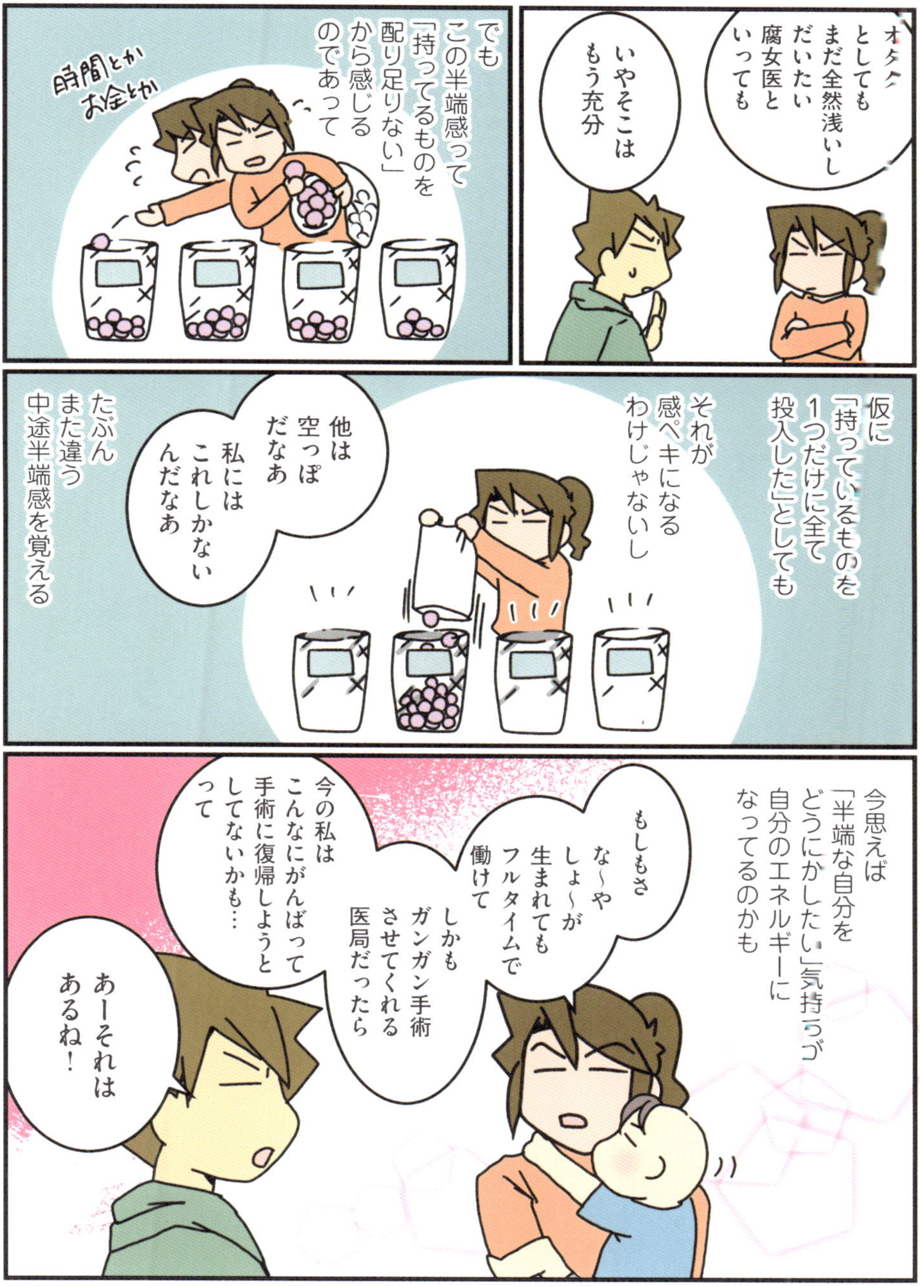
オタクとしてもまだ全然浅いしだいたい腐女医といっても
いやそこはもう充分
でもこの半端感って「持ってるものを配り足りない」から感じるのであって
時間とかお金とか
仮に「持っているものを1つだけに全て投入した」としても
それが感ペキになるわけじゃないし
他は空っぽだなあ 私にはこれしかないんだなあ
たぶんまた違う中途半端感を覚える
今思えば「半端な自分をどうにかしたい」気持ちが自分のエネルギーになってるのかも
もしもさ な〜や しょ〜が生まれてもフルタイムで働けて しかもガンガン手術させてくれる医局だったら
今の私はこんなにがんばって手術に復帰しようとしてないかも…って
あーそれはあるね!

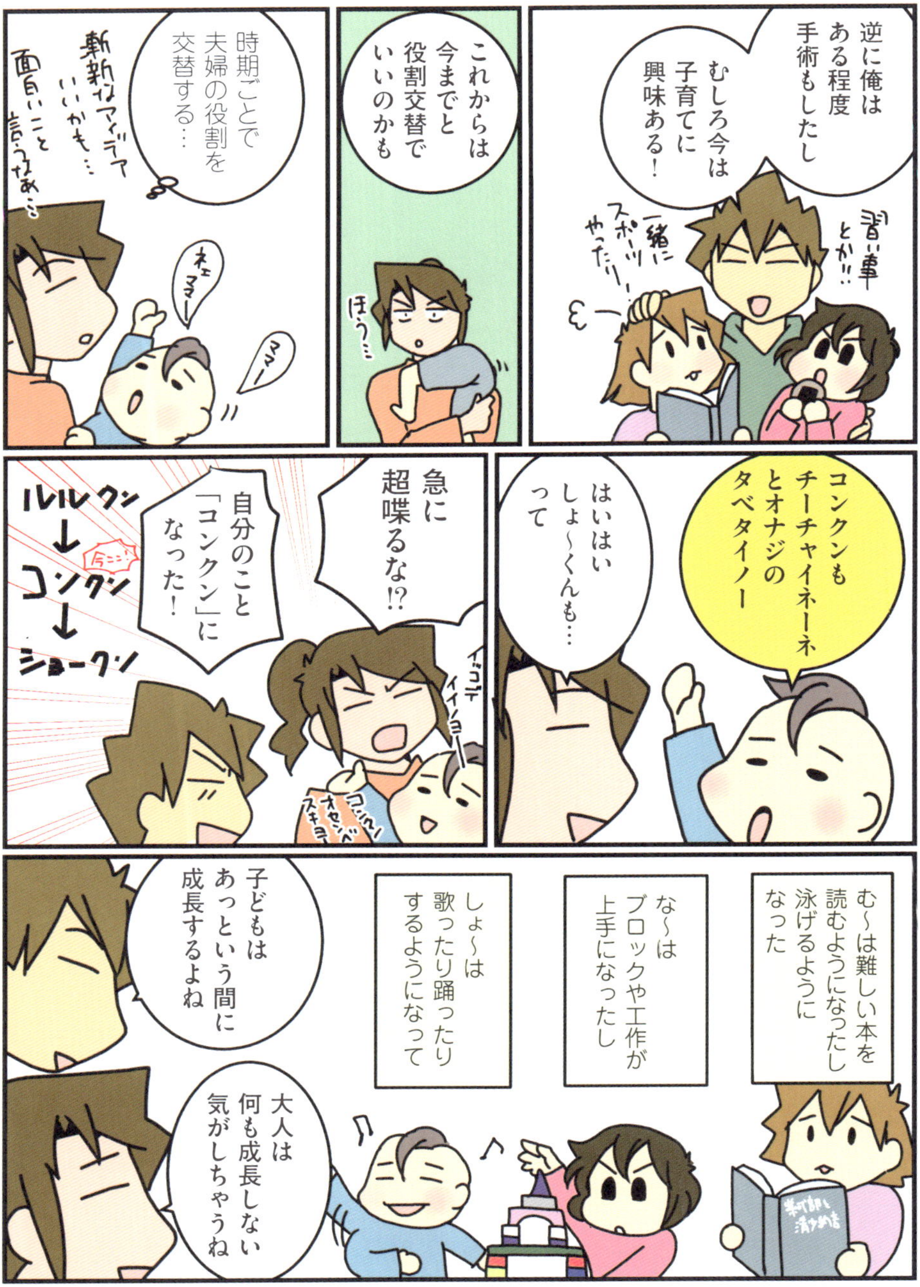

逆に俺はある程度手術もしたし
むしろ今は子育てに興味ある！
習い事とか!!
一緒にスポーツやったり！…
これからは今までと役割交替でいいのかも
ほう…
時期ごとで夫婦の役割を交替する…
斬新なアイデアいいかも…
面白いこと言うなあ…
ネェママー
ママー
コンクンもチーチャイネーネとオナジのタベタイノー
はいはいしょ～くんも…って
急に超喋るな!?
イゴコデイイノヨー
コンクンオセンベスキヨー
自分のこと「コンクン」になった！
ルルクン↓コンクン↓ショークン
今ココ！
む～は難しい本を読むようになったし泳げるようになった
な～はブロックや工作が上手になったし
しょ～は歌ったり踊ったりするようになって
子どもはあっという間に成長するよね
大人は何も成長しない気がしちゃうね

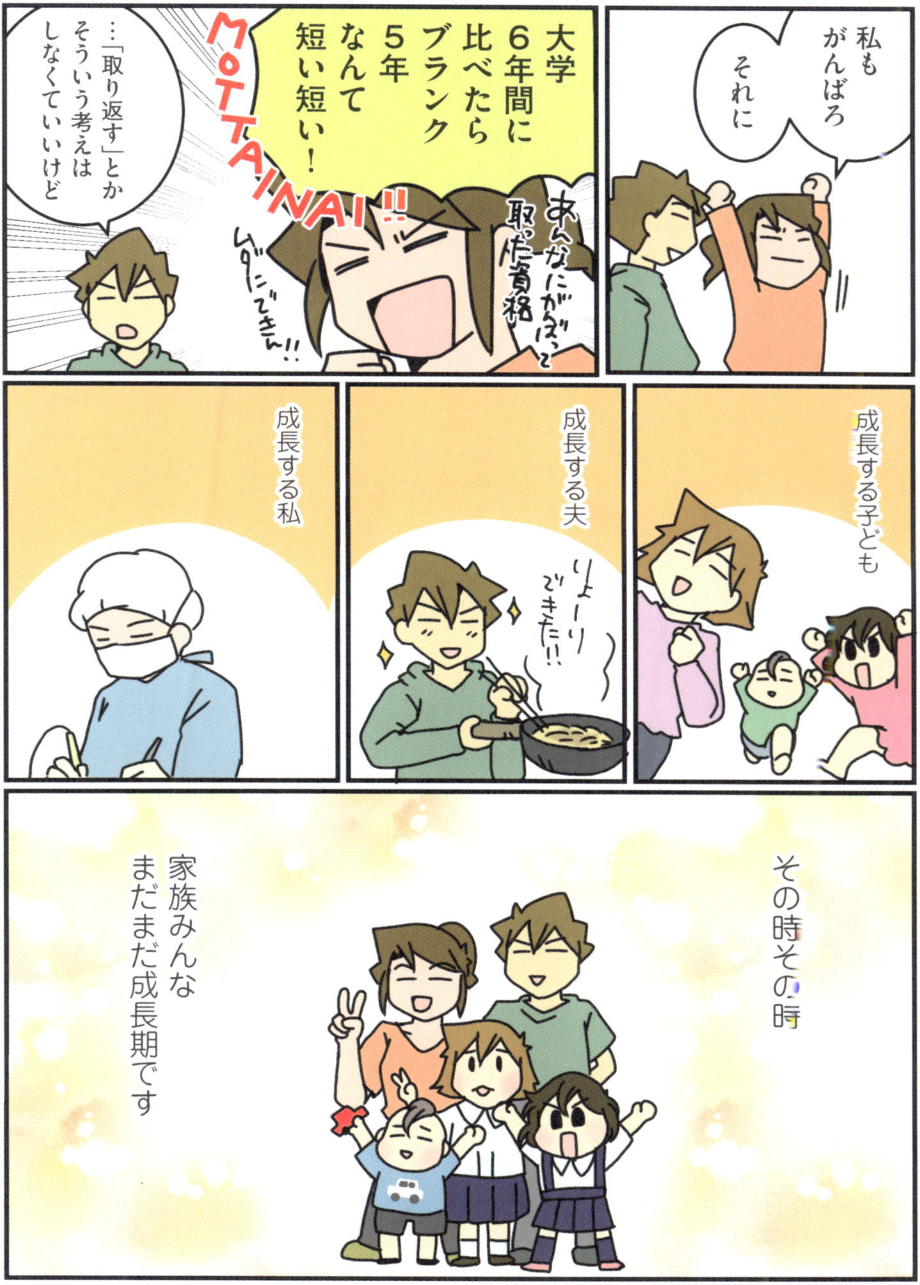
私も がんばろ
それに
大学6年間に比べたらブランク5年なんて短い短い！
MOTTAINAI!!
あんなにがんばって取った資格
ムダにできん!!
…「取り返す」とか そういう考えは しなくていいけど
成長する子ども
成長する夫
りょーり できた!!
成長する私
その時その時
家族みんな まだまだ成長期です

あとがき AFTERWORD

『腐女医の医者道！』なんと3巻目を刊行することができ、
なにより私が驚いております。

子供3人&勤務日数が増えたことでなかなか作業時間がとれず
さらにTVに出していただいたり取材をお受けしたりして
予定が遅れまくったことを心から反省しています…。

ちょっと前まで、「本業は医者、あとは副業」
という意識が強かったのですが
マンガや取材等に関わるたくさんの方が
懸命に尽力してくださるのを見て
「私にとって全部が本業」という意識に変わってきました。

世の中にはもっと役に立つ医者の書いた本がたくさんあるけれど
そういった有益な本よりもハードルの低いところにこの本があって
「病院や医者が身近に感じられるような」存在になれたらいいな、と
思っています。

最後に、またしてもほんとにお世話になった
担当の松本さん&斎数さんはじめ編集部の方々、
前巻以上に素敵な装丁にしてくださったデザイナーの金子さん、
ＤＴＰデザイナーの小川さん、
お忙しい中着色作業を手伝っていただいた方々、
この本に携わった方々全ての皆様に
この場を借りてお礼を申し上げます。

それから、
「医者もマンガもママのおしごと」
と応援してくれる家族、
温かく見守ってくれる友人たち、
妙な立ち位置の私を受け入れてくれる職場の方々、
オタ活につきあってくれるオタ友、
温かく見守ってくれる友達、
更新おくれがちなブログを読んでくれるみんな、
いつもありがとうございます！

それではまた!!

２０１９年７月
さーたり

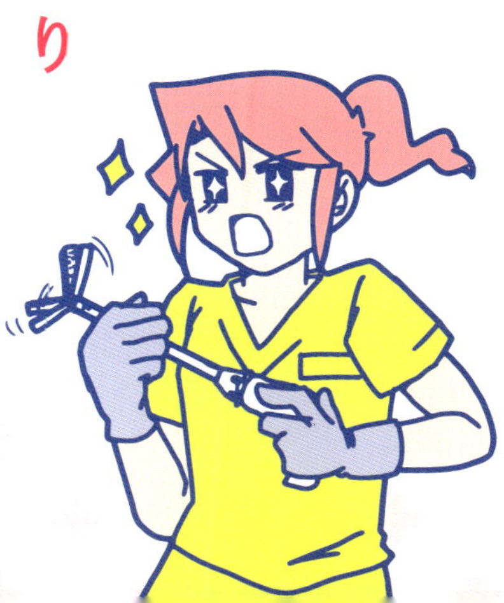

メディアファクトリーの
コミックエッセイ

腐《ふ》女《じょ》医《い》の医《い》者《しゃ》道《みち》!

私《わたし》も子《こ》どもたちも大《おお》きくなりました!編《へん》

2019年 7月26日 初版発行
2020年 8月30日 4版発行

著 者 さーたり

発行者 川金正法

発 行 株式会社KADOKAWA
〒102-8177 東京都千代田区富士見2-13-3
電話 0570-002-301(ナビダイヤル)

印刷所 図書印刷株式会社

●お問い合わせ
https://www.kadokawa.co.jp/ (「お問い合わせ」へお進みください)
※内容によっては、お答えできない場合があります。
※サポートは日本国内のみとさせていただきます。
※Japanese text only

定価はカバーに表示してあります。

ISBN 978-4-04-065686-1 C0095

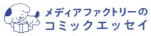